JN025596

保健福祉職のための
「まち」の健康づくり
入門

地域協働によるソーシャル・キャピタルの
育て方・活用法

藤原佳典 監修
倉岡正高・石川貴美子 編著

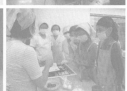

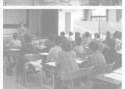

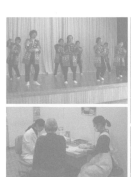

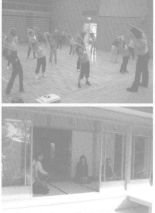

ミネルヴァ書房

まえがき

　2012年に「地域保健対策の推進に関する基本的な指針」が改正され，ソーシャル・キャピタルを活用した自助及び共助の支援を推進していくことが新たに盛り込まれました。続いて，2013年に改正された「地域における保健師の保健活動に関する指針」では，より良い保健活動のために，ソーシャル・キャピタルの醸成を図ることが示されました。

　しかしながら，地域保健福祉分野におけるソーシャル・キャピタルの醸成は，全国的に見ると，まだ十分に取り組まれているとはいえない状況にあります。その理由としては，個別ケースへの対応業務の増大や業務分担制による縦割りのために「ソーシャル・キャピタルの重要性はわかっているけれど，その余裕がない！」「住民自主グループの会合の直前に，虐待案件で緊急出動」という方が，大半ではないでしょうか。

　一方では，ソーシャル・キャピタルが求められるのは，健康増進分野だけではありません。2015年に開始された子ども・子育て支援新制度や，高齢者分野では第6期介護保険事業計画以降，推進されている介護予防・日常生活支援総合事業や，認知症施策推進総合戦略（新オレンジプラン）における認知症の人にやさしい地域づくりの推進，さらには，地域共生社会の実現に向けて重層的支援体制整備事業に着手する自治体もあります。ここでは，高齢者，子ども・子育て世代，障害者，生活困窮者への包括的な支援に携わる立場の職員にとって，他部署の職員や多様な専門職・住民と様々な分野へと横断的に連携していくことが必須です。そのためには，まず，保健福祉職が，ソーシャル・キャピタルの考え方を熟知していくことが重要です。人の疾患や障害には医学的・生物学的要因のみならず心理社会的，さらには住居や道路，街並みといった物理的な環境まで多種多様なリスク要因が存在します。そのため，個々の心身のリスク

要因に対処するだけでは政策としては効率的とはいえず，現実的にも困難です。同時に，既にリスクを有する個々人を対象としたハイリスク・アプローチは際限なき「いたちごっこ」になり，職員自身が疲弊しバーンアウトすることになりかねません。

　今後，税収の減少による財源確保の困難や職員・マンパワーの減少等の理由から縮小せざるを得ない公的サービスの効率的提供の観点から優先的に考えられるべきはポピュレーション・アプローチです。これは，集団全体をターゲットにし，コミュニティの社会的・物理的環境にアプローチしていく方法といえます。このポピュレーション・アプローチを遂行するためには，従来，私たちが健康教育の名の下に介入してきた栄養・運動・休養といった生活習慣の是正だけで十分でしょうか。いわゆる「健康無関心層」や健康に関心はあっても社会経済的・物理時間的に生活習慣を是正できない人には，無力です。こうした人びとに対しては，そのさらに上流，つまり健康障害の原因の原因に位置する健康の社会的決定要因（Social Determinants of Health，以下，SDH）に着目し，社会的格差を解消していくような政策が望まれます。SDH とは，例えば，住宅，教育，雇用，所得，近隣環境などが挙げられますが，その中でまとまった財政予算が乏しくても，人や地域資源の関係性を調整し，一致団結することで改善しうる要因として期待されるのが，ソーシャル・キャピタルです。

　「連携・協働したい住民や同僚にソーシャル・キャピタルの意義をどう説明すればいいの？」「私たちがこれまで進めてきた，地域づくりによる保健事業・活動とソーシャル・キャピタルのどこが違うの？」「具体的にどのように進めれば良いの？」という読者の疑問に答えるべく，本書では，以下の3部構成をとっています。

　第Ⅰ部では，なぜ，今，ソーシャル・キャピタルの導入が必要なのか，その時代的必然性と概念整理を示します。第Ⅱ部では，まずは地域診断の手法を概説した上で，収集した情報の統合と問題点の整理，「見える化」の方法の紹介，実際のソーシャル・キャピタルの測定方法について示します。第Ⅲ部では，ソーシャル・キャピタルの基盤である対人交流を阻害する新型コロナウイルス感

染症対策にどのように向きあうべきかを示します。

　読者の皆さんは高齢者の圧倒的な人口と生産年齢の減少という「数」の問題と同時に，核家族化が進行する中で，血縁・地縁・社縁の衰退により孤立化する市民個々人の日常生活への支援に懸命に取り組んでいます。世界中を激変させたコロナ禍，さらには，災害への備え，外国人移住者との共生といった複雑かつ複合的な新たな「質」の問題を考慮しなければなりません。「これって，保健事業？　福祉サービス？　それとも，まちづくり事業？」というような玉虫色の課題に直面する機会が増えることは必至です。課題が複雑ならば，それに対峙する，皆さんも混成チームで対応する必要があります。

　本書がコロナ禍から学び，超える地域づくりとそれに関わる様々な人びとや組織・団体をつなぐことにより，皆さん自身の仕事を進めやすくするための一助になれば幸いです。

2021年6月

藤原佳典

保健福祉職のための

「まち」の健康づくり入門
——地域協働によるソーシャル・キャピタルの育て方・活用法——

目　　次

まえがき

第Ⅲ部　住民を主体とした「まち」の健康づくりと新型コロナウイルス感染症対策

第8章　新型コロナウイルス感染症の基本的な感染症予防対策

第9章　With コロナでのグループ活動における心構えと
　　　　実践のための工夫

コラム

あとがき

索　引

第Ⅰ部　地域保健福祉とソーシャル・キャピタル

<table>
<tr><td>第 1 章</td><td>少子高齢化・無縁社会化時代の到来
——社会状況の変化と政策の動向</td></tr>
</table>

1 社会状況の変化と行政・地域社会の課題
——財政の縮小と「地域力」の低下

(1) 迫られている行政の転換——人口減少・少子高齢化に対応するために

　日本の社会状況は，現在，大きく変わりつつある。1994年に老年人口が14％を超えて高齢社会に突入した後，高齢化はとどまるところを知らず，2005年には20％を超えて超高齢社会へと突入し，少子高齢化は加速し続けている。2050年には総人口が1億人を割り込む一方，64歳未満の人口は減少し続け，65歳以上の人口は2025年には総人口の約3割を越えるとの試算がなされている（『厚生労働白書　平成29年版』）。

　このような人口構造の変化は，人びとの生活にも様々な影響を及ぼすと考えられる。そのため，日本創成会議・人口減少問題検討分科会は，人口減少の状況下における対応策について提言をまとめている（2014年5月）。そこでは，子どもを産み育てたい人の希望を阻害する要因の除去，子どもを産み育てやすい環境づくり，高齢者に偏りがちであった高齢者政策の見直しによる次世代支援，地域の実情を踏まえた多様な取り組みの支援，女性や高齢者，海外人材が活躍できる社会づくりなどが示されている。また，人口減少や少子高齢化といった社会状況の変化に伴う課題に対応するために，地域保健福祉の政策においても，医療制度，介護保険制度，子ども・子育て支援，在宅医療・介護連携の推進などの分野で，新たな方向性が検討され，法改正や新制度の施行が行われている。これらの政策の共通のキーワードは，「人口減少」「少子高齢化」であり，この共通性を足がかりに地域で行っている施策，事業や取り組みを個々に捉えるのではなく，将来の地域の状況を推測して，地域に何が必要なのか，何を優先す

べきか，どのような施策を講じる必要があるのか，施策間の関連を考えて行政を行う必要がある。

（2）求められる行政サービスの縮小と効率性

　人口減少や少子高齢化といった社会状況の変化に伴う，地方自治体の財政の縮小が予想されることもあり，2007年より行財政の効率化・健全化を目指して地方分権改革が推進されてきた。その結果，国から地方への権限移譲が進んでいると捉えられる側面もある一方で，国が制度を設計し具体的な方法を事例やモデルとして提示し，地方自治体がそれにならい実施するという傾向は続いている。

　2009年4月には，地方自治体の財政の健全化や再生が必要な場合，迅速な対応をとるために，「地方公共団体の財政の健全化に関する法律」が施行された。そして議会や住民の側にも，地域の現状や課題を理解し，行財政と行政活動を適切にチェックできる力を求められることになった。地域に必要な課題，それに対応している行財政と行政活動を分野や部局横断的に横軸で捉えて，行財政と行政活動を適切にチェックすることが重要になっている。居住人口や生産年齢人口の減少，商業施設や企業の撤退・廃業等によって行政経常収入が減少し，財政非常事態宣言を出している地方自治体も，既にみられる。今後ますます，それぞれの地域の実情やニーズに合った，地域の課題解決のために必要な投資と施策を検討し，効果的・効率的に実施することが必要になると考えられる。

　将来，地方自治体の財政の縮小が現実となった場合，行政サービスを縮小しなければならないかもしれない。人口減少と少子高齢化は過疎地に限ったことではなく，都市部でも今後急速に加速する。財政非常事態宣言を出していない地方自治体でも，行政サービスを縮小する例が，しばしばみられる。例えば，「人口減少や高齢化が関連して利用者が減少した」「運転手の確保が困難」などの理由による路線バスの廃止や路線の縮小に伴い，公共交通機関の空白区域が各地で生まれている。そのような地域で，移動手段を確保することを目的として，コミュニティバスなどの地域公共交通サービスを開始したものの，採算が

合わないことや，財源を確保できないことで，運行の継続が課題となっている。コミュニティバスという行政サービスが縮小されることで生じる問題の一つに，「買い物弱者」（食料品等の日常の買い物が困難な状況に置かれている人びと）（経済産業省 2010），「買い物難民」（食料品や生活必需品の買い物に困る人びと）（杉田 2008）などと表現される人びとの「食料品アクセス問題」（農林水産省）があり，社会的な課題となっている。自家用車や公共交通機関を利用して，まちの中心部にある商店や郊外の大型店舗に行くことができる人とそれが難しい人，認知症などの疾患があり，一人で公共交通機関を利用して出かけ必要なものを購入できない人などは，食品の摂取内容が限定される。その結果，多様な食料品・飲食にアクセスできる人とできない人の間で，健康の格差が生じる，「フードデザート問題」が指摘されている（岩間ら 2009）。この課題を解決するために，現状や要因の分析・対策の検討が関連省庁で行われ，行政や民間事業者が連携した移動販売の取り組みなどが行われている。

　他にも，定期的な通院や，公民館・図書館その他，他者との交流の場に出かけていくことが困難になることなども予想される。コミュニティバスの縮小を一例に取り上げたが，このように行政サービスの縮小によって，物流や資源，他者へのアクセスに問題が生じ，人びとの生活基盤が崩れ，住まうことが困難になったり，健康に悪影響をもたらす事態が珍しくなくなるかもしれない。

　全国で起こる人口減少と少子高齢化に鑑みると，行政の財源がいつまでも潤沢にあるという考えは現実的ではなく，一度開始した行政サービスを永遠に継続できるという保証はない。行政サービスだけでなく，医療や訪問看護，介護などの医療・福祉サービスの提供者が不足し，人びとが必要な医療・福祉サービスを地域で受けられなくなる可能性も危惧されている。アクセスや資源の不足などの環境要因に規定され，健康格差が生じることは，公衆衛生や福祉の大きな課題である。現在，地方自治体が作成する医療計画や介護保険事業計画で検討されているように，2018年度から始まった第 7 次医療計画と第 7 期介護保険事業計画では，医療計画と介護保険事業計画の連携強化を図られた。今後の社会状況の変化と，政策の動向に目を向けながら，人口減少や少子高齢化と地

方財政の縮小を念頭に置き，現在「国が1/2補助してくれるから」ということではなく，地域の現状や課題を分析した上で，本当にそれぞれの地域に必要なことに対して投資し，関係者と協働で課題に取り組む必要があるだろう。

（3）「地域力」の向上による相互扶助の強化

　地方財政の縮小に対する対応策の一つが，地域住民による移送・送迎など，相互扶助の行為による取り組みである。2014年の介護保険法改正では，新予防給付と介護予防・日常生活支援総合事業が設置され，地域住民によるサービスの提供が制度に組み込まれた。制度に組み込まれたことによって，地域住民の相互扶助が息を吹き返すことも期待される。

　相互扶助の行為には，利益を交換する互酬志向の行為である「互助」と，利益を共有する再分配志向の行為である「共助」がある（恩田 2006）。行政が提供しているサービスの中には，かつては相互扶助の行為の一環として住民が提供し合っていたものもあり，地域社会を支えていた。しかし，経済活動の変化や日常生活様式の変化とともに，地域住民の相互扶助の行為は衰退していった。

　このような相互扶助を含む概念として，「地域力」という概念が提唱されている。「地域力」は「地域住民が抱える問題を地域社会の問題として捉え，共同で問題を解決しようとする力」であり，「地域への関心力，地域資源の蓄積力，地域の自治力」の３つの要素から培われるとされる（宮西 1986）。かつて日本でも，衣食住の場と経済活動の場が同じ地域にあり，相互扶助の行為が日常的に行われ，人びとは地域で一体感を持ち暮らしていた。戦後まもなく高度成長期を迎え，産業形態が変わるとともに，暮らしと経済活動の場が切り離された。テレビの普及とともに娯楽はテレビにとって代わられ，電話の普及によって，顔を合わせた直接的なコミュニケーションが減り，地域の人と人の関係が次第に希薄になり，地域の中でも世帯単位に分断され，相互扶助や「地域力」も低下していったと考えられている。

　また，「地域力」はコミュニティのまとまり度などを表し，本書の中心概念である「ソーシャル・キャピタル（社会関係資本）」と関連する概念である。総

務省から「地域力を創造することで地方の再生（地域創生）をはかる」との政策が打ち出されたことを受け，地域では行政や特定非営利活動法人（NPO法人）等の民間機関が中心となり，様々な取り組みが行われている。ソーシャル・キャピタルを醸成することにより，「地域力」を培うこれら「地域への関心力，地域資源の蓄積力，地域の自治力」の3つの要素も高められると考えられる。

（4）「社会的孤立」という社会問題

　人口減少と少子高齢化以外にも，重大な社会状況の変化が起こっている。世帯構成も大きく変化しており，世帯主が65歳以上の単独世帯は，1980年には全世帯の20.4％だったが，2010年には全世帯の30.7％に増加し，それ以降も増加し続け，2035年には全世帯の39.0％に増加すると推測されている。65歳以上の夫婦のみ世帯を合わせると，2035年には約7割に至ると推測されている（図1-1）。世帯構成の変化は65歳以上に限ったことではなく，65歳未満においても同居者がいない単独世帯は増加している。単独世帯の場合，病気や失業など，何らかのライフイベントが起こった時に，「社会的孤立」に遭遇するリスクが高いと考えられており，「社会的孤立」が社会問題になっている。

　社会的孤立に関する定義は，Townsend（1963）により「他者との交流頻度（接触頻度）が低い客観的状態」と定義されているほか（斉藤 2013），「頼りにする相手がいない状態」（石田 2011）など様々である。「地域力」が低下し，地域の人と人の関係が希薄で，地域の人との相互扶助がない中で，病気や失業などをきっかけに，「社会的孤立」とされるような社会関係を持てない状況が，単独世帯の人ほど起こりやすくなる。「社会的孤立」の問題は決して個人の問題ということではなく，社会や環境の問題として捉える「社会的排除」[1]という社会問題と抱き合わせて考える必要があり，各国で「社会的排除」（表1-1）への対策が検討されている。

　「社会的孤立」の結果起こっている問題の一つが，孤独死である。近年は，年齢を問わず孤独死として発見されるケースが後を絶たない。「孤独死」の定

6

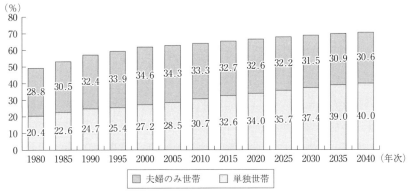

図1‐1　世帯主65歳以上の世帯の家族類型別世帯数割合（1980～2040年）

出所：厚生労働省資料。

表1‐1　「社会的排除」の特性と状態

特　　性	状　　態
生きる上での基本的なニーズの欠如	・貧困によりニーズが満たされなくなった状態 　（貧困により衣食住などの基本的なニーズを満たすことができない等）
標準的な生活のための物的資源の剥奪	・雇用，住居，教育，医療，公的サービスなどへのアクセスの権利を適切に得られない状態 ・制度へのアクセスが妨げられている状態 　（資格要件に適合しない，情報が得られない，相談に行くための交通費がない，利用料を支払えない等）
社会参加や社会とのつながりの欠如	・社会の諸活動に参加する機会を得られない状態 ・社会との関わりを持つことができない状態 　（資格要件に適合しない，情報が得られない，自ら参加する力や関わりを持つ力がない，どのように関わりを持てばよいかわからない，自信がなく行動できない等）

出所：福原（2007：15），岩田（2008）を基に筆者作成。

義は，単身居住で，誰にも看取られることなく死亡した場合とされるが，年齢の条件は様々で，50歳以上，65歳以上，年齢不問とする場合などがある（石田2011）。地域で働いている保健福祉職がしばしば遭遇する課題だが，単独世帯や夫婦のみの世帯に見られるこれらの課題は，「社会的孤立」の問題と関連している。

　都市部で地域保健・福祉活動を行っていると，高度経済成長期に単身出稼ぎに出て来て，生まれ故郷との関係が途絶え，離婚や失業，退職などによって社会との関係が希薄になり，頼る人がいない「社会的孤立」の状況にある人たちと多く出会う。こういった人たちを，保健福祉職だけで個別に関わり支援するには限界がある，と感じることはないだろうか。筆者も，認知症の高齢者とその配偶者が2人で暮らしていて，配偶者が突然死したことに認知症の高齢者が気づかず，死後数週間あるいは数カ月配偶者の遺骸と暮らしていた，といったケースにしばしば出合った。認知症高齢者のうち，日常生活に支障が生じる日常生活自立度Ⅱ（日常生活に支障を来すような症状・行動や意思疎通の困難さが多少見られても，誰かが注意していれば自立できる）以上の高齢者の数は，2010年に280万人（65歳以上人口の9.5%）に増加したが，今後，2025年には470万人（12.8%），もしくはそれ以上になるとの試算もなされている（厚生労働省 2013）。認知症高齢者単身世帯や認知症高齢者とその配偶者という夫婦のみの世帯も，今後ますます増加する可能性がある。他にも，要介護状態の高齢者とその介護者だけでなく，乳幼児を育てる母親，単身の高齢者などにも，地域や地域の人々とつながりがなく，「社会的孤立」の状態にある人びとは少なくない。

　現代の日本社会は「無縁社会」ともいわれ，「社会的孤立」は高齢者だけでなく子どもからすべての世代に共通した社会問題となっている。社会的孤立の状態にならないための方策を検討する必要に迫られており，社会との関係を取り戻し，社会との関係の中で生きていける地域を再生することで，人びとの健康にも影響をもたらすことが期待されている。世帯構造の変化や社会の変化が関連した，このような社会的排除の問題に対応するためにも，低下した相互扶助や「地域力」，本書で扱う「ソーシャル・キャピタル」の醸成を図ることが有効と考えられる。

　今後，人口減少，少子高齢化，単独世帯の増加などの社会状況の変化によって，地域社会はどのような状況になっていくのか。どのような問題が顕在化してくるだろうか。そういった20年後，30年後の「わがまちの姿」を想像し，「この地域でこんな風に暮らしたい」というビジョンを地域住民や地域の課題

解決に関わる関係者と共有することから始める。その上で，保健福祉職等の支援に加えて，住民の相互扶助やソーシャル・キャピタルを基にした「地域力」によって，地域に暮らす人びとが社会や他者との関係の中で暮らし続けることができる地域社会を，住民や地域の関係者と協働でつくっていくことが求められるだろう。

2　政策に導入されたソーシャル・キャピタル

（1）「地域保健対策の推進に関する基本的な方針」の改正・告示

　ここまで，人口減少・少子高齢化といった社会の変化や課題，これまで執れてきた対応策などを俯瞰した。地域保健福祉分野だけでなく，地域経済の再生や地方創生，地域振興（地域の活性化）などの多岐にわたる分野で対策が検討され，政策が打ち出されてきた。人びとが地域で共に暮らし続けられる「地域づくり」が各地で行われており，「自分たちの地域社会を存続させたい」「いつまでもここで暮らし続けたい」といった，地域住民の〝地域への愛着〟や〝危機感〟なども後押しして，NPO法人などを含む，様々な立場の人びとによる協働の取り組みが行われている。

　行政の組織の特性上，縦割りで各政策が行われがちだが，地域の活性化や暮らし続けられる環境の整備などを目的に，他の分野で行われている取り組みの過程で，人びとの健康や福祉の向上が図られる可能性も考えられる。人と人が関係する機会が増えれば，他者への信頼やネットワーク，地域への愛着，地域との一体感覚などのソーシャル・キャピタルが醸成されることが期待されるからである。研究結果が蓄積され，ソーシャル・キャピタルが個人や地域に醸成されることにより，個人や地域の人びとの健康に効果をもたらす可能性があることが，明らかにされてきている（本書第2章1節）。

　地域保健法第4条に基づき策定されている，地域保健対策の円滑な実施と総合的な推進を図るための指針を示した「地域保健対策の推進に関する基本的な指針」（以下，基本的な指針）が2012年7月に改正・告示され，住民と協働で健

康の保持・増進を図る政策が執られた。今回の改正で初めて，「ソーシャル・キャピタル」という概念が取り入れられた。

　地域保健対策検討会の報告書に，「地域のソーシャル・キャピタルに立脚した活動を展開し，多様化・高度化する住民ニーズに即した取り組みを推進することで，住民主体のまちづくりに向けた地域保健体制を構築すること」「住民主体の地域保健対策を進めるため，地域保健人材としてソーシャル・キャピタルの核となる人材を位置づける」と示されたことを受けて，基本的な指針にも「ソーシャル・キャピタル」という概念が登場した。

（2）地域づくりとソーシャル・キャピタル

　基本的な指針では，「地域保健の役割は多様化しており，行政を主体とした取組だけでは，今後，更に高度化，多様化していく国民のニーズに応えていくことが困難な状況となっている」としながら，「保健事業の効果的な実施や高齢化社会に対応した地域包括ケアシステムの構築，社会保障を維持・充実するため支え合う社会の回復が求められている」として，地域住民の互助や共助の必要性を提示し，「地域に根ざした信頼や社会規範，ネットワークといった社会関係資本等（以下「ソーシャル・キャピタル」という。）を活用した住民との協働により，地域保健基盤を構築し，地域住民の健康の保持及び増進並びに地域住民が安心して暮らせる地域社会の実現を目指した地域保健対策を総合的に推進することが必要である」と括っている。

　「地域保健対策検討会報告書」（2012）をみると，その背景には，人口減少・少子高齢化への社会の変動，ソーシャル・キャピタルに関連する社会疫学分野の研究成果が国内外で蓄積されてきたこと，地域でみられる課題が多様化し，行政だけで対応しきれなくなっている実態があること，他省庁所掌の分野において，「地域づくり」が政策に取り入れられたほか，WHO が示した提言などが関連していると考えられる（表1－2）。

　2012年に改正・告示された，「国民の健康の増進の総合的な推進を図るための基本的な方針」（以下，第2次健康日本21）においても，社会環境の整備が基

表 1 - 2　WHO が示した提言からの keywords

・「健康の社会的決定要因」(Social Determinants of Health)
　1998年に公表した「Solid Facts」において，個人の健康を決定づける外的な要因，「健康の社会的決定要因（Social Determinants of Health）」に働きかける必要性を提示しました。
　わが国でも近年，社会的決定要因による健康格差が拡大しているといわれます。健康を決定づける要因には，「社会経済環境」（収入，社会的地位，教育レベル等），「物理的環境」（住居，居住地域の環境等），「個人の特性と行動」（社会的サポート，ネットワーク，文化，信念，個人の対処能力等）があるとされますが，これらの要因のうち，個人に影響を及ぼす外的要因となるものに働きかけることが，重要とされています。

・「すべての政策に健康の視点を」(Health in all policies)
　「すべての政策に健康の視点を」という考え方は，1988年のアデレード勧告に遡ります。それは，全ての政策分野において，健康への影響や社会正義，公平性に関心を示し，住民参加や他部門の参加によって，政策を検討する必要性を提示しました。その後，各国でこのアプローチが開発され，試行されてきました。このアプローチは，健康や QOL は複雑な要因により決定づけられ，それには社会的要因，環境要因，経済的な要因が含まれます。
　2010年，人びとの健康の増進・保持を図り，安寧（well-being）をもたらすためには，保健医療部門だけでは達成できないとして，「すべての政策に健康の視点を」に関する，アデレード声明を提示しました。声明では，保健医療部門が住民や他部門とパートナーシップを築いて働く必要があるとし，その役割を示しています。

　出所：WHO（2008・2010・2011）・「厚生労働科学研究　健康の社会的決定要因に関する研究班」HP。

本理念に掲げられ，「健康づくりに関心のない者等も含めて，社会全体が相互に支え合いながら，国民の健康を守る環境を整備する」ために，ソーシャル・キャピタルを測定する指標である「地域のつながりの強化（居住地域でお互いに助け合っていると思う国民の割合の増加）」が，新たに指標とされた。これは，人びとの相互の信頼や互酬性，つながり（ネットワーク）が強められ，拡大するような環境を整備することによって，地域全体の健康寿命の延伸と健康格差の是正を図ることをねらっている。

　これまでも，保健福祉職はコミュニティづくり（コミュニティ・ワーク，コミュニティ・ディベロップメント）や住民組織化活動などによって，住民との協働による地域住民の健康や福祉の保持及び増進，住民が安心して暮らせる地域社会の実現を図ってきた。従来行われてきたこれらの保健福祉活動は，「ソーシャル・キャピタルに立脚した活動」と重なる部分がある。基本的な指針に，「住民主体の地域保健対策」や「ソーシャル・キャピタルを活用した住民との協働」といった方向性が示されたことや，第 2 次健康日本21において，社会環

境の整備や健康格差が基本理念として示されたことで，保健福祉職が，他機関や他部署の人びと，地域住民と目的と方法を共有し，連携を図りやすくなり，「地域住民の健康の保持及び増進並びに地域住民が暮らせる地域社会の実現」を一層進められることが期待されている。

3　これからの地域保健福祉活動
——ソーシャル・キャピタルの醸成

（1）地域組織化活動とコミュニティづくり

　保健福祉職の理解や認識に先行して，第2次健康日本21の改正・告示と同時期に，「地域における保健師の保健師活動指針」（平成25年4月19日健初0419第1号，厚生労働省健康局長通知）が発出され，保健師の保健活動の基本的な方向性に，ソーシャル・キャピタルの醸成が加えられた（表1-3）。そのため，行政の保健師や社会福祉士などの地域保健福祉活動に従事する専門職は，「ソーシャル・キャピタルの醸成」を図ろうとしている。中には，これまで行ってきた地域組織化活動やコミュニティづくりと何が違うのかよくわからずもやもやしている人や，地域力の強化，ソーシャル・キャピタルの醸成，環境整備などを自分の職務であると考えることや，実際に職務として行うことが難しい人がいるかもしれない。しかし，「ソーシャル・キャピタルの醸成」は全く新しい概念ではなく，また，既に職務として行っている地域組織化活動やコミュニティづくりは，全く関係のないものではない。

　これまでも，保健師や社会福祉士などの保健福祉職は地域に出向き，地域組織化活動やコミュニティづくり（コミュニティ・ワーク，コミュニティ・ディベロップメント）を行ってきた。地域組織化活動やコミュニティづくりは，ソーシャル・キャピタルを醸成するための「方法」と考えられる。これまでも，地域組織化活動やコミュニティづくりの活動を行ったことで，地域のソーシャル・キャピタルの醸成や強化，減耗したソーシャル・キャピタルの再生などが図られていた可能性がある。他にも，NPO法人や社会起業家が，健康課題や福祉課題の解決を図ったり，地域住民の暮らしのニーズに対応するために行ってい

表1-3　保健師の保健活動の基本的な方向性

◆地区活動に立脚した活動の強化
- 積極的に地域に出向き，地区活動により健康問題の背景にある要因を把握する
- ソーシャルキャピタルの醸成を図り，活用して住民と協働して，住民の主体的・継続的な健康づくりを推進する

◆地域特性に応じた健康なまちづくりの推進
- ライフサイクルに通じた健康づくりを支援するため，ソーシャルキャピタルを醸成する
- 関係機関と幅広い連携を図り，社会環境の改善に取り組むなど，地域特性に応じた健康なまちづくりを推進する

出所：「地域における保健師の保健活動指針」より抜粋。

る取り組みにより，ソーシャル・キャピタルが醸成されている可能性も考えられる。

（2）地域住民・関係者とのパートナーシップの構築

　現在，地域保健における活動や取り組みの多くが，年齢や対象集団特性（母子，高齢者，障害者など）ごとに行われている。しかし，ソーシャル・キャピタルは年齢や特性ごとに分断して醸成されるものではなく，そこに暮らす様々な人びとの間で受け渡しされ，地域のソーシャル・キャピタルとして醸成されるものである。ソーシャル・キャピタルを醸成するためには，行政組織の特性によって活動が分断されることなく，地域の課題や地域のビジョンを様々な組織・機関の人びとと，何よりも地域住民が共有し，協働で健康課題や福祉課題の解決，地域の活性化，住民のニーズに対応していくことが求められている（図1-2）。地域保健活動として，ヘルスプロモーションの手法である，社会環境システム理論（エコロジカル・モデル）による「社会環境アプローチ」を用いて，個人を取り巻く社会環境（地域の地理的環境，居住環境，経済活動，暮らしの中での文化）に働きかけることで，地域力の回復や住民の健康増進を目指してきた。新たにソーシャル・キャピタルという概念を用いるならば，地域の人びとや社会環境に働きかけて，ソーシャル・キャピタルを醸成することによる地域力の回復，そして課題の解決と健康な暮らしを目指すといえる。そして，保健福祉職だけで完結しようとするのではなく，地域住民や関係する様々な機

図1-2　これからの地域保健福祉活動

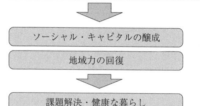

地域保健 <地域組織化活動> 地域の健康課題を共有し，地域の人びとが自ら解決しようとすることを支援する取り組み 例）セルフヘルプ・グループの立ち上げ支援や活動の継続支援	地域福祉 <コミュニティづくり> 地域住民と地域のニーズや福祉課題を共有し，地域の人びとの支え合いの意識を発展させることによる，コミュニティの形成・再生を図る取り組み（コミュニティ・ワーク，コミュニティ・ディベロップメント） 例）住民参加で地域に必要なサービスや設備などをつくる
<地域保健事業> 母子保健，高齢者保健，成人保健，精神保健の各分野における事業	<地域福祉事業> 児童福祉，高齢者福祉，障害者福祉，母子・父子及び寡婦福祉の各分野における事業としての取り組み

民間団体・NPO法人
等の活動

地域の活性化を目的としたものや地域住民の生活ニーズに対応した取り組み

パートナーシップの構築

目的とビジョンの共有

〈目　的〉
• 地域の人びとの暮らしをまもる
• 地域の人びとの健康をまもる
• 地域の健康課題・福祉課題を解決する

〈ビジョン〉
• 「こんな地域になるといいな」という像
• 目指す方向

ソーシャル・キャピタルの醸成

地域力の回復

課題解決・健康な暮らし

出所：木下編（2009），岡村（2009）を参考に筆者が定義，図は筆者作成。

関と手を取り合い，共通の目的やビジョンを共有しながら，目的の達成とビジョンの実現に協働で向かう活動を行うことが重要と考えられる。この時，「パートナーシップ」の構築が欠かせない重要な要素である。パートナーシップとは，「コミュニティの人びと，保健師や関係機関・関連部署の関係者が共通の認識・目的を持ち，その目的を達成するために互いに認め合い，信頼し，対等に意見・決定し育ちあう関係性」と定義される（CBPR研究会 2010）。保健福祉職には，地域住民や地域で取り組みを行う関係者のパートナーシップを構築し，協働の取り組みを推進する役割が期待される。また，ソーシャル・キャピタルを醸成するためには，「ある特定の集団や地域社会の人間関係の中で構築され

表1-4　これからの地域保健福祉活動のポイント

ポイント1 枠組みに囚われない活動	年齢や性別などの対象特性，健康課題などの枠組みに囚われず，地域のあるべき姿の実現に向けて，必要な投資と施策を考える。 ・分野横断的に地域診断を行う。 　活用できる既存のソーシャル・キャピタル，ソーシャル・キャピタルを醸成すると考えられる地域資源や地域保健活動（事業，施策）を精査する。 ・将来の地域の状況や行政の財政などを踏まえ，長期的視野で考える。
ポイント2 実現に向けて共に歩む	地域住民や関連部署・機関（NPO法人等民間の団体・機関を含む）とのパートナーシップを構築するとともに，ビジョンを共有しともに実現を目指す。 ・互いを知る機会・対等に自由に話せる機会をつくり，対等な関係と信頼関係を築く。 ・地域診断の結果，健康課題や福祉課題，それぞれの取り組みとその目的，地域のビジョン（ありたい姿・あるべき姿，方向性）を共有する。
ポイント3 PDCAサイクルを意識した活動を繰り返す	ソーシャル・キャピタルの醸成によって，地域の健康課題や福祉課題の解決など目的の達成が図られ，ビジョンの実現に近づいたかどうかモニタリングしながら，地域保健福祉活動をPlan-Do-Check-Action（PDCA）サイクルに則り実施する。 ・地域住民の間に，信頼や互酬性，ネットワークが構築され，地域への愛着や地域への所属感が高められるように，環境や人に働きかける。 ・住民や地域のソーシャル・キャピタルがどのように変化したか，その結果，地域の健康課題や福祉課題がどうなったか評価する。 ・ビジョンの実現に至る道のりの今どこにいるか関係者と確認しながら，活動を協働で進める。

た歴史，文化（慣習，規範，行動様式等），制度，集団や地域社会の構成員の認識」などの社会的文脈（川崎 2018）と，ソーシャル・キャピタルが減耗した経緯に目を向けることが重要と考えられる。地域のことをよく知り，地域を多方向から見ることができ，地域住民に身近な位置にいる保健福祉職には，そのような視点を持ち，それぞれの地域に合った方法について考える役割も期待される。

　現在の地域保健活動の現状を踏まえ，これからの地域保健福祉活動のポイントを整理した（表1-4）。ポイント1は地域診断から始める対象特性や健康課題などの枠組みに囚われない活動の推進，ポイント2は住民や関係者とパートナーシップや信頼関係を構築し，実現に向けて共に歩む，ポイント3はPDCAサイクルを意識し関係者と協働で活動を繰り返すとした。3つのポイントに挙げられた項目や内容は，これまでも地域保健福祉活動の現場で重要と

されてきたことだが，現在も行政の保健師や社会福祉士などの課題であり，現任教育でも地域診断や PDCA サイクル，ビジョンの明確化と共有などのトレーニングが行われている。ソーシャル・キャピタルの醸成により健康課題や福祉課題の解決を図る上で，少なくともこの３つのポイントが重要と考えられる。本書第Ⅱ部以降で解説している具体的な手法を活用しながら，これらのポイントを意識して，地域保健福祉活動を行うとよいだろう。

注

(1)　「社会的排除」は状態ではなく，制度や人とのつながりから個人や家族が排除されていくプロセスであり（岩田 2008：26-28），雇用の不安定化や不利な就業状況，経済的困窮と教育・学習機会の不足などが原因となり得る。これまで，孤立死や自殺，子どもの孤立・貧困などの問題に対する政策の理念とされてきた。

参考文献

石田光規（2011）『孤立の社会学──無縁社会の処方箋』勁草書房。

岩田正美（2008）「社会的排除とは何か」『社会的排除──参加の欠如・不確かな帰属』有斐閣，26-28頁。

岩間信之・田中耕市・佐々木緑（2009）「地方都市在住高齢者『食』を巡る生活環境の悪化とフードデザート問題──茨城県水戸市を事例として」『人文地理』61(2)，139-156頁。

岡村重夫（2009）『地域福祉論』光生館。

恩田守雄（2006）『互助社会論』世界思想社。

川崎千恵（2018）「高齢者にとって地域活動に参加するということ──離島の地域におけるエスノグラフィー」『日本公衆衛生看護学会誌』7(3)，110-118頁。

鬼頭宏（2011）『2100年　人口３分の１の日本』メディアファクトリー新書。

木下由美子編（2009）『エッセンシャル地域看護学 第２版』医歯薬出版。

経済産業省（2010）「地域生活インフラを支える流通のあり方研究会報告書」。

厚生労働科学研究班　健康の社会的決定要因に関する研究班 HP（http://sdh.umin.jp/，2018年12月27日アクセス）。

厚生労働省（2013）「説明資料」（https://www.mhlw.go.jp/stf/shingi/2r98520000035rce-att/2r98520000035rfx.pdf）厚生労働省老健局高齢者支援課認知症・虐待防止対策推進室。

厚生労働省編（2017）『厚生労働白書 平成29年版』日経印刷。

厚生労働省地域保健対策検討会（2012）「地域保健対策検討会報告書」。

斉藤雅茂（2013）「地域別にみる孤立高齢者の特性」稲葉陽二・藤原佳典編著『ソーシャル・キャピタルで解く社会的孤立——重層的予防策とソーシャルビジネスへの展望』ミネルヴァ書房，56-72頁。

杉田聡（2008）『買い物難民——もうひとつの高齢者問題』大月書店。

日本創成会議・人口減少問題検討分科会（2014）「ストップ少子化・地方元気戦略報告書」。

農林水産省 HP「食料品アクセス問題ポータルサイト」（http://www.maff.go.jp/j/shokusan/eat/syoku_akusesu.html，2018年12月27日アクセス）。

広井良典（2009）『コミュニティを問いなおす——つながり・都市・日本社会の未来』ちくま新書。

福原宏幸（2007）「社会的排除／包摂論の現在と展望」福原宏幸編著『社会的排除／包摂と社会政策』（シリーズ・新しい社会政策の課題と挑戦①）法律文化社。

増田寛也編著（2014）『地方消滅——東京一極集中が招く人口急減』中公新書。

宮西悠司（1986）「地域力を高めることがまちづくり——住民の力と市街地整備」『都市計画』143，25-33頁。

CBPR 研究会（2010）『地域保健に活かす CBPR』医歯薬出版。

Townsend, P. (1963) "Isolation, loneliness, and the hold on life" in Townsend, P. (ed.) *The Family life of old people: an inquiry in East London,* Penguin Books, pp. 188-205.

WHO (2008) Commission on Social Determinants of Health Final Report, Closing the gap in a generation; health equity through action on the social determinants of health.

WHO (2010) The Adelaide Statement on Health in All Policies: moving towards a shared governance for health and well-being. Health promotion international. Report from the international meeting on health in all policies, Adelaide 2010.

WHO (2011) Intersectoral Action on Health.

（川崎千恵）

<table>
<tr><td>第2章</td><td>なぜソーシャル・キャピタルが必要なのか</td></tr>
</table>

1 地域構造と社会資源間の関係性の把握に有効
——地域保健福祉活動に導入するメリット

（1）地域保健事業における環境因子

　WHO（世界保健機関）は1981年，病気やけがで心身の機能が障害されると社会的不利に陥ると定義したが，近年は「国際生活機能分類（ICF）」（2001年）という概念を示し，たとえ障害等があってもその人を支える「環境」が整って社会参加が可能になれば，人々の活動性は向上し健康状態も改善し得る，とその考え方を改めた（図2‐1）。ここでいう社会参加とは，具体的には就労や，ボランティア活動，趣味・稽古ごと・スポーツ，町会・自治会活動，さらには，友人・知人との交流やご近所づきあいなど幅広い活動を指す。

　一方，社会参加活動に加わることが健康にプラスの影響をもたらすことは数々の研究から明らかにされている。例えば，ボランティア活動はボランティアによるサービスの受け手の役に立つばかりでなく，ボランティア自身の健康を維持する事にも役立っている（藤原監修 2013）。しかし，市民の暮らしや価値観が多様化している今日では，ボランティア活動などの社会参加のきっかけを，市民一人ひとりが，ゼロから立ち上げ作っていくことは，容易ではない。それには，社会参加を促したり，普及啓発しやすい土壌・文化，つまり地域性といった環境因子が重要である。この環境因子こそが，ソーシャル・キャピタル（社会関係資本）なのである。

　保健医療や社会福祉に従事する者にとっては，従来の地域保健福祉事業とソーシャル・キャピタルの関係を整理しておくことも重要である。以下のような身近な事例によりソーシャル・キャピタルの概念について認識してほしい。こ

図2-1　国際生活機能分類（ICF）の構成要素間の相互作用

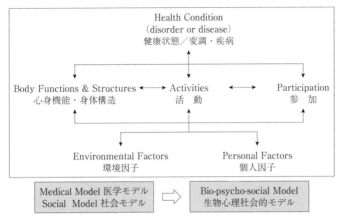

出所：WHO（2001）International Classification of Functioning, Disability and Health.

れまで，次のような地域保健福祉事業における何らかの介入プログラムを企画・運営した経験がある保健福祉職においては，例えば同じ介入プログラムを導入した場合であっても，A町では有効な介入効果が得られたのに，隣接するB町では効果どころか，参加者の募集にも苦労した経験はあるだろう。ましてや，コロナ禍では，いわゆる自粛警察が，既存の地域活動にも頭ごなしに，クレームをつけるかもしれない。あるいは，同一地域で同一プログラムを実施した場合に，昨年度はプログラム修了後，自主グループ化に成功したのに，今年度は，参加者のまとまりが悪く，トラブルの連続で自然消滅したという苦い経験を持つ人も少なくないはずである。

　地域を基盤とした介護予防事業や健康増進プログラム・活動の効果と有効性は，たとえ同じようなデザインのプログラムであっても，場所や地域性，そのプログラムが実施されることになった経緯や状況，つまり文脈（context）によって変わってくるものである。このようにプログラムの効果に影響を与える集団や地域の特徴こそが前述した「環境因子」であり，ソーシャル・キャピタルと総称されるものである。

図 2 - 2　ソーシャル・キャピタルと地域保健福祉事業の関係

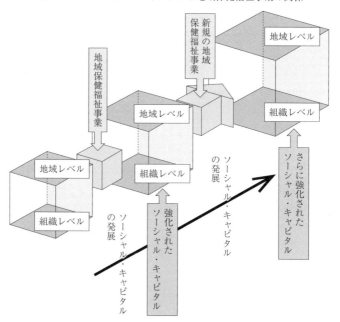

（2）介入プログラム・活動と互恵的に発展するソーシャル・キャピタル

　ソーシャル・キャピタルは，前述のように地域保健福祉事業における介入プログラム・活動が人々の健康や生活に与える効果に影響を及ぼすものであり，介入プログラム・活動自体を評価する際に活用可能な理論基盤でもある。図 2 - 2 は筆者らが提唱する地域でのソーシャル・キャピタルと介入プログラム・活動の関係図である。

　地域でのプログラムの実施が成功すれば，ソーシャル・キャピタルのさらなる醸成に好影響を及ぼす。このようなポジティブな相乗構造が継続されると，プログラムの効果が地域の中で持続性を持ち，住民ボランティアと協働する介護予防事業や見守り・声かけ事業のような介入プログラム・活動とソーシャル・キャピタルは互恵的に発展しうる。

　しかし，ソーシャル・キャピタルと介入プログラム・活動の関連は主催者に

必ずしも十分に認識されず，ソーシャル・キャピタルの活用が不十分あるいは見過ごされがちである場合が散見される。ソーシャル・キャピタルは偶然に発生するわけではなく，前述したように地域の風土歴史や住民の特性等によりそれぞれの地域独自に形成されるものである。そのため，ソーシャル・キャピタルとプログラムとの関係性はプログラム遂行のプロセスおよび達成すべきアウトカムの両側面から詳細に検証されるべきである。

　個々のプログラムに留まることなく，地域保健福祉事業という施策自体が，住民や関連機関に受け入れられやすく，各事業が連携しながら，結果として成功に至る可否は，個々のプログラムの特性のみに依拠するのではない。元々の住民や地域の特性だけでなく，行政や社会福祉協議会，各種事業所，NPO，ボランティア団体等関連機関との関係性などの背景要因に影響される場合が実は多いのである。ソーシャル・キャピタルはこのようなプログラムや事業，さらには政策の有効性やそのアウトカムといえる健康格差を説明する概念としても有効である（第3章参照）。

（3）ソーシャル・キャピタルが健康に影響を及ぼすメカニズム

　例えば，図2-3から，近隣の人への信頼度の高い地域はその地域の住民の抑うつ度も低いことが見て取れる。このようにソーシャル・キャピタルが健康にプラスの影響を及ぼすメカニズムについては，次の4つの経路が想定される（図2-4）。

　①　社会的伝播

　緊密なソーシャルネットワークが構築されていれば，習慣や行動がより早く広く伝播する可能性が高くなる。様々な行事や取り組みに参加する機会が増え，健康や安全に関する情報を入手する機会も増える。ご当地体操が普及しやすい，健康危機管理情報が伝播しやすい，といった現象がその代表例である。

　②　インフォーマルな社会的統制

　地域の人びとが，コミュニティの秩序を維持しようとする力が作用するケースの事である。「周囲の目」といった相互の関係性でマナーやルールが保たれ

図2-3　首都圏A市における居住地域単位でみた
近隣への信頼度と抑うつ度の関連

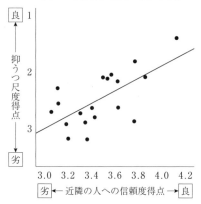

出所：藤原監修（2013）。

図2-4　ソーシャル・キャピタルが健康へ及ぼす機序

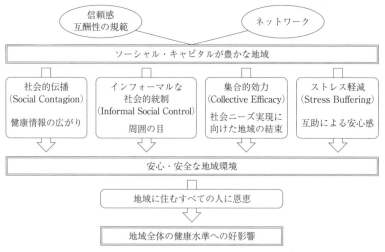

出所：Berkman et al.（2000）を基に村山洋史・藤原佳典作成。

るのである。喫煙をしている子どもがいた時に地域の人が注意したり，徘徊している高齢者を見かけた時に声をかける，といった行動がその代表例である。

③ 集合的効力

意見や要望が集約されて「大きな声」となり，公的サービス・政策に反映されやすくなる。住民の声が結集され禁煙条例が施行される，地域の子育て支援団体と健康づくり同好会が連帯し公園内にプレイパーク（＝外遊びコーナー）が設置される，といった行動がその代表例である。こうした展開により，住民運動の当事者のみならず，一般住民全体が無意識にその恩恵を受けることができる。また，集団的効用は災害時における住民互助にも寄与する効果がある。

④ ストレス軽減

周囲への信頼・安心感により不安やストレスが少ないと，より安心して生活できる。近隣住民とのトラブルが多く周囲への不信が強いと，日常の不眠・ストレスが誘発されやすくなる。防災・防犯への備えや，ちょっとした生活支援や育児支援を依頼しやすい関係性を適切に構築できると，不安や不便を軽減できる。

筆者らは先行研究を広く検索し，まとめた結果，研究によって対象者，対象地域（フィールド），追跡期間，ソーシャル・キャピタルおよび健康アウトカムとして用いた変数に違いはあるものの，概して個人レベルのソーシャル・キャピタルも地域レベルのソーシャル・キャピタルも，健康アウトカムに対してプラスに働く効果を持つことが明らかになった（Murayama et al. 2012）。

一方，Murayama et al.（2013）は，近隣には同じような背景の人が多く住んでいる（結束型ソーシャル・キャピタルが豊かな）環境下で，異なる背景の人との付き合いが多い人（橋渡し型ソーシャル・キャピタルが豊かな環境）は，そうでない人に比べて2年後の抑うつが有意に抑制されることを示した（図2-5）。ある集団にはソーシャル・キャピタルは有益でも，違う集団には過剰に閉鎖的・拘束的な要因が関与者に窮屈さ・憔悴感をもたらすがために，無益あるいは有害な影響があるかもしれない。このようなソーシャル・キャピタルの負の側面，つまりダークサイドな特性については，旧住民と新住民間の確執や閉鎖

図2-5　2年後の抑うつ状態への影響

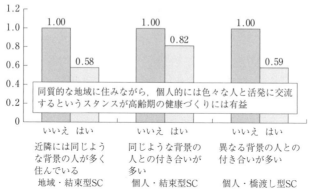

同質的な地域に住みながら，個人的には色々な人と活発に交流するというスタンスが高齢期の健康づくりには有益

いいえ　はい　　　いいえ　はい　　　いいえ　はい
近隣には同じよう　同じような背景の　異なる背景の人との
な背景の人が多く　人との付き合いが　付き合いが多い
住んでいる　　　　多い
地域・結束型SC　　個人・結束型SC　　個人・橋渡し型SC

出所：Murayama et al. (2013).

的な住民団体の衰退など地域支援上の課題に関連することがある。

2　職場内の関係性の構築
――上司・同僚に自分の業務内容を理解してもらうために

（1）健康増進と生産性向上――職場のソーシャル・キャピタルの意義

公衆衛生分野において，職場のソーシャル・キャピタルは，信頼できる雰囲気や上司・部下間または同僚間の協力的な関係として捉えられている。職場のソーシャル・キャピタルに注目する意義は，主に2点挙げることができる。一つは，近年の研究成果により，社員の健康を増進させる重要な要因とみなされるようになったことである。

フィンランドの研究グループが，公務員を対象とした大規模な前向きコホート研究をいくつも発表しており，職場のソーシャル・キャピタルが高まると総死亡リスクが減少すること（Oksanen et al. 2011a），職場のソーシャル・キャピタルが高い場合に比べて，ソーシャル・キャピタルが低い職場の男性社員は，高血圧を発症するリスクが40～60％高いこと（Oksanen et al. 2012）などを報告している。この他にも，高血圧治療へのコンプライアンス（Oksanen et al. 2011b），主観的不健康（Kouvonen et al. 2006；Liukkonen et al. 2004；Oksanen et al. 2008），喫煙（Kouvonen et al. 2008a）など様々な健康アウトカムとの検証が行われている。しかし，いずれもフィンランドの地方公務員を対象としており，その多くを女性が占めている点は一般化の点において限界もある。

　一方，日本においては，横断研究ではあるが民間企業における職場のソーシャル・キャピタルが社員の主観的不健康（Suzuki et al. 2010a），喫煙（Suzuki et al. 2010b），過体重（Kobayashi et al. 2014）に影響を及ぼすとする結果が得られている。これらの研究では，社員が互いに信頼し，同僚同士や上司・部下間において頻繁に協力するような職場のソーシャル・キャピタルが高い場合に，健康への良い影響が報告されている。

　こうした健康アウトカムとの関連についての重要な知見に加え，職場のソーシャル・キャピタルが注目されるもう一つの意義は，職場のソーシャル・キャピタルの醸成が会社の生産性にも寄与しうる点にある。職場は人びとが居住するコミュニティよりもむしろ長い時間を過ごす場所であり，職場内の関係性の構築は社員の健康に対する重要な要因であるだけではなく，業務上不可欠なものでもある。結果として部署内の密なネットワーク，あるいは部署を超えた職場の豊かな人間関係が職場の生産性を高める可能性が指摘されている。とりわけ，コロナ禍により，リモートワークによるオンラインのコミュニケーションが多くの職場で取り入れられている。職場でのコミュニケーションの取り方には，一層の配慮と慣れが求められる。

（2）職場のソーシャル・キャピタルによる健康への良い影響

　ソーシャル・キャピタルの健康に対する正の側面がわかりやすい具体例を紹介しよう。ここでは，働き盛り世代に顕著であるメタボリックシンドロームに対して，職場のソーシャル・キャピタルがどのような影響を及ぼすかについて検証した例を取り上げる。

　2012年，大阪府内に所在するIT系企業において，社員1,050人を対象として職場のソーシャル・キャピタルに関する質問紙調査を実施した（小林ら2012）。849人が回答し，回答割合は80.9％であった。さらに，2011年に実施し

た健康診断データと調査結果も比較した。女性126人についてはメタボリック
シンドロームの該当者がいなかったことから解析対象者からは除外し，男性の
み（624人）について解析を行った。

　職場のソーシャル・キャピタルの測定は，フィンランドの研究において妥当
性，信頼性が検証されている 8 項目により評価した（Kouvonen et al. 2006）。
ロジスティック回帰分析により，年齢，睡眠時間，教育歴，職種，飲酒頻度，
運動習慣，喫煙状況を調整し，多変量調整後オッズ比（OR; Odds Ratio）と
95％信頼区間（CI; Confidence Interval）を求めたところ，職場のソーシャル・
キャピタルが高いとメタボリックシンドロームのリスクが低いことが示唆され
た（OR 0.70，95％ CI : 0.52-0.96）。この傾向は結束型，連結型，認知的，構造
的ソーシャル・キャピタルにおいても同様に認められた。

　職場のソーシャル・キャピタルが社員の健康に影響を及ぼすメカニズムは個
人レベルと集団レベルで異なると考えられている。個人レベルでは，緊密で強
固なつながり，あるいは面識がある程度の人とのつながりにおいても，個人が
持つネットワークを通じて，社員は健康に有用な情報の入手，物質的，心理的
サポートなどが得られると考えられている。

　集団レベル，つまり職場を通しては，本章 1 節で紹介したような社会的伝播，
インフォーマルな社会的統制，集合的効力などのメカニズムを介して，健康ア
ウトカムと関連していると考えられている。社会的伝播は，緊密なネットワー
クを通じて肥満があたかも感染症のように拡がったり（Christakis & Fowler
2007），禁煙（Christakis & Fowler 2008）のような健康行動が拡散したりするこ
ととして知られている。インフォーマルな社会統制とは，同僚など他者の逸脱
行為を目にした際に，介入し是正することである。インフォーマルとは，就業
規則による規制のようなフォーマルなものに対して，いわば規範に基づくコン
トロールと捉えることができる。

　例えば，喫煙指定場所以外の喫煙については，特段の罰を与えるまでもなく，
注意されうるものであろう。集合的効力感は，集合的な行動をとるために一致
団結する集団の能力のことである（Sampson et al. 1997）。一般的には，住民が

地域の救急センターの閉鎖の危機を，結束してロビー活動を行うことなどによって回避し，結果的に住民の健康に有用であるといった例が挙げられる。職場にはあてはめにくい例もあろうが，健康管理室の閉鎖のような状況を考えることができるだろう。

　前述の例では，個人レベルの職場のソーシャル・キャピタルに焦点を絞っているが，このようなメカニズムからも，職場のソーシャル・キャピタルが高いことが，メタボリックシンドロームに対して予防的に作用することは十分に考えられる。ただし，これまでに報告されたすべての健康アウトカムあるいは健康行動が職場のソーシャル・キャピタルと関連していたわけではなく，うつの発症（Kouvonen et al. 2008b）や禁煙（Kouvonen et al. 2008a）など関連が認められなかった報告もある。職場のソーシャル・キャピタルと健康アウトカムを結びつけるメカニズムにはまだ明らかでない点も多く，集団レベルでの検証も含め，さらなる検証が期待されている。

（3）職場のソーシャル・キャピタル測定法

　職場のソーシャル・キャピタルの測定には様々な方法が用いられてきた。これまでのところ，職場のソーシャル・キャピタルの測定には，コウヴォネンらが信頼性と妥当性を検証した8項目による測定尺度がよく用いられている（Kouvonen et al. 2006）。また小田切らによって日本語版として翻訳されている（表2-1）。個人の対象者に各項目について，リッカートスケールを用い，1．全くあてはまらない　2．あてはまらない　3．どちらでもない　4．あてはまる　5．非常にあてはまる，のいずれかに回答してもらう。その上で，適切な部署単位において平均値を算出し，これを「職場のソーシャル・キャピタル」として一般的に用いる。

　さらに下位の概念として，結束型（項目3，4，5）・橋渡し型（項目6，7）・連結型（項目1，2，8），および認知的（項目3，5，8）・構造的（項目1，2，4，6，7）という2種類の分類もできる（Oksanen et al. 2010）。結束型は所属部署あるいは会社内でアクセスできる同僚（自分と近い職種・職位）などと

表2-1　職場におけるソーシャル・キャピタルの測定（日本語版）

項目1	上司は親切心と思いやりをもって私たちに接してくれる
項目2	上司は私たちの従業員としての権利に対して理解を示してくれる
項目3	私たちの職場では，共に働こう，という姿勢がある
項目4	仕事に関連した事柄や問題について部署内で情報を共有している
項目5	お互いに理解し認め合っている
項目6	部署のメンバーは，出来るだけ裁量の成果を出すために，お互いにアイディアを出し合い，生かし合っている
項目7	部署の人々は，新しいアイディアを展開し実行するために協力しあっている
項目8	私たちの上司は信頼できる

出所：小田切優子・大谷由美子・井上茂・林俊夫・内山綾子・高宮彰子・下光輝一（2010）「日本語版職域社会関係資本質問紙の信頼性と妥当性の検討」『日本産業衛生学会誌』52巻臨増，613頁。

の関係，橋渡し型は業務遂行の上で有用な他部署の社員との相互関係，連結型は上司（自分とは異なる職位）との信頼関係をそれぞれ指す。また，認知的ソーシャル・キャピタルは同じコミュニティ間で共有する信頼，結束などの価値や認識を指し，構造的ソーシャル・キャピタルは水平的組織やネットワークを通して形成される集団の決定プロセスや行動を指す。

　表2-1に挙げた測定方法の他にも，信頼や互酬性に関する質問を多くは単項目で用いた研究もあるが，ソーシャル・キャピタルは多次元の概念であり，単項目による測定よりも複数の項目による測定により，近年の研究では下位概念による健康影響の違いを検討する傾向がある。

（4）健康経営との兼ね合い

　「健康経営」の考え方は，社員の健康管理を福利厚生的な視点ではなく，経営的な視点で捉え，職場における健康関連施策を戦略的に実践することで，職場の生産性も高めることを期待したものである。健康経営と職場のソーシャル・キャピタルとの関係については，「職場のソーシャル・キャピタルの高いことが部署や会社全体の生産性の向上に役立つ」というような直接的エビデンスはまだ得られてはいない。しかし，同僚との関係が不良であるようなソーシャル・キャピタルが低い職場よりも，人間関係が緊密でソーシャル・キャピタルが豊かな職場の方が生産性に対してマイナス要因にはならないことは容易に

想像できる。ソーシャル・キャピタルが豊かであることが社員の健康にプラスで，かつ生産性に対してもマイナスでない，という2点を考慮すれば，職場のソーシャル・キャピタルを醸成していくことを健康と経営の共通の課題と考えることも可能であろう。

3　産業保健における同職同士・職場内の連携

（1）内向きでタイトな「結束型」と外向きで緩やかな「橋渡し型」
——2つのソーシャル・キャピタル

　職場内の関係性を示す場合，内向きでタイトな「結束型」と外向きで緩やかな「橋渡し型」を区別することは有用であると考えられている。ここでは「橋渡し型」の取り組みが有効な例を紹介しよう。アウトソーシング事業を行うA社（従業員約1,200人）でコールセンター業務に従事している社員を系統抽出し，10群（1群約120人）に分けた。そこから濃厚介入群（1群），希薄介入群（3群），対照群（1群）に分類した。1回30分の運動プログラムによる介入を，濃厚介入群には介入期間（9カ月）中に毎月1回，希薄介入群には期間中に1回実施し，ソーシャル・キャピタルの変化を期間中は待機した対照群と比較した。

　統計的には有意でなかったものの，橋渡し型ソーシャル・キャピタルの部署平均値が「濃厚介入対象者なし」の部署では減少し，「濃厚介入対象者あり」の部署のうち，介入前の部署平均ソーシャル・キャピタルが低かった部署では増加傾向が見られた。A社では部署ごとにクライエントが異なり，普段，部署間の交流はほぼ皆無だという。こうしたことから，部署を跨いだ運動介入プログラムのグループ構成により，部署間交流が促進された可能性が考えられた。このように，A社で見たような他部署の人との交流を「橋渡し」と表現することも可能で，日常的に仕事では接しないような人との関わりを持つことが可能な，運動会などのソーシャル・イベントのようなコミュニケーションの機会を設ければ，職場のソーシャル・キャピタルは改善するだろう。

（2）社内におけるソーシャル・イベント介入の試み

　インフラ系のB社における，部署別のリレーマラソンのイベントの前後に
おいて職場のソーシャル・キャピタルを測定した例もある。対照群は設定され
ず，参加者のみ対象として測定は4時点（イベント2カ月前，直前，直後，3カ月
後）において行われた。解析は回答に協力の得られた約150名を対象とした。
変化を2カ月前と直後において，正か負（または0）かで記述した場合には，
年代が高い方が，また男性の方が，ソーシャル・キャピタルが醸成される傾向
を認めた。一方で平均値を用いた記述では，年齢・性別・職種（事務／現業）
などで検討した場合でも，明確な傾向は認められなかった。一つには，そもそ
も元よりソーシャル・キャピタルが豊かな社風であることに加えて，イベント
は数年前から行われていたために，多くの参加者がリピーターであったことも
考えられる。

　対象者数が6名と非常に少ないために，確実なことは言えないかもしれない
が，現場作業に従事する現業職の女性においては，3カ月後において，それ以
前の時点と比較してソーシャル・キャピタルが醸成される傾向を認めた。同社
の産業医との意見交換からは，近年採用するようになった現業職の女性の場合
は，男性優位の現業職場においても，もともと適応性が高かったと考えられ，
いわゆる「飲み会」のような懇親スタイルであっても，それなりに活用はして
いたと考えられた。しかし，まったくタイプの異なるイベントへの参加により，
「別の」種類の人間関係の構築に，さらに役に立った可能性があったと推察で
きるのかもしれない。

（3）男女で異なる「連結型」ソーシャル・キャピタルの影響

　連結型ソーシャル・キャピタルが健康に及ぼす影響は，男女で異なる可能性
も指摘されている。先に紹介したIT系企業で実施した調査では，過体重の影
響についても検証している。男性では，連結型ソーシャル・キャピタルが低い
と過体重のリスクが高く（OR 1.88, 95% CI；1.13-3.13），一方の女性では連結
型ソーシャル・キャピタルが低いと過体重のリスクが低いことが示された

(OR 0.15, 95% CI : 0.03-0.71) (Kobayashi et al. 2014)。連結型は上司など，自分とは異なる職位の人びととの信頼関係と捉えられている。

　これまでの先行研究で示されているように，男性では職場での上司との良好な人間関係が健康に良い影響を及ぼす重要な要因である一方で，女性の場合には男性とは逆に健康に悪影響を及ぼす可能性もある。こうした職場のソーシャル・キャピタルの二面性の説明として，個人によってソーシャル・キャピタルの影響を受ける「場所」が異なる可能性が指摘されている。例えば，男性と女性とでは，職場と居住場所とで交友関係の多寡は異なるであろう。今後は，職場と居住する近隣環境におけるソーシャル・キャピタルの影響が互いに補完し合うものなのか，二重に影響を及ぼすものなのかを明らかにしていく必要があると考えられている。

（4）職場のソーシャル・キャピタルが及ぼしうる健康への良くない影響

　ソーシャル・キャピタルは，健康への良い影響を及ぼす要因として注目されることが多い（正の側面）。その一方で，ソーシャル・キャピタルには「負の側面」も指摘されている（Kawachi et al. 2008）。つまり，ソーシャル・キャピタルの高いことが，健康を損なう要因にもなりうる。例えば，マフィアの組織は極めて強固な結束を持つが，ドラッグの回し打ちや私的制裁も含め，健康に良くない面も多い。日本の会社では，残業が当たり前の職場では定時には帰社しにくく，長時間労働がいまだ悪い意味での美学として存在している。結束が強いことで，そうした「健康に悪い」規範であっても，速やかに浸透してしまう。

　ただし，長所と短所は表裏一体であり，逆にいえば，ソーシャル・キャピタルが高い職場では定時帰社や健康関連の施策もスムーズな情報伝達などにより進めやすい。これから醸成していくべきソーシャル・キャピタルは仲間内の強い結束にばかり目を向けるのではなく，社内であれば他部署との，あるいは他社との関係のような若干外向きの緩やかなものを対象にしていくことに意味があるだろう。

4　学校保健における教師・保護者等との連携

（1）地域の健康づくりにおける学校の重要性

　学校は全国のすべての地域に設置されており，地域コミュニティの中核にもなる施設である。具体的には多くの学校は災害時の避難所等に指定されており，災害発生時に地域住民の拠り所となる。また，最近は少なくなっているが，学校において，地域の運動会が毎年行われているところもある。学校施設の開放によって，運動場や体育館等が地域住民のスポーツの場となっていたり，高齢者が集う場となっていたりするところも多い。

　また，ほぼすべての人は人生のある期間，必ず学校に通うため，健康づくりのポピュレーションアプローチとしても非常に重要な場である。厚生労働省の「健康日本21」についての，国民の年齢階級別の認知状況を調査したところ，最も若年の20代で認知割合が最も高い結果であった（辻 2016）。これは，若年者は学校において習ったことがあるからと考えられる。また，日本は平均寿命が世界トップレベルであり，また諸外国と比較して健康格差が小さい国である。これは，歴史的に見ても初等教育が充実しており，ほとんどの国民が一定水準の教育を受けていること，また，学校給食により栄養バランスの良い食事が提供されているとともに，各学校には調理実習室が設置されて食育が行われていること等の寄与もあると考えられる。

　大学等の高等教育機関は，地域における知の拠点となり，教員や学生による活動などにより，保健活動や地域活性化等への社会貢献が行われている。そのような面からも，学校は，地域の健康づくりにおける重要な資源の一つであるといえる。

　逆に，学校にとっても地域は重要な資源である。近年，いじめ，発達障害，モンスターペアレントなど，複雑な課題が多数発生し，教員への負担は重く，学校内だけでの解決が難しくなっている。そのため，子ども達の健やかな成長のための学校保健の充実には，地域とのソーシャル・キャピタルが鍵を握ると

図2-6　学校の関係者と相互のつながり

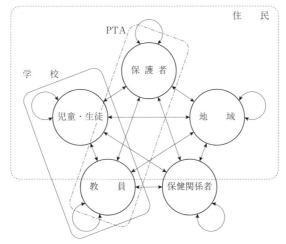

注：実線：学校，1点破線：PTA，点線：住民。

いえる。

　図2-6に，学校の関係者とそれらの相互のつながりをまとめた。様々な関係者が相互に複雑なつながりを持っており，それぞれについてソーシャル・キャピタルを醸成して，活用する余地があるといえる。また，学校と地域の連携の形態としては，①地域の資源を学校での健康づくりに活用，②学校の資源を地域の健康づくりに活用，③両者の交流による win-win の活動などに分類することができよう。

（2）学校とソーシャル・キャピタル

　ソーシャル・キャピタルという言葉が最初に紹介されたのは，Hanifan (1916) による学校を中心とした地域の研究においてである（Virtanen et al. 2013）。その研究では，アメリカの農村地域において介入を実施し，地域センターでの会合，農産物の販売市，学校展覧会，地域の歴史書の編纂，成人向けの夜間クラスの開講，住民や教師による講演会等の活動が対象とされた。また，この地域では子どもの不登校が問題となっていたが，教師による家庭訪問や家

族との議論を進めることで，不登校を大幅に減らすことができた。Hanifanは，ソーシャル・キャピタルの論理的焦点は学校にあると述べている。また，ソーシャル・キャピタルを3つの段階で形成・発展していくと述べている。まず，地域センターでの会合には人びとが楽しめるようなイベントを行い，会合を楽しんでもらい，次回も参加したいと思ってもらう（楽しむ段階）。次に，会合の中で地域の問題点を徐々に周知して，それについて話し合う場となっていく（話し合う段階）。そして，ついには住民自ら何らかの行動を起こす（行動する段階）ようになっていくのである。地域のソーシャル・キャピタルを醸成しようと思う時に，現代でも参考になると考えられる。

　その後の研究としては，Coleman et al.（1982）が，カトリックの学校の生徒は，公立学校の生徒よりも学力が高く，中退する者が少なく，その理由として人びとの結束が強く，協力的な社会システムをもっているからだと考察している。Parcel et al.（2010）は，地域や近隣とのネットワークやそこでの活動は，子どもの発達に良い影響を与えるとしている。その他，学校のソーシャル・キャピタルと子どもの健康指標を評価した研究などが多数行われている。Kawachi et al.（2000）は，ソーシャル・キャピタルが健康に良い影響を与える経路をまとめている。それを参考にすると，学校保健においてなぜソーシャル・キャピタルが重要であるかについて，次のようなことが考えられる。地域の見守りによって子ども達の放課後の行動が良くなるとともに，安全が確保される。地域の人の協力により，保健教育，総合学習や，学校内外での課外活動などの幅が広がる。学校の運営方針が，より地域社会と調和したものとなるなどである。

（3）学校保健との連携の実例

　日本学校保健会（2003-2017）では，毎年，全国健康づくり推進学校の表彰を行い，事例集を発行している。近年の文部科学省の方針などによって，ほとんどの事例において学校と地域の連携が行われている。学校公開日，運動会，学校祭，健康フェスティバル，食育フェスタなどの学校行事を地域住民に開放し，

学校と地域の交流を行っている事例は多い。子ども達による老人福祉施設訪問などのボランティア活動を行っている学校も多い。数は少ないが，学校と公民館の一体化により，小学生と老人会が日常的に交流している事例もある。さらに，大学看護学部の実習や課外活動を兼ねた，学校での健康づくり活動も紹介されている。その他，「子ども110番の家」や「ボランティアパトロール」などによる登下校時の地域住民と子ども達の交流や，街ぐるみあいさつ運動を行っている地域も多い。

　露口ら（2013）は，平成21〜23年度文部科学省指定研究開発校として仙台市立七北田小学校における「地域共生科」の実施事例を詳細に検討し，子ども達のソーシャル・キャピタルが醸成されたことを報告している。その他にも，市町村や保健所等の保健師をはじめとした専門職が，学校における保健や総合学習等の時間に子ども達に話をする機会をもっている学校は多いと考えられる。これらの種々の事例では，教育内容や支援環境が多様化かつ充実し，高齢者をはじめとした地域への子ども達の理解が深まり，知識や社会性が向上し，ひいては子ども達の健康に寄与していると考えられる。

　森林ら（2014）は，千葉県浦安市における社会教育部局による市民大学の卒業生が介護予防事業を展開している事例を紹介している。米山（2014）は，山梨県のコミュニティにおいて共通性を有する仲間が定期的に集まる「無尽」について検討し，同級生無尽やPTA無尽などを紹介している。くらりか（2009-）は，東京工業大学卒業生を中心としたボランティアによって，小学生等への体験型の理科教室を行っている。このように学校そのものではないが，学校が関係した種々のソーシャル・キャピタルの形がある。

（4）連携におけるポイント

　地域からみた学校との連携の第1のポイントは，表2-2に示すような学校における組織の文化や状況を理解することである。学校の組織としての動きにうまく乗ることができ，学校が重要と考えることや，学校の抱える悩みの解決につながるような企画については，スムーズな連携を行うことができるであろ

表2-2　学校における組織の文化・状況

- 基本的な考え方
  - 個々の学校での創意工夫＋教育委員会や文部科学省の方針を重視
- 学校の悩み
  - 多数の行事と，教科の授業時間確保のバランス
- 学校組織の理解
  - 教育委員会：自治体内の公立学校共通の方針決定
  - 校長・教頭：重要な方針や実施の決定
  - 保健主事：一般の教諭，保健関係の取りまとめ役
  - 養護教諭：学校の中で最も保健専門知識を持つが，学校の方針決定に対しての力は弱いことがある

う。活動の導入方法としては，総合学習（総合的な学習の時間）の時間の活用，学校保健委員会の活用，PTA 活動・学校運営協議会・学校評議員活動等との連携，学校保健関係者の市町村健康づくり協議会への参加などがありえる。

　また，学校からみて地域の資源を学校での健康づくりに活用する導入としては，地域保健担当者・地域医療機関・地域住民などを学校に招聘しての子ども達への健康教育などが有用である。子ども達自身も，高齢者との交流事業やボランティア活動などによって，学校と地域の連携を担っている。最近は想像しがたい事件もあり一筋縄ではいかないものの，子ども達が元気に挨拶しながら登下校することを張り合いにしながら，見守り活動を行っている高齢者も多く，子ども達が介護予防の一翼を担っているということもできよう。

　いずれにしても，まずは地域の関係者と学校の関係者が何度も会うことによって，顔の見える関係を構築することから連携を始めていけると良い。

5　地域における自殺対策活動

（1）自殺対策を「我が事・丸ごと」と捉える重要性

　自殺の原因・背景は多様で複雑であり，一つの原因にのみにとらわれると対策の方向性を見誤ることになる。かつては，自殺は直前に見られるうつ病などの精神疾患の結果として起きることが多いのだから，自殺対策はうつ病の予防・治療と医療体制の整備をしさえすれば良いというような極論がまかり通っ

た時期もあった。しかし，現在では社会的取り組みとして自殺対策を総合的に行っていくことの重要性がしっかりと認識され，多様で複雑な自殺の社会的決定要因（social determinants of suicide）を科学的手法で捉えて，民学官の多様な部門や職種が住民や政治家を巻き込んで，総合的対策として自殺対策を推進していくことが社会的に合意されている（本橋 2015a：2-6）。

　すべての都道府県・市町村で地域自殺対策計画を策定し，全国どこでも等しくナショナルミニマムとしての自殺対策を住民が享受できるようにすることが，現時点での自殺対策の喫緊の課題である（本橋・金子 2016：1-6）。地域づくりをいかに効果的に進めていくかという視点が，地域における自殺対策の推進において最も重要なことだと筆者らは考えている。東日本大震災以後，とりわけ「地域の絆」ということが強調されるようになったが，絆づくりという言葉は，同義ではないにしても，地域のソーシャル・キャピタルと同じ文脈で語られていると言って良いだろう。

　そして，自殺は社会的孤立や社会的排除と密接に結びついた事象であることから，社会的孤立や社会的排除を防ぐための方策として，人と人との絆づくりや地域の「負ではない」ネットワークの形成が，自殺対策の具体的施策として重要であると考えられる（本橋・近藤 2010：400-406）。自殺対策とソーシャル・キャピタルの醸成は，このような文脈の中でつながるのである。2006年の自殺対策基本法成立後，総合対策としての自殺対策の推進に対する理解が深まってきたが，地域におけるソーシャル・キャピタルの醸成が自殺対策の具体的施策として，科学的根拠を基に語られるようになってきたのは望ましいことである。今後の日本の自殺総合対策においては，地域保健・医療や地域福祉の諸制度との連動において，「我が事・丸ごと」として自殺対策が推進されることが重要であると考えられる。

（2）改正自殺対策基本法・自殺総合対策大綱と地域づくり型自殺対策

　2016年4月1日に施行された改正自殺対策基本法では，「自殺対策は，生きることの包括的な支援として，全ての人がかけがえのない個人として尊重され

るとともに，生きる力を基礎として生きがいや希望を持って暮らすことができるよう，その妨げとなる諸要因の解消に資するための支援とそれを支えかつ促進するための環境の整備充実が幅広くかつ適切に図られることを旨として，実施されなければならない」（第2条第1項）との基本理念が示されている。また，「自殺対策は，保健，医療，福祉，教育，労働その他の関連施策との有機的な連携が図られ，総合的に実施されなければならない」（第2条第5項）ともされている。

　このような理念の実現のために，地域自殺対策推進センターがすべての都道府県及び政令指定都市に設置されることになった。そして，地域自殺対策計画に基づいて行われる地域自殺対策の推進に地域自殺対策推進センターは大きな役割を果たすことが期待されている。2017年7月25日，新たな自殺総合対策大綱が閣議決定され，自殺総合対策の全貌が示された。また，2017年11月には「都道府県自殺対策計画策定の手引」及び「市町村自殺対策計画策定の手引」が公表された。これらの政策文書において，地域自殺対策計画策定の具体的な進め方が示されている。

（3）地域づくりとしての自殺対策に関する最新の研究

　地域においてソーシャル・キャピタルが住民の精神的健康と関係があるとする見解は，生態学的研究や住民調査による疫学的研究により蓄積されつつある（本橋 2015b：222-232）。本項では主要な最新の研究成果を紹介する。

　まず，生態学的疫学研究として澤田らの研究を紹介する。澤田らは自然災害と自殺に関する科学的根拠を示す研究の中で，1982年から2008年における都道府県別の自殺率とソーシャル・キャピタルの代替指標である献血率との相関を調べた（Matsubayashi et al. 2013：126-133）。自殺率との相関を調べた変数は，献血率の他に人口，15歳未満人口比率，65歳以上人口比率，平均収入，失業率である。その結果，献血率と自殺率の間には有意な負の相関が認められ，65歳未満では男性自殺率と女性自殺率とも有意な負の相関，65歳以上では女性自殺率が献血率と負の相関を示した。この研究は生態学的研究であるため因果関係

を示すものではない点に留意する必要があるが，自殺対策を進める上でソーシャル・キャピタルを醸成することの重要性を示唆する研究と考えられる。すなわち，本研究の結果は，献血率の高さに代表される規範性（norm）の高さや互酬性（reciprocity）の高さなどの橋渡し型ソーシャル・キャピタル（bridging social capital）が高い地方自治体ほど自殺率が低いということを示しており，強すぎる血縁関係や地域の監視の目といった負のつながりが強い過疎地域の結束型ソーシャル・キャピタル（bonding social capital）ではなく，橋渡し型ソーシャル・キャピタルを醸成していくことが重要であることを示すものと考えられる。

　次に，住民の疫学調査を基に地域の社会参加と住民の精神的健康度について明らかにした藤田らの研究を紹介する。藤田らは，秋田県 A 町の住民（30〜85歳）を対象にコミュニティ・エンパワメントの技法に基づく社会参加プログラムを積極的に行う介入群と非介入群の 2 群を設定し，前向きデザインにて K6 スコアの変化と社会参加の有無との関係を調べた（藤田ら 2016：543）。

　コミュニティ・エンパワメントの技法に基づく介入プログラムの内容は図 2 - 7 に示した。初回調査における K6 スコアの平均値±標準偏差（中央値）は実施群 4.26±4.5（3.06），対照群 4.33±4.4（3.17）であり，統計学的有意差は認められなかったが，プログラム実施後の追跡調査における K6 スコアは実施群 3.04±4.3（1.33），対照群 3.33±4.4（1.60）となっており，統計学的有意差が認められた（Mann-Whitney U test）。

　コミュニティ・エンパワメントによる積極的な社会参加を促す地域づくり型プログラムの実施は地域の自殺対策においてより効果的であると考えられた。この研究は，人口稀少地域である日本の農村部において，社会参加の積極的推進を図る施策により地域住民の精神的健康水準を向上させる根拠の一つとなる研究である。地域における社会参加の促進は，地域づくりとしてのソーシャル・キャピタルの醸成につながるものと考えられ，結果として有効な自殺対策となりうることを示唆している。

図2-7　地域の絆，支える力を高める地域づくりプログラム

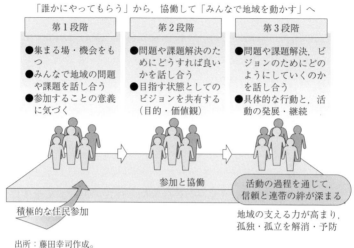

出所：藤田幸司作成。

（4）生活困窮者自立支援法と自殺対策との連動

　2015年4月，生活困窮者自立支援法が成立し，生活保護に至る前の生活困窮者に対して，地域において包括的支援を充実させることになった。生活困窮者は様々な社会経済的要因により無職となる，収入の糧を失う等の経済的な困難のみならず，精神的にも困難を抱えていることが多く，自殺のリスクが高まっている可能性が高いと考えられる。従って，生活困窮者は福祉的支援サービスだけでなく自殺対策のサービスも同時に受けることができるようになることが望ましいと考えられる。

　2016年7月14日に，厚生労働省大臣官房参事官（自殺対策担当）と同省社会・援護局地域福祉課長名で発出された「生活困窮者自立支援制度と自殺対策施策との連携について」という通知で，自殺対策をどのように生活困窮者自立支援制度と連動させたらよいかについての基本的考え方が示されている（厚生労働省・社援地発0714号第3号（平成28年7月14日））。

　具体的な連携のあり方については，3つの連携が示されている。

① 　自立相談支援機関と自殺予防に関する相談窓口との連携（自殺予防に関する相談窓口が持つ専門的なノウハウを生かした，一人ひとりの相談者，支援ケースレベルでの連携）

② 　困窮者法所管部局・自立相談支援機関と地域自殺対策推進センターとの連携（当該センターが専門的な知見を持つ広域の機関であることを生かした，関係機関ネットワークづくりや研修の実施等）

③ 　地域自殺対策推進センターが設置されていない自治体においては，困窮者法所管部局・自立相談支援機関と自殺対策主管部局との連携（関係機関ネットワークづくりや研修の実施等）

　なお，留意事項として個人情報の第三者提供にあたっては本人の同意を得ることを基本とし，各地方公共団体において定める個人情報保護条例に則った対応が必要である，としている。

　今後の自殺対策では，都道府県ごとに策定される地域自殺対策計画において，自治体の実情に応じた生活困窮者自立支援制度と自殺対策の連携が具体化される。

（5）地域における福祉力の強化（我が事・丸ごと）と自殺対策との連動

　2016年7月15日に開催された第1回「我が事・丸ごと」地域共生社会実現本部の会議において，今後のわが国における地域福祉の新たな理念に基づく施策の推進の方向性が示された。その理念は次のように記されている。

　　「今般，一億総活躍社会づくりが進められる中，福祉分野においても，パラダイムを転換し，福祉は与えるもの，与えられるものといったように，『支え手側』と『受け手側』に分かれるのではなく，地域のあらゆる住民が役割を持ち，支え合いながら，自分らしく活躍できる地域コミュニティを育成し，公的な福祉サービスと協働して助け合いながら暮らすことのできる『地域共生社会』を実現する必要がある。具体的には，『他人事』に

　　なりがちな地域づくりを地域住民が『我が事』として主体的に取り組んで
　　いただく仕組みを作っていくとともに，市町村においては，地域づくりの
　　取組の支援と，公的な福祉サービスへのつなぎを含めた『丸ごと』の総合
　　相談支援の体制整備を進めていく必要がある。また，対象者ごとに整備さ
　　れた『縦割り』の公的福祉サービスも『丸ごと』へと転換していくため，
　　サービスや専門人材の養成課程の改革を進めていく必要がある。」（厚生労
　　働省 2016）

　以上のような理念を踏まえた地域福祉の現状認識として，地域における福祉
課題の複合化・複雑化，社会的孤立・社会的排除，地域福祉力の脆弱化などが
挙げられている。そして，地域包括ケアシステムの深化と地域共生社会の実現
というキーワードも掲げられている。

　地域における住民主体の課題解決・包括的な相談支援体制のイメージとして，
様々な複合的課題を抱える住民が想定され，具体的には，生活困窮や障害や認
知症などを抱えて困難な状態にある住民に，いかに地域の社会資源を活用して
相談支援を行うかが求められる。生活困窮や障害や認知症を抱える住民に自殺
のリスクが高まることは知られており，「我が事・丸ごと」の中には，自殺の
リスクを抱える住民への相談支援が当然含まれると考えるべきである。逆の言
い方をすれば，地域における自殺対策の施策の立案と推進においては，単独の
施策としてではなく，「我が事・丸ごと」の地域福祉力強化の施策と連動する
ことが望まれるのである。地域の人的資源や財源が限られている中で，制度の
縦割りの弊害を取り除き，住民に身近な場において自殺対策を含む包括的な支
援を受けられることが求められているのである。

　「我が事・丸ごと」において想定されている地域における相談支援の具体的
イメージとしては，小中学校区においては地域活動を行う地区社協や福祉委員
会等が主体となって活動を行い，市町村においては包括的・総合的な相談支援
体制を確立し，地域包括支援センターや社協等に配置される生活支援コーディ
ネーターや社会福祉士等の専門家が支援を行う体制が想定されている。

　自殺対策では，すべての都道府県及び政令指定都市に地域自殺対策推進セン
ターが設置され，市町村の地域自殺対策計画策定を支援する業務が推進された。
地域自殺対策推進センターが地域包括支援センター等と連携して，包括的な地
域づくり対策として推進される「我が事・丸ごと」の地域福祉力強化施策と自
殺総合対策が連動することで，複合化・複雑化した悩み事を抱える住民に対し
てきめ細かい対策を効果的に進めていくことが可能になると思われる。「我が
事・丸ごと」の目指す目標である「地域共生社会の実現」は，住民が総合的な
見守りのネットワークの中で，互助・信頼・互酬性といったソーシャル・キャ
ピタルの諸要素を強化していくことに他ならない。自殺対策の新たな方向性と
して，このような関連諸制度との連動はますます重要になる。

（6）　自殺総合対策大綱の重点施策と地域自殺対策の方向性

　自殺総合対策大綱では，基本理念として「誰も自殺に追い込まれない社会の
実現を目指す」ことが掲げられた（厚生労働省HP）。現下の自殺総合対策の基
本認識として，「自殺は，その多くが追い込まれた末の死である」「年間自殺者
数は減少傾向にあるが，非常事態はいまだに続いている」「地域レベルの実践
的な取組をPDCAサイクルを通じて促進する」が示された。

　自殺総合対策の基本方針としては，「生きることの包括的な支援として推進
する」「関連施策との有機的な連携を強化して取り組む」「対応の段階に応じて
レベルごとの対策を効果的に連動させる」「実践と啓発を両輪として推進する」
「国，地方公共団体，関係団体，民間団体，企業，及び国民の役割を明確化し，
その連携・協働を推進する」が示された。

　自殺総合対策における当面の重点施策として12の施策が示されたが，冒頭に
掲げられたのが，「地域レベルの実践的な取組への支援を強化する」である。
このことは，現在の自殺総合対策の最重点は地域自殺対策の推進であることを
示している。自殺対策の数値目標として「平成38年までに自殺死亡率を平成27
年と比べて30％以上減少させる」という目標が掲げられたが，この目標実現の
ためには，すべての市町村が地域自殺対策計画を策定し，計画に基づく確実な

事業の推進により数値目標を達成させるというプロセスが想定されている。地域自殺対策計画策定と計画に基づく事業を強力に推進するために，地域自殺対策計画策定の手引と同時に，自殺総合対策推進センターが開発した「地域自殺実態プロファイル」と「地域自殺対策政策パッケージ」を市町村で活用することになった（地域自殺対策政策パッケージ〔自殺総合対策推進センター HP〕）。

　「地域自殺実態プロファイル」は市町村ごとに，地域の自殺の実態を詳細に分析したデータ及び図表等を用いて一目瞭然化し，さらに当該地域の地域特性に応じた重点施策を推奨するものとなっている。地域自殺政策パッケージはナショナルミニマムとして全国的に実施されることが望ましい「基本パッケージ」と地域特性に応じてより効果的に自殺対策を実施するために推奨される「重点パッケージ」から構成されている。さらに，それぞれの政策パッケージの施策の具体例として，これまで自殺対策取組事例集に収載された自殺対策に関する事例集を提示したものである。「地域自殺実態プロファイル」と「地域自殺対策政策パッケージ」を活用することで，都道府県及び市町村の地域自殺対策計画策定を円滑に行うことができるようになった。

　2020年度までに地域自殺対策計画が日本のすべての市町村でほぼ策定された。今後は計画実施後の事業の評価が行われることにより，さらなる自殺総合対策の充実が実現することが期待される。

6　地域包括ケアシステムにおける多職種連携

（1）ソーシャル・キャピタルを活用した戦略・戦術とは何か

　前述（第2章1節，図2-2）のように，ソーシャル・キャピタル（社会関係資本）と地域保健事業・活動は互恵的・相乗的にプラスに段階的に発展する可能性を持ち，また，その健康への効果のエビデンスが集積されつつある現状に鑑みると，少子高齢・人口減少社会を乗り越えるための「戦略」として，行政や地域社会はソーシャル・キャピタルの醸成に注力すべきと考えられる。

　例えば，地方自治体の戦略とは，地方自治体の最優先課題を把握し，大きな

図2-8　内堀と外堀の構図から見た地域包括ケアシステム

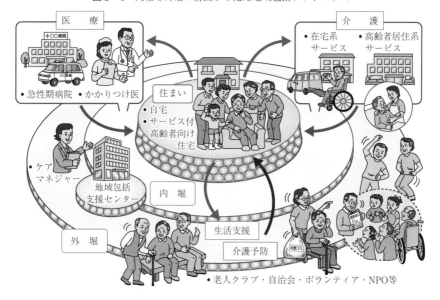

方向性を決めることであり「総合計画」や「保健福祉計画」「介護保険事業計画」などの計画策定に相当する。その中に，ソーシャル・キャピタルの醸成を最優先課題の一つとして位置づけることである。

　「戦略」に対して「戦術」とは，戦略の実現手段を指す。戦略を成功させるために資源をどのように配分し，その振り分けられた資源を，いつ，どこで，だれに，何を，どのように使うかということを決めるのが戦術に該当する。両者の違いとして，「戦略」は，例えば，農村部 vs. 都市部というようにその地方自治体や地域の置かれている環境によって変化するため，それぞれ特有のものになるのに対し，「戦術」は具体的な手段であり，成功した「戦術」は条件が類似していれば他の地方自治体や地域においても応用・転用が可能である。

　筆者は，保健福祉施策における地域資源の連携について解説する際に，城（地域）を守るための堅固な内堀と広大な外堀に例えている（藤原 2015，図2-8）。比較的，平易で一般的な地域の課題については住民組織や地域資源とのネット

ワーク（外堀）で可能な限り対応してもらい，他領域にわたり専門性の必要な複合事例や困難事例への対応や，全体の情勢を見極め適切な戦術を繰り出す役割として，専門職や役所などの公的機関（内堀）が位置づけられる。行政職や地域包括支援センターにおける専門職は，これら外堀と内堀の役割やモチベーションを明確に理解して，共に自身の業務を効率的・効果的に進めるための援軍として適材適所で協働する姿勢が求められる。果たして，この外堀，内堀ともにソーシャル・キャピタルを活かした戦術が機能しているであろうか。

　2013年度に藤内らが実施した住民組織活動とソーシャル・キャピタルに関する全国調査（藤内 2014）では，932市町村から有効回答が得られた（回収率53.5％）。その結果，活動の基盤となる健康づくり推進員等を有する地方自治体は58.0％であったが，その役割は，健診受診勧奨（76.0％），啓発資料の配布（68.0％），地区の行事等と連携した健康づくり（62.8％），健康づくりイベントの運営支援（61.7％）といった手段的・定型的な活動が主であり，住民組織を行政の「手足」と位置づけられかねず，住民が「やらされ感」を感じることも少なくないと指摘している。外堀における戦術として，住民にとっても互恵的なメリットがなければ，保健福祉事業においてソーシャル・キャピタルが有効活用されているとはいえない。

　さらに，同調査の結果，内堀である行政と外堀である住民組織や NPO との協働体制については，協議会が「十分またはかなり機能している」が12.7％に留まり，これらの協働体制を推進するために「庁内横断的な協議組織があり定期的あるいは不定期に開催されている」は，8.5％に過ぎなかった。また，市民活動支援課やまちづくり推進課等の総合的な立場で住民活動を支援する部署は，44.6％の地方自治体で設置されているものの保健担当部署がこうした部署と「常時密に連携している」地方自治体は2.1％と少ないと報告している。この点については本節４項で取り上げるが，そもそも，何故かくも，連携がなされていないのであろうか。ここでは，連携に至る要件について考察してみたい。

（2）なぜ連携しなければならないのか――「互恵性の規範」から生まれる「信頼」

　近年，世の中は，いわば大連携ブームといえる。少子高齢化・人口減少は，顧客，消費さらには労働者の減少という産官学民すべての分野に危機をもたらしている。最も身近な例としては，医療介護財政の破綻という危機と地域包括ケアシステムの導入が挙げられる。少子高齢化・人口減少さらには緊縮する財源という社会情勢下において，多様なニーズをもつ多数の高齢者が住み慣れた地域で，自分らしい暮らしを続けることを支援するという大命題を実現するためには，もはや，市区町村の高齢支援部門のみや一部の医療機関，介護事業所だけでは対応できないことは自明である。地域包括ケアシステムの導入のはるか以前から，例えば，産業界では既にアライアンス，ホールディングス，合併と同業異業を問わず多くの企業が連携し，ついにはライバル企業間の同盟に至るケースさえも散見される。グローバル化が進む世界市場で勝ち残るため，国外企業による合併吸収を回避するためには，国内ではライバルの同業者においても，営業部門は強いが開発部門が弱い企業と，開発部門は強いが営業部門は弱い企業が提携せざるを得ない場合がある。身近な例としては，郊外型ショッピングモールの進出に対抗して地元の商店街が団結し，イベントを開催したり共通クーポンを発行して集客に努めるために連携するケースが挙げられる。とはいえ，異なる組織や団体が連携することは，「言うは易し，行うは難し」である。気心の知れない相手の顔色を見ながら交渉したり，昨日までライバルであった者同士が打ち合わせを繰り返したりすることは，実際はストレスフルなものであり，内輪だけの方が気楽なものである。

　筆者はソーシャル・キャピタルの要素の中でも，多様な連携に基づく地域保健事業・活動を進める際には，まずは「互恵性の規範」に着目すべきと考えている。相手から何かをしてもらったら，自分も相手に何かをしてあげるという互恵性（＝お互い様）の原則が守られるという要件である。

　ソーシャル・キャピタルを醸成し活用する際の住民や地域資源，さらには，同業異業種の専門職との関係においても同様のことがいえる。目的や利害関係が多種多様な者同士が連携するためには，一方的な「お願い」や義理は長期に

は通用しない。むしろ，ビジネスライクであり，ややドライな関係であっても，関与者であるすべての団体・組織にとって，それぞれ連携することによる互恵性つまり win-win があることが必須である。

　ソーシャル・キャピタルが醸成される過程において，初めはちょっと気難しいパートナーであっても，協働し互恵性を体感する中で「あいつ，意外といい奴かも」といった友情やパートナーシップが芽生えるとの経験談はしばしば聞かれる。これがソーシャル・キャピタルでいう「信頼」であろう。そして，こうした互恵性のある関係を有する事業は，危機に瀕すれば瀕するほど，結束するとともに，それが当事者の利益につながるだけでなく，「ひいては世の中のためになる」という大義の下，公益性・公共性になる事業であるなら，周囲や地域社会から賛同・支援される。その結果，当該事業を取り巻き支援するネットワークは必然的に広がっていく事例は，NPO やコミュニティビジネスが徐々に普及展開するプロセスにおいて参照できる。

（3）地域包括ケアシステムにおける「外堀」と「内堀」

　外堀と内堀（図 2 - 8）というように守備範囲は違っていても，外堀の背後には内堀が堅固な守りを備えているという安心感が住民組織に実感されなければ信頼感は生まれない。逆に，広大な外堀が内堀を緩衝してくれることで効果が発揮できていることを行政職や専門職が認識し感謝しなければ，外堀への敬意は生まれず，堀は埋め立てられたも同然である。むしろ，行政から住民へ「丸投げされた」という意識や行政に「こき使われて，見捨てられた」といった感情だけが残り，ソーシャル・キャピタルが衰退・毀損することが危惧される。

　地域包括ケアシステムにおいて，2015年 4 月から始まった地域支援事業は，新しい介護予防・日常生活支援総合事業（以下，新総合事業），包括的支援事業および任意事業に大別される。そのうち，新総合事業は，まさしく「外堀」の防御力を今まで以上に重視した，いわば住民との連携による「防御体制」といえる（図 2 - 9）。しかし，本節はソーシャル・キャピタルを用いた多職種連携

図2-9　新しい介護予防・日常生活支援総合事業の全体像

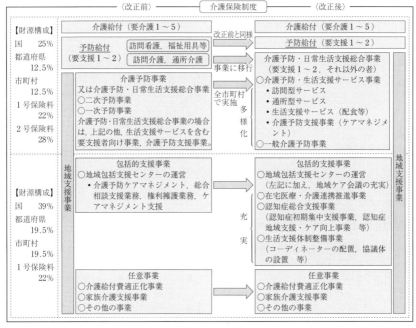

出所：厚生労働省老健局長（2018）「『介護予防・日常生活支援総合事業のガイドラインについて』の一部改正について」。

（内堀）について言及するので，「外堀力」こと，この住民との連携を主体とした支援体制の強化についての記述は他節に譲り，包括的支援事業における「在宅医療・介護連携の推進」について着目することとした（厚生労働省老健局老人保健課 2015）。

　地域包括ケアシステムにおいては，医療と介護の両方を必要とする状態の高齢者が，住み慣れた地域で自分らしい暮らしを続けることができるよう，地域における医療・介護の関係機関[1]が連携して，包括的かつ継続的な在宅医療・介護を提供することが重要である。

　このため医療・介護の関係機関が連携し，多職種協働により在宅医療・介護を一体的に提供できる体制を構築するため，都道府県・保健所の支援の下，市

図2‐10　8つの事業項目の見直しイメージ（介護保険法施行規則改正イメージ）

| 「8つの事業項目」から「PDCAサイクルに沿った取組」への見直しイメージ |

①地域の医療介護連携の実態把握，課題の検討，課題に応じた施策立案

（ア）地域の医療・介護の資源の把握

■地域の医療機関，介護事業所の機能等を情報収集
■情報を整理しリストやマップ等必要な媒体を選択して共有・活用

（イ）在宅医療・介護連携の課題の抽出と対応策の検討

■地域の医療・介護関係者等が参画する会議を開催し，在宅医療・介護連携の現状を把握・共有し，課題の抽出，対応策を検討

②地域の関係者との関係構築・人材育成

（カ）医療・介護関係者の研修

■地域の医療・介護関係者がグループワーク等を通じ，多職種連携の実際を習得
■介護職を対象とした医療関連の研修会を開催等

③（ア）（イ）に基づいた取組の実施

（ウ）切れ目のない在宅医療と在宅介護の提供体制の構築推進

■地域の医療・介護サービスの提供体制の構築を推進

（エ）医療・介護関係者の情報共有の支援

■情報共有シート，地域連携パス等の活用により，医療・介護関係者の情報共有を支援
■在宅での看取り，急変時の情報共有にも活用

（オ）在宅医療・介護関係者に関する相談支援

■医療・介護関係者の連携を支援するコーディネーターの配置等による，在宅医療・介護連携に関する相談窓口の設置・運営により，連携の取組を支援

（キ）地域住民への普及啓発

■地域住民を対象にしたシンポジウム等の開催
■パンフレット，チラシ，区報，HP等を活用した，在宅医療・介護サービスに関する普及啓発
■在宅での看取りについての講演会の開催等

（ク）在宅医療・介護連携に関する関係市区町村の連携

■同一の二次医療圏内にある市区町村や隣接する市区町村等が連携して，広域連携が必要な事項について検討

事業全体の目的を明確化しつつ，PDCAサイクルに沿った取組を実施しやすくする観点，地域の実情に応じてより柔軟な運用を可能にする観点からの見直し

地域のめざす理想像
●切れ目のない在宅医療と在宅介護の提供体制の構築

①現状分析・課題抽出・施策立案

（ア）地域の医療・介護の資源の把握

■地域の医療機関，介護事業所の機能等を情報収集
■情報を整理しリストやマップ等必要な媒体を選択して共有・活用

（イ）在宅医療・介護連携の課題の抽出

■将来の人口動態，地域特性に応じたニーズの推計（在宅医療など）

（ウ）切れ目のない在宅医療と在宅介護の提供体制の構築推進

■地域の医療・介護関係者の協力を得て，在宅医療・介護サービスの提供体制の構築を推進

②対応策の実施

（オ）在宅医療・介護関係者に関する相談支援

■コーディネーターの配置等による相談窓口の設置
■関係者の連携を支援する相談会の開催

（キ）地域住民への普及啓発

■地域住民等に対する講演会やシンポジウムの開催
■周知資料やHP等の作成

＋

＜地域の実情を踏まえた柔軟な実施が可能＞

（エ）医療・介護関係者の情報共有の支援

■在宅での看取りや入退院時等に活用できるような情報共有ツールの作成・活用

（カ）医療・介護関係者の研修

■多職種の協働・連携に関する研修の実施（地域ケア会議含む）
■医療・介護に関する研修の実施
●地域の実情に応じて行う医療・介護関係者への支援の実施

③対応策の評価・改善

都道府県主体の役割へ変更
（都道府県は，地域医療介護総合確保基金や保険者機能強化推進交付金等の財源を活用。
また，保健所等を活用し，②対応策の実施も必要に応じ支援。）

●総合事業など他の地域支援事業等との連携

出所：厚生労働省老健局老人保健課（2020）「在宅医療・介護連携推進事業の手引き　Ver.3」。

区町村が中心となって地域の医師会等と緊密に連携しながら，地域の関係機関の連携体制の構築を推進することが求められている。

　在宅医療・介護の連携推進については，法的根拠として介護保険法の中で制度化されている。介護保険法の地域支援事業に位置づけ，市区町村が主体となり，郡市区医師会等と連携しつつ取り組むこととされている。実施可能な市区町村は2015年4月から取り組みを開始し，各市区町村は，原則として，図2－10のすべての事業項目を実施することとされた。一方，都道府県・保健所は，市区町村と都道府県医師会等の関係団体，病院等との協議の支援や，都道府県レベルで市区町村を対象に研修等を開催することにより支援する（厚生労働省老健局老人保健課 2015）。現在，図2－10の左側に示す8つの事業項目（ア）～（ク）に限らず，地域の実情を踏まえた在宅医療・介護連携の取り組みが実施されつつある一方で，本事業の構造や進め方についての理解が不足している状況もみられ，8つの事業項目を行うこと自体が目的になっているのではないかとの指摘もある。そのために第8期介護保険事業計画に向けて，本事業の見直しが図られた。従前の8つの事業を踏まえつつも，次のステップとして，地域の実情に応じ，取り組み内容の充実を図りつつ PDCA サイクルに沿った取り組みを継続的に行うことが求められている。そのすべてのプロセスにおいて医療・介護機関職員の密な連携が必須である。

（4）多職種間のバリアーを取り払う――共通する言語の共有が重要

　マスメディアなどでは一般に，「医療介護」と一括りに表現されることが多いが，それぞれの領域を担う専門職の連携は必ずしも容易ではない。その背景には，医師・歯科医師，保健師，看護師，薬剤師，社会福祉士，介護士といった専門職がこれまで受けていた教育・研修を含む職業文化が異なる点がある。その影響から，各専門職が持つ基礎知識に加えて，目的意識，思考過程，行動様式が異なり，連携の前提である職種間のコミュニケーション自体が困難な場合も少なくない。

　そうしたコミュニケーションを円滑に行うためには，地域包括ケアシステム

に関連する協議会を企画運営する際に，いきなり結論を出そうとするのではなく，まずは，各専門職の職務を相互に理解するようなミニ研修・学習の場を設けることも一策である。こうした相互理解の機会を繰り返す中で，関与する専門職すべてに共通する言語を協議会メンバー全員で共有することを目指すべきである。これにより，ソーシャル・キャピタルの醸成が期待できる（村山ら2019）。

（5）多職種とは「ビジネスパートナー」――より明確な「互恵性の規範」が必要

　次のステップとして，多職種間で連携するメリットを明確にすることが求められる。所属機関にかかわらず，絶対的に多忙な専門職にとって，自らの業務の効率性をいかにして向上するかが課題である。そもそも，事業や業務の効率性を高めることこそが，ソーシャル・キャピタル醸成の必須条件である。とかく離職率が高い専門職自身が疲弊し，バーンアウトしないためにも重要である。加えて専門職には，それぞれに得意とする分野や苦手とする分野がある。限られた人材・資源を共有するには，職種を超えた連携しかないことを関与者全員が認識すべきである。こうした連携の必要性は職種間だけにかかわらず，同業種であっても異なる事業所・法人間の関係において当てはまる。背景となる歴史・文化や利害関係が異なる多種多様な個人や組織を連携させるためには，前述の通り，まず，第1にソーシャル・キャピタルの要件の一つである「互恵性の規範」に着目すべきである。住民との連携といったボランタリーな関係性ではない専門職の連携の場合には，行政も含めて関係者間に診療報酬，介護報酬，委託・受託といった実利が伴う。ビジネスパートナーの関係であるがゆえに一層，明確な「互恵性の規範」が求められることを共通認識する必要がある。

　注
　（1）　在宅療養を支える関係機関の例
　　・診療所・在宅療養支援診療所・歯科診療所等（定期的な訪問診療等の実施）。
　　・病院・在宅療養支援病院・診療所（有床診療所）等（急変時の診療・一時的な入

院の受入れの実施）・訪問看護事業所，薬局（医療機関と連携し，服薬管理や点
滴・褥瘡処置等の医療処置，看取りケアの実施等）。
- 介護サービス事業所（入浴，排せつ，食事等の介護の実施）。

参考文献
- **第1節**

川口清史・田尾雅夫・新川達郎編（2005）『よくわかる NPO・ボランティア』ミネル
ヴァ書房。

倉岡正高・長谷部雅美・村山幸子（2015）「ソーシャルキャピタルを活用した優良事
例から見る専門職の関わり」『厚生労働科学研究費補助金　健康安全・危機管理
対策総合研究事業　地域保健事業におけるソーシャルキャピタルの活用に関する
研究（平成25〜26年度総合研究報告書，平成26年度総括・分担研究報告書）』（研
究代表者：藤原佳典），117-125頁。

藤原佳典監修（2013）『ボランティア活動"長続き"マニュアル——地域のソーシャ
ル・キャピタルを高めるために』ライフ出版。

Aida, J., K. Kondo, I. Kawachi et al. (2013) "Does social capital affect the
incidence of functional disability in older Japanese? A prospective
population-based cohort study" *Journal of Epidemiology and Community
Health* 67(1), pp. 42-47.

Berkman, L. F. & I. Kawachi (2000) *Social Epidemidogy*, Oxford University
Press.

Ganz, M. (2014) *Leadership, Organizing, and Action*, コミュニティ・オーガナイジ
ング・ジャパン（http://communityorganizing.jp/, 2018.12.30）.

Gaynor, A. K. & J. L. Evanson (1992) *Project Planning: A Guide for Practition-
ers*, Allyn and Bacon.

Murayama, H., Y. Fujiwara & I. Kawachi (2012) "Social capital and health: a
review of prospective multilevel studies" *Journal of Epidemiology* 22(3), pp.
179-187.

Murayama, H. et al. (2013) "Do bonding and bridging social capital affect self-
rated health, depressive mood and cognitive decline in older Japanese? A
prospective cohort study" *Social Science & Medicine* 98, pp. 247-252.

The Community Tool Box, Work Group for Community Health and Development
at the University of Kansas, (n.d.), 1. Creating and Maintaining Partnerships
(http://ctb.ku.edu/en/creating-and-maintaining-partnerships).

・**第2節**

小林朋子・高尾総司・浜田淳・岩瀬敏秀（2012）「職場におけるソーシャル・キャピ
　タルと健康に関する実証的研究とベンチマークシステムの構築」『医療経済研究
　機構レター』214, 28-30頁。

Christakis, N. A. & J. H. Flower（2007）"The Spread of Obesity in a Large Social
　Network Over 32 Years" *N Engl J Med* 357, pp. 370-379.

Christakis, N. A. & J. H. Flower（2008）"The Collective Dynamics of Smoking in a
　Large Social Network" *N Engl J Med* 358, pp. 2249-2258.

Kobayashi, T. et al.（2014）"The Bright Side and Dark Side of Workplace Social
　Capital: Opposing Effects of Gender on Overweight among Japanese
　Employees" *PLos ONE* 9(1), e88084.

Kouvonen, A. et al.（2006）"Psychometric evaluation of a short measure of social
　capital at work" *BMC Public Health* 13(6), p. 251.

Kouvonen, A. et al.（2008a）"Work-place social capital and smoking cessation: the
　Finnish Public Sector Study" *Addiction* 103(11), pp. 1857-1865.

Kouvonen, A. et al.（2008b）"Low workplace social capital as a predictor of
　depression: The Finnish Public Sector Study" *Am J Epidemiol* 167(10), pp.
　1143-1151.

Liukkonen, V. et al.（2004）"Social capital in working life and the health of
　employees" *Social Science & Medicine* 59(12), pp. 2447-2458.

Oksanen, T. et al.（2008）"Social capital at work as a predictor of employee
　health: multilevel evidence from work units in Finland" *Social Science &
　Medicine* 66(3), pp. 637-649.

Oksanen, T. et al.（2010）"Prospective study of workplace social capital and
　depression: are vertical and horizontal components equally important?"
　Journal of Epidemiology and Community Health 64(8), pp. 684-689.

Oksanen, T. et al.（2011a）"Workplace social capital and all-cause mortality: a
　prospective cohort study of 28,043 public-sector employees in Finland"
　American Journal of Public Health 101(9), pp. 1742-1748.

Oksanen, T. et al.（2011b）"Workplace social capital and adherence to antihyper-
　tensive medication: a cohort study" *PLoS ONE* 6(9), e24732.

Oksanen, T. et al.（2012）"Workplace social capital and risk of chronic and
　severe hypertension: a cohort study" *Journal of Hypertension* 30(6), pp. 1129
　-1136.

Sampson, R. J. 1, S. W. Raudenbush & F. Earls（1997）"Neighborhoods and violent crime: a multilevel study of collective efficacy" *Science* 15; 277 (5328), pp. 918-924.

Suzuki, E. et al. (2010a) "Does low workplace social capital have detrimental effect on workers' health?" *Social Science & Medicine* 70(9), pp. 1367-1372.

Suzuki, E. et al. (2010b) "Multi-level, cross-sectional study of workplace social capital and smoking among Japanese employees" *BMC Public Health* 17(10), p. 489.

・第3節

Kawachi, I., S. V. Subramanian & D. Kim (2008) *Social Capital and Health*, Springer.

Kobayashi, T. et al. (2014) "The Bright Side and Dark Side of Workplace Social Capital: Opposing Effects of Gender on Overweight among Japanese Employees" *PLos ONE* 9(1), e88084.

・第4節

尾島俊之 (2015)「職域や学校をベースとしたソーシャル・キャピタルの醸成と活用」藤内修二 (研究代表者)『厚生労働科学研究費補助金 (健康安全・危機管理対策総合研究事業) 地域保健対策におけるソーシャルキャピタルの活用のあり方に関する研究　平成26年度研究報告書』(http://www.jpha.or.jp/sub/menu04_10.html, 2017年1月31日アクセス)。

くらりか (蔵前理科教室ふしぎ不思議) (2009-) (http://kurarika.net/, 2017年1月31日アクセス)。

辻一郎 (2016)「健康日本21 (第二次) に関する健康意識・認知度調査とその推移」辻一郎 (研究代表者)『厚生労働科学研究費補助金 (循環器疾患・糖尿病等生活習慣病対策総合研究事業) 健康日本21 (第二次) の推進に関する研究　平成27年度総括・分担研究報告書』, 13-25頁。(http://www.pbhealth.med.tohoku.ac.jp/japan21/pdf/o-27-all.pdf, 2017年1月31日アクセス)。

露口健司・今野雅裕・永井順國 (2013)「地域コミュニティと学校の新たな関係創造研究プロジェクト報告書小学校区においてソーシャル・キャピタルを醸成する教育政策の探求——第1年次調査のまとめ」政策研究大学院大学 (http://www3.grips.ac.jp/~education/research/project/, 2017年1月31日アクセス)。

日本学校保健会 (2003-2017)「全国健康づくり推進学校の実践. 第1集〜第15集」(http://www.hokenkai.or.jp/hyosyo/hyosyo_01.html, 2017年1月31日アクセス)。

三菱総合研究所 (2011)「平成22年度　教育改革の推進のための総合的調査研究——教育投資が社会関係資本に与える影響に関する調査研究報告書」文部科学省

（http://www.mext.go.jp/a_menu/shougai/chousa/1351465.htm，2017年1月31日アクセス）。

森林友佳子・末吉由季・岩室紳也・尾島俊之（2014）「市民との協働で進める高齢者が元気なまちづくり──浦安市における市民大学が担う『いきがい』づくり」『保健師ジャーナル』70(2)，142-148頁。

米山宗久（2014）「山梨における福祉コミュニティの再生──人と人をつなぐ『無尽』からの考察」『長岡大学研究論叢』12，25-38頁。

Coleman, J. S., T. Hoffer & S. Kilgore（1982）*High School Achievement: Public, Catholic, and Private Schools Compared,* Basic Books.

Hanifan, L. J.（1916）"The Rural School Community Center" *Ann Am Acad Polit Soc Sci* 67, pp. 130-138.

Kawachi, I. & L. Berkman（2000）"Social Cohesion, Social Capital and Health" in Berkman, L. & I. Kawachi（eds.）*Social epidemiology,* Oxford University Press, pp. 184-186.

Parcel, T. L., M. J. Dufur & Z. R. Cornell（2010）"Capital at Home and at School: A Review and Synthesis" *J Marriage Fam* 72, pp. 828-846.

Virtanen, M., J. Ervasti, T. Oksanen, M. Kivimäki & J. Vahtera（2013）"Social Capital in Schools" in Kawachi, I., S. Takao & S. V. Subramanian（eds.）*Global Perspectives on Social Capital and Health,* Springer, pp. 65-85.（＝2013，古田美智子・村山洋史訳「学校におけるソーシャル・キャピタル」高尾総司・近藤尚己・白井こころ・近藤克則監訳『ソーシャル・キャピタルと健康政策』日本評論社，81-110頁。）

・第5節

厚生労働省「生活困窮者自立支援制度と自殺対策施策との連携について」（社援地発0714号第3号，2016年7月14日）。

厚生労働省（2016）「第1回『我が事・丸ごと』地域共生社会実現本部資料」（http://www.mhlw.go.jp/stf/shingi2/0000130501.html，2017年1月29日アクセス）。

藤田幸司・Yong Roseline・金子善博・佐々木久長・播摩優子・烏帽子田彰・本橋豊（2016）「コミュニティ・エンパワメントによる社会参加型自殺対策の効果に関する研究」『日本公衆衛生雑誌』63(10)特別付録，543頁。

本橋豊（2015a）「自殺とその対策のいま」本橋豊編著『よくわかる自殺対策──多分野連携と現場力で『いのち』を守る』ぎょうせい，2-6頁。

本橋豊（2015b）「公衆衛生学の観点から見た自殺対策の政策展開」本橋豊編著『よくわかる自殺対策──多分野連携と現場力で『いのち』を守る』ぎょうせい，222-232頁。

本橋豊・金子善博（2016）「自殺の実態と対策の現状」『法律のひろば』10月号，1-
　6頁。

本橋豊・近藤克則（2010）「対談　社会的排除と自殺」『公衆衛生』74(5)，400-406
　頁。

自殺総合対策推進 HP（http://jssc.ncnp.go.jp/information.php，2018年2月1日アク
　セス）。

厚生労働省 HP「自殺総合対策大綱」（https://www.mhlw.go.jp/stf/seisakunitsuite/
　buny0000131022.html）。

自殺総合対策推進 HP「地域自殺対策政策パッケージ」（http://jssc.ncnp.go.jp/policy
　package.php）

Matsubayashi, T., Y. Sawada & M. Ueda（2013）"Natural disasters and suicide:
　Evidence from Japan" *Social Science & Medicine* 82, pp. 2016-2133.

・第6節

厚生労働省老健局老人保健課（2015）「平成27年度第3回都道府県在宅医療・介護連携
　担当者・アドバイザー合同会議在宅医療・介護連携推進事業について」（平成27
　年3月9日）（http://www.mhlw.go.jp/file/05-Shingikai-12301000-Roukenkyoku-
　Soumuka/0000077428.pdf，2017年11月26日アクセス）。

藤内修二（2014）「平成25～26年度厚生労働科学研究費補助金（健康安全・危機管理
　対策総合研究事業）『地域保健対策におけるソーシャルキャピタルの活用のあり
　方に関する研究』（研究代表者・藤内修二）総合研究報告書」。

藤原佳典（2015）「地域保健施策におけるソーシャル・キャピタルを醸成・活用した
　戦略と戦術」武藤孝司・磯博康・村島幸代編『公衆衛生学領域における連携と協
　働──理念から実現に向けて』日本公衆衛生協会，205-212頁。

村山洋史・小宮山恵美・平原佐斗司・野中久美子・飯島勝矢・藤原佳典（2019）「在
　宅医療推進のための多職種連携研修プログラム参加者におけるソーシャルキャピ
　タル醸成効果──都市部での検証」『日本公衆衛生雑誌』66(6)，317-326頁。

（藤原佳典［第1・6節］，高尾総司・小林朋子［第2・3節］，
尾島俊之［第4節］，本橋　豊・金子善博・藤田幸司［第5節］）

コラム1

在宅介護医療連携推進会議から地域の多職種連携の発展へ
──東京都北区の事例から

（1）東京都北区の概要と区全体の介護医療連携の取り組み

　北区は，東京都23区の北部に位置し，区の中心を南北にJR京浜東北線が通り，都心
へのアクセスも良い環境にある。2017年10月1日現在人口は，34万7,908人，高齢者人
口は，8万8,037人，高齢化率25.3％と，23区中一番高い地方自治体である。区の優先
課題として「長生きするなら北区が一番」を掲げて取り組んでいる。2011年度に，超高
齢社会を見据えて「長生きするなら北区が一番」専門研究会を設置し検討した課題の一
つが，「介護と医療の連携による地域包括ケアの推進事業」であった。2012年度より，
新規事業として，「高齢者あんしんセンター（〔2018年度以降，在宅療養推進会議と改
称〕地域包括支援センターの愛称）サポート医事業」「在宅介護医療連携推進会議の設
置」を実施した。

　また，行政組織に高齢者の在宅医療に関して取り組む担当として「介護医療連携推進
担当副参事」を置き，関係職種からの見える化を行い，地域の医療・介護の関係団体と
高齢者あんしんセンターサポート医，高齢者あんしんセンターを含む担当者の顔の見え
る関係づくりが始まった。

　在宅介護医療連携推進会議では，相互理解を進めるために委員が講師となりミニ講座
を行い，延べ6回の会議の中ではグループワークを取り入れ，どの団体からも意見が出
せるよう工夫しフラットな会議体とした。顔見知りの関係づくりが進むにつれて，地域
での自主的な活動の会「北区在宅ケアネット」が発足した。ここでは，医療・介護の関
係団体の代表が世話人となり，世話人会で意見交換をしながら，2013年度に多職種連携
研修会を開催することになった。世話人会代表は，高齢者あんしんセンターサポート医
を務める2人が担い，関係団体間が多職種でのチームケアを目指すことを共通の目的と
して始まり，初回の研修会は，各団体から地域リーダーとなる人材が参加して，関係団
体同士がさらに密に話し合える関係づくりへと進んだ。

　顔の見える関係が発展していく中で，各団体間に「多職種連携」をキーワードとした
委員会が発足した。例えば医師会では，歯科医師会・薬剤師会等と摂食嚥下機能支援に
関することや，ICTを活用したネットワークづくりなどの意見交換も始まり，専門職団
体の組織化もあり，地域で活動している在宅療養に関心のある専門職の顔が見えてきた。

　2013年度から，在宅介護医療連携推進会議では，より密に検討を深めるため，課題ご
との部会を設置して在宅療養の環境整備を促進した。例えば，「介護医療連携共通シー
ト導入」のためにシートの作成や，「在宅療養相談窓口」「在宅療養協力支援病床確保」

についての検討を進めた。多職種連携研修会の実施と各部会での検討も両輪で進み，地域が緩やかに動き始め，同時期に，高齢者あんしんセンター単位で，家族介護者教室などでも，終末期も含めた在宅療養やエンディングノートなどをテーマに取り上げて区民啓発も始まり，地域の中で介護と医療の専門職の連携が広がり始めた。

（2）圏域単位での多職種連携づくりの取り組み

　地域専門職間のエンパワメントが行われることによって，新たな取り組みとして2014年度より，多職種連携研修会を区の事業として位置づけ予算化した。関係者にとっても企画した事業が区の事業化につながったことは，必要なことや意見が反映され，はげみになったのではないだろうか。多職種連携研修会と身近な地域での連携を深めるために，顔の見える連携会議を，年2回，区内を3つの圏域に分けて開催することとした。多職種連携研修会の修了生の中から，企画・運営や講師として携わる仕組みとした。また，会場の確保は，その圏域の病院，福祉施設の大会議室を借りることにした。他の事業で，在宅療養協力支援病床確保事業を通して，病院長との顔の見える関係ができつつある中，この事業の会場提供を依頼し，病院内からの医療関係者の参加も増加している。

　身近な地域の成功事例が見えると自主的な勉強会，交流会も盛んとなった。「北区在宅歯科連絡会」「北区ナーシングヘルスケアネット」「北区ソーシャルワーカー連絡協議会」なども立ち上がり，歯科医師会を中心に，摂食嚥下機能評価医・リハビリテーション養成研修会を開催して，新たな発展を遂げている。

　地域医療介護専門職の交流のきっかけづくりが進み，今後は，区全体の介護医療関係者へ浸透することが必要であるが，専門職団体間のソーシャル・キャピタルを醸成することで，区全体が介護と医療の連携，多職種チームケアに結び付く機運につながると考える。お互いに win-win の関係が，顔の見える相談，一緒に活動，高齢者・介護者への質の高いケア，高齢者・介護者・ケア提供者の負担感の軽減につながり，さらに関係づくりを充実させていく。

　介護と医療の連携作りを進めることにより，地域包括ケアシステムを構築するいくつもの問いかけを地域に投げかけているといえる。

<table>
<tr><td>第3章</td><td>ソーシャル・キャピタルとは何か</td></tr>
</table>

1　その本質とは何か
──約40年の研究から導き出された定義を基に

（1）提唱者は学際的にそれぞれの研究現場で現実問題を分析

　ソーシャル・キャピタル（以下，社会関係資本）は，直訳すると「社会資本」であるが，日本では道路や橋などの社会インフラと誤解されてしまうため，2000年代半ば以降「社会関係資本」ないしはそのままカタカナ表記で「ソーシャル・キャピタル」が定訳になった。稲葉（2016）は冒頭で，ちょっとしたためまいを覚えるような文章だが，この概念を用いた主要プレイヤーを紹介している。

　「社会関係資本については，今世紀の初めに John Dewey（1915）や Lyda Hanifan（1916）が教育に関連して用いたほか，1960年代には Jane Jacobs（1961）が都市問題の考察の際に使い，1970年代に経済学者の Glenn Loury（1977）が人種間の所得格差の要因の1つとして言及し，1980年代に Pierre Bourdieu（1986）が文化資本論の延長として，James Coleman（1987；1988）が規範・人的資本との関連概念としてそれぞれ論じ，1990年代には Elinor Ostrom（1992）がコモンズの運営の考察からその重要性を指摘し，Ronald Burt（1992）が構造的空隙論として論じ，Robert Putnam（1993）がイタリアの州政府間の効率の違いを説明するために歴史的文化的な影響を受けるものとして使い，Gary Becker（1996）が合理的選択論者の立場から経済学を社会学の領域に拡張する際に用い，Francis Fukuyama（1995）や Eric Uslaner（2002）が信頼の側面から論じ，

　　Ichiro Kawachi（1997；2000）が社会疫学という新領域の確立に用い，
　　Michael Woolcock（1998）などが世界銀行を活動拠点とした開発論の分野
　　で検討し，Robert Putnam（2000）が普遍的な問題としてその毀損をコミ
　　ュニタリアン的に論じ，Nan Lin（2001）が自己の社会資源論をさらに敷
　　衍する概念として用いる，などさまざまな分野の多くの研究者によって多
　　岐にわたる視点から論じられてきた。」（稲葉 2016：40-41）

　つまり社会関係資本は，昨日今日つくられた概念ではない。逆にいえば，類
似の概念は，後述するが多数存在する。教育学，経済学，社会学，政治学，公
衆衛生学など，それぞれの分野の碩学が提唱してきた概念であり，いずれも学
際的にかつ現場経験を重視した結果として社会関係資本に辿り着いている。

　ピエール・ブルデューはフランスが20世紀において世界に誇る人類学者・社
会学者・哲学者であり，アルジェリア戦争に従軍し，現地の状況を目の当たり
にした。

　ジェームズ・コールマンは20世紀後半アメリカを代表する社会学者で，1990
年に公刊された *Foundations of Social Theory* は，経済学の合理的期待形成
論を用いた1,000頁近くの大著である[(1)]。経済学と社会学を理論的に融合させた
が，理論だけではなく教育をはじめとして政策的にも大きな影響力を持った。

　ロバート・パットナムはアメリカの政治学者で，1993年にイタリアの州政府
の地域による効率性の違いを分析した *Making Democracy Work*（邦訳では
『哲学する民主主義』という意訳のタイトルがつけられている。以下，『哲学する民主主
義』）と2000年刊行の *Bowling Alone*（邦訳：『孤独なボウリング』，以下，『孤独な
ボウリング』）は，その明解な語り口と問題提起の鋭さからベストセラーとなり，
時のブッシュ政権にも影響を与えた。ハーバード大学行政大学院学長，アメリ
カ政治学会会長という重責を担った一流の政治学者だが，その分析手法は，ほ
ぼ社会学のそれである。事実，筆者も当初彼を社会学者と間違えたし（稲葉・
松山編 2002：18），パットナムの2015年の著作『われらの子ども──米国にお
ける機会格差の拡大』の帯の推薦文で，ブレイディ・みかこ氏も「ロバート・

パットナムは社会学者」と記している。[(2)]

　エリノア・オストロムもアメリカ政治学会会長を務めた政治学者だが，ゲームの理論を用いた入会地や灌漑施設などのコモンズ（共有資源）の研究で，2009年女性初のノーベル経済学賞を受賞した。

　これら4人の碩学の共通点は，いずれも複数の学問領域にまたがった学際的な課題を扱い，かつ分析手法も学際的であることだ。そしてそれは，決して彼らに限ったことではない。現場で現実の問題に直面すると，どうしても様々な専門分野の知見を学際的に駆使せざるを得ず，結果的に社会関係資本に辿り着くのである。社会関係資本が学問の領域として認知されているのは，開発論，防災，健康，教育などの分野であるが，いずれも市場メカニズムが貫徹しない市場の失敗がみられる分野である。なお，企業もその内部では市場メカニズムが貫徹しているわけではないので，経営学でも社会関係資本は研究対象となっている。ちなみに，筆者は経済学が格差拡大の影響を十分に分析できないことに不満を覚え，その一方で社会関係資本の論者が格差の悪影響を論じていたことから，社会関係資本の研究に入ったという経緯がある。

（2）公衆衛生学分野での取り組みの歴史

　公衆衛生学分野の社会関係資本研究は，1990年代後半にパットナムの論考に影響を受けて，ハーバード大学のイチロー・カワチが多数の論文を発表したのが嚆矢である。[(3)] ただし，それ以前からソーシャル・サポートの重要性は1970年代から指摘されてきた。[(4)] また，古くはフランスの社会学者デュルケームにより19世紀末に刊行された『自殺論』の中で，自殺における社会的要因が指摘されていた。さらに，ウィルキンソンやマーモットらは健康の社会的決定要因[(5)]（Social Determinants of Health: SDH）の重要性を指摘している。

　カワチらの付加した概念の特徴は，それまでの研究と比較して単に個人的なネットワークではなく，地域のネットワークと，それにより醸成され協調的な集団行動を生む信頼や互酬性の規範などの影響も含めたより広範な社会関係資本の概念が人々の健康に影響を及ぼすとした点である。つまり，地域では個々

の住民のネットワークを足し合わせた以上のまとまりのよさ（凝集性）がみられ，それが健康によい影響を与えるという考えである。カワチの初期の業績で，『アメリカ公衆衛生学会誌』1997年9月号に掲載された"Social Capital, Income Inequality, and Mortality"は，社会関係資本の評価指標として州別のボランティア活動への参加頻度と社会全般への信頼を用いている[6]。カワチはその後，社会参加が健康に及ぼす影響に関する研究を進め，公衆衛生学に社会関係資本の研究をも対象とする社会疫学という新たな分野を切り拓いた[7]。

　日本での本格的な実証研究は，近藤克則が愛知県知多半島の地方自治体を対象としたAGES（愛知老年学的評価研究）を嚆矢とする。彼がAGESに着手したのは1999年のことで，ソーシャル・キャピタルという言葉は用いないが，それ以前から人々の健康が社会環境に左右されることは，保健福祉の現場にいる人々には知られていた。例えば，星旦二は1985年に熊本県阿蘇郡蘇陽町（現・上益城郡山都町）に入り，1988年には当時の有働町長に「新しい時代を先取りするためにも，従来みられた医療で完結される形態の健康づくりではなく，広義の健康づくり，つまり，健康な地域づくりを，町の行政課題の最優先テーマにする」ことを提案し，「健康な地域づくり実践活動」を始めた（星編著 2000：127-128）。これは町役場だけでなく，全住民が参加することを目指したものである点，まちづくりを健康づくりと結びつけた点で，今日の社会関係資本の考えに大変近い。

（3）ソーシャル・キャピタルの様々な定義

　社会関係資本とは，人々の間の協調的な行動を促す「信頼」「互酬性の規範」「ネットワーク（絆）」を指す。パットナムは『哲学する民主主義』の中で，社会関係資本の定義を「協調的行動を容易にすることにより社会の効率を改善しうる信頼・規範・ネットワークなどの社会的仕組みの特徴」（Putnam 1993：167，筆者訳）とした。この定義は「特徴」と述べるだけでその実態に言及していないため，定義として成立していないという批判はあるものの，最も人口に膾炙したものであり，その後の社会関係資本研究の呼び水となったといえる。彼は，

　その後『孤独なボウリング』の中で，「社会関係資本が指し示しているのは個人間のつながり，すなわち社会的ネットワーク，互酬性の規範およびそれらから生じる信頼性である」（Putnam 2000＝2006：14 を筆者修整[8]）と述べている。

　よく読むと，2000年の定義は信頼（trust）が信頼性（trustworthiness）に置き換わり，かつそれは社会的ネットワークと互酬性の規範から生まれるとされている。また一方で信頼は社会関係資本の結果であるとして（Putnam 2000＝2006：19）変化している（図3−1の(a)から(b)への変化）。

　社会全般に対する信頼を一般的信頼と呼んでいるが，これは社会関係資本の結果だとする見方は，前述のオストロムも同様である。彼女はさらに，規範の部分は灌漑施設などの共有資源の分析から共有資源を運営するコミュニティのローカルルールを指して制度（institutions）と呼んでいる（図3−1(c)）。

　筆者は社会全般に対する信頼を一般的信頼，特定の個人に対する信頼を特定化信頼とそれぞれ信頼は一般的信頼，信頼性は特定化信頼と対応しているとし，さらに互酬性も一般的互酬性と特定化互酬性に分け，図3−1(d)のような関係を想定し，すべてを社会関係資本としている。

　社会関係資本の定義はパットナム以外によるものも多数あるが，細かい違いはあるもののほぼ図3−2に示す分類で網羅されている。図3−2は縦軸にミクロ（個人）からマクロ（社会全般）をとり，横軸に人々の間のネットワークといった図に書くことができるという意味で構造的（structural）なものから，社会全般への信頼といった図には書けないという意味で認知的（cognitive）なものをとっている。横軸の中央は特定のグループの中での社会関係資本のように，構造的なネットワークと規範や信頼といった認知的なものが混在している状況を示している。図3−2の右上は，認知的で社会全般を対象としたもので，社会全般への信頼（これを一般的信頼と呼んでいる）や，お互い様の規範（一般的互酬性：人を助ければいつか誰かが助けてくれる）などが該当する。

　一方，図3−2の左下は，個人間のネットワークが当てはまる。また，両者の中間は，特定のコミュニティにおけるネットワークや，そのメンバー間の信頼（これを特定化信頼と呼んでいる）や互酬性（特定化互酬性と呼んでいる）が該当

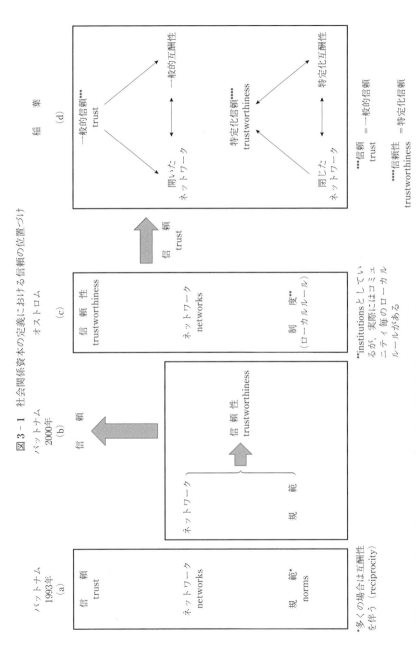

図3-1　社会関係資本の定義における信頼の位置づけ

パットナム
1993年
(a)

信　頼
trust

ネットワーク
networks

規　範*
norms

*多くの場合は互酬性
を伴う（reciprocity）

パットナム
2000年
(b)

信　頼
信頼性
trustworthiness

ネットワーク

規　範

オストロム
(c)

信　頼　性
trustworthiness

ネットワーク
networks

制　　度**
(ローカルルール)

**「institutions」としてい
るが、実際にはコミュ
ニティ毎のローカル
ルールがある

稲　葉
(d)

信　頼
trust

一般的信頼***
trust

一般的互酬性

開いた
ネットワーク

特定化信頼****
trustworthiness

特定化互酬性

閉じた
ネットワーク

***信頼　＝一般的信頼
　　trust

****信頼性＝特定化信頼
　　trustworthiness

出所：Putnam（1993; 2000），Ostrom & Ahn（2009），稲葉（2011a）を基に筆者作成。

65

図3-2　社会関係資本の概念整理——3つの社会関係資本

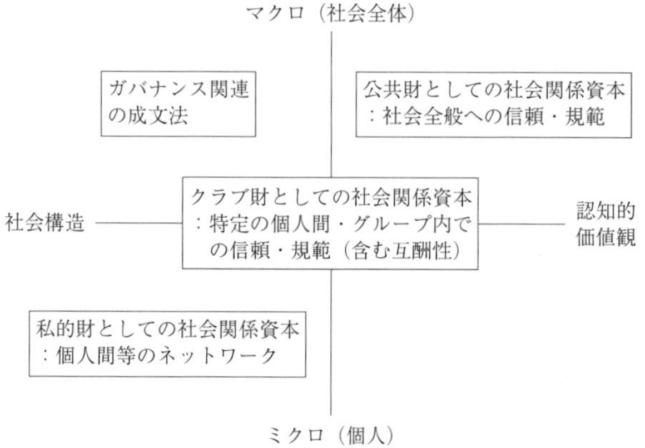

マクロ（社会全体）

```
┌──────────┐            ┌──────────────────────┐
│ガバナンス関連│            │公共財としての社会関係資本│
│の成文法     │            │：社会全般への信頼・規範│
└──────────┘            └──────────────────────┘

                ┌──────────────────────────┐
社会構造 ─────────│クラブ財としての社会関係資本     │───── 認知的
                │：特定の個人間・グループ内で      │      価値観
                │の信頼・規範（含む互酬性）       │
                └──────────────────────────┘

    ┌──────────────────────────┐
    │私的財としての社会関係資本       │
    │：個人間等のネットワーク        │
    └──────────────────────────┘
```

ミクロ（個人）

出所：Grootaert et al.（eds.）（2002）を参考に筆者作成。

する。上記で信頼性という概念が出たが，信頼に値するという信頼の対象があって初めて成立するので，筆者は信頼性は特定化信頼と同義に扱っている。

　公衆衛生学の分野での社会関係資本の提唱者であるカワチは，パットナムの影響を強く受けていたため，公衆衛生学分野でもパットナムの社会関係資本の定義に準拠して議論している。つまり，信頼（もしくは信頼性），互酬性の規範，ネットワークを社会関係資本の基本構成要素としている。ただし，ネットワーク，信頼（もしくは信頼性），互酬性の規範の3つすべてを対象とする広義の定義に立つ論者と，信頼，規範，ネットワークのうちの一部を対象とする狭義の立場の論者とがある。また，Putnam（1993＝2001）では信頼を社会関係資本の結果としているが，カワチらは社会全般の信頼（一般的信頼）は社会関係資本の一部として論じる傾向がある。

　パットナムは社会関係資本を，個人の資源ではなく，社会やコミュニティに帰属するもの（公共財）や特定のグループにおける準公共財（クラブ財）[9]に重点を置いており，図3-2でいえば，右上と中央の世界を重視している。しかし，社会関係資本を個人の資源（私的財）とみる論者もおり，彼らの場合は図3-2の左下の世界を重視している。

　ナン・リンは「人々が何らかの行為を行うためにアクセスし活用する社会的ネットワークに埋め込まれた資源」（Lin 2001）と定義している。リンの定義では，社会関係資本は個人に帰属するものである。彼のいう社会関係資本はネットワークであり，信頼や互酬性の規範はその結果生じるものであって社会関係資本ではないとしている。

　このほか，アメリカのビジネススクールでは，いかに個人的なコネをうまくビジネスに利用するか，という観点から社会関係資本を論じるビジネススクール学派があり，彼らは基本的にはネットワークとその外部経済（第三者に好ましい影響を及ぼすもの）は個人に帰属するという考えを持っている。

　なお，本章の冒頭で紹介したブルデューは，パットナムよりも以前の1980年代に社会関係資本の概念について定義している。ブルデューは「ソーシャル・キャピタルは，多少とも制度化された関係の永続的ネットワーク，お互いに知り合いであり認め合うネットワーク関係の所有，つまりあるグループのメンバーであることと関係する，現実および潜在的なリソースの集合である。これは各々のメンバーに集合的に所有された資本，多用な意味を持つ信用を付与する一種の信任状に当たるものを提供するのである」（Bourdieu 1986：248-49）と述べている。つまりブルデューによれば，社会関係資本とは，ある特定のグループ（集団）の人間関係の中に「埋め込まれて」個人に帰するものだが，その効果はグループ全体に及ぶものということになる。

　以上のように，論者によって微妙な違いがあり，ネットワークに焦点を当てる論者は社会関係資本を個人に帰するものとする場合が多い。一方，信頼や互酬性の規範に重きを置く論者は，個人ではなく社会全般の協調的な活動に重点を置く傾向がある。また，健康と社会関係資本との関係を論じる社会疫学では，社会関係資本を論じる場合，主に凝集性に重点を置き，前述したように，社会関係資本という概念が一般化する以前から公衆衛生で研究対象とされていたネットワークやソーシャル・サポートを，社会関係資本から外して議論するケースもある。

　さらに敷衍すると，社会関係資本は個人レベルのほかに，常にコミュニティ

レベルの社会関係資本が存在する。後者は国，都道府県，郡，市町村，旧村，中学校区，小学校区，町丁目，同窓会，運動や趣味のサークル，NPOあるいは特定の人を中心とした半径100mといった空間的な距離で捉えた集団，など様々なレベルや形態が存在する。

　個人のネットワークは，俗にコネといわれるように私的財であるが，それがグループ（コミュニティ）レベルで張り巡らされ，グループ内の規範や信頼を醸成すると準公共財や公共財が生まれるので，社会関係資本は必ず個人レベルの私的財としての社会関係資本と，コミュニティレベルの（準）公共財としての社会関係資本が対になって存在する。したがって社会疫学に限らず，社会関係資本を論じる場合は個人とコミュニティの双方が同時に対象となる。

　このように社会関係資本の定義と形態は様々であるが，基本的にはみな同じ方向を向き，人々や組織の間に生まれる協調的な行動を分析するという課題に取り組んでおり，その基本的な構成要素としては「社会全般における信頼・互酬性の規範・ネットワーク」を含んでいる。さらに最近はそのよい面ばかりではなく，むしろ公害と同じような負の外部性（外部不経済）を認識して，いかに制度的にそれを取り除くかも研究課題となっている。

（4）ソーシャル・キャピタルの諸類型

　社会関係資本は，公共財，クラブ財，私的財という性質が異なった3つの財を総称していると前述したが，さらに，信頼や規範を認知的社会関係資本，ネットワークを構造的社会関係資本とする分類もある。

　また，私的財である個人間のネットワークについても，異なるバックグラウンドを持つ人びとを結びつける橋渡し型社会関係資本と，同じバックグラウンドを持つ人びとを結びつける結束型社会関係資本の2つがよく言及されている。被災者救済のために様々な経歴の人びとが集まるNPOなどのネットワークは橋渡し型社会関係資本で，大学の同窓会，商店会や消防団等の地縁的な組織は結束型社会関係資本である。さらに橋渡し型の中でも社会的な階層間を結びつけるものを連結型社会関係資本ということもある。

過去の実証研究によれば，結束型社会
関係資本は結束を強化する傾向があるが，
橋渡し型社会関係資本は情報の伝播や評
判の流布に有効とされている。例えば，
同じ仲良しグループのメンバー同士は，
結束は固くても同じ噂話や内輪話が堂々
巡りしてしまい，新しい情報を得るには

図3-3　コールマンの閉じたネットワーク
　　　　と開いたネットワーク

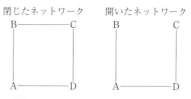

出所：Coleman（1987）を基に筆者作成。

向いていない。新しい情報を得たり，逆に情報を流すためにはバックグラウン
ドが異なる人びとのネットワークの方が適している。バックグラウンドが異な
れば，それぞれが異質なネットワークに属しているため，異なる情報源を持っ
ていることが多いからである。

　このほかネットワークのあり方に関連して，閉じたネットワークと開いたネ
ットワークという概念がある。これは，シカゴ大学のジェームズ・コールマン
が提唱したもので，彼は図3-3のような概念図を示して，ネットワークが閉
じている方が互酬性の規範がより貫徹しやすいと論じた。ネットワークが閉じ
ているとメンバー間の制裁がしやすく，したがって規範が確立しやすい。コー
ルマンがこの閉じたネットワークの実効性の例の一つとして挙げたのは，カト
リック系の高校とそうでない高校との比較である。

　全米の公立893校，カトリック系私立89校，その他の私立27校のデータを分
析し，高校1年から3年までの間の中途退学率について，公立校では14.4％，
カトリック系でない私立校でも11.9％であるのに対し，カトリック系の私立校
では3.4％と極めて低いことを指摘し，この差は父兄間，親子間の閉じたネッ
トワークの有無によるものであると論じた。

　閉じたネットワーク，つまり父兄間と親子間の2つのレベルで親密なネット
ワークを持ち，キリスト教という規律のもとで知り合い同士であるカトリック
の学校に比べて，そうした規律がなく，父兄間・親子間が必ずしも知り合いで
はない，いわゆる開いたネットワークである公立学校よりも，親の社会経済的
ステータスの違いを考慮しても，圧倒的に中途退学率が低いとしている。

図3−4　バートのネットワークの空隙

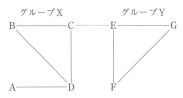

出所：Burt（1992＝2006）を基に筆者作成。

一方，コールマンの弟子であるロナルド・バートは，むしろ開いたネットワークを作り出すことの有用性に着目し，構造的空隙論を展開した。バートによれば，個人のネットワークの中での空隙（すき間のこと）を埋めることに意義があり，そこから生じる付加価値が社会関係資本であると論じている。図3−4でいえば，グループⅩに属する個人Cは，同じグループのAとはすでにDを介してネットワークがつながっているので，新たにAとネットワークを張る，つまり何らかの社会的な関係を持つよりもグループYのEとネットワーク（点線で表示）を張る方が，付加価値が高いという主張である。両者の主張はいずれも，社会関係資本の外部性（個人間の取引が第三者へ影響を与えること）は，社会的文脈の中での個人や企業の相対的位置に影響されるということを意味している。

2　何の役に立つのか
——地域構造の多様なアクターの関係性を測る指標の提供

（1）公衆衛生学分野で期待される効果

　公衆衛生学分野で社会関係資本に期待される効果は，①健康水準の向上であるが，実務的な有用性は，②縦割り行政やその根底にある縄張り意識の打破，③地域診断のための歴史的・文化的な経緯を踏まえた地域特性把握のための優れた視点を提供してくれること，である。さらにより広範な観点から論じれば，④社会関係資本は経済的格差・教育格差・健康格差などの格差問題の理解に重要な糸口を提供できる。

　社会関係資本と健康との正の相関について，多くの研究者や現場の専門家が指摘してきた。ただし，これには常にクロスセクション（横断）データによる検証では因果関係を特定したことにはならない，という批判があった。社会関係資本が高いから健康なのではなく，健康だから高水準の社会関係資本を維持しているのではないか，という批判である。この批判に対し，社会疫学の論者

は，マルチレベル分析，介入研究，操作変数の利用，固定効果モデル，コホート調査の実施，傾向スコアの利用など，文字通り涙ぐましい努力と様々な工夫を重ねてきた。[10]

　介入研究では，人為的に社会関係資本が存在する環境を作り出し，そうした環境がない近隣と比較する。例えば近藤克則らは愛知県武豊町に高齢者向けのサロンを設置し，サロン参加者と不参加者の2つのグループを作り，参加前と参加後とで比較している（Ichida et al. 2013, Hikichi et al. 2015）。

　また，本書の編者である藤原佳典は，小学校低学年と幼稚園児への高齢者による読み聞かせプログラム（りぷりんと）を実施し，武豊プロジェクトと同様に，高齢者を参加者グループと非参加者グループに分けて読み聞かせ実施前後における両グループの主観的健康感の変化を調査している。いずれも参加者グループの健康感が，非参加者グループと比較して統計的に有意に変化していれば，それはサロンや読み聞かせの効果であろうとするものである。[11]さらに，人為的な介入の代わりに自然災害の被災経験の有無や，講（無尽講，頼母子講，模合）への参加・不参加を用いることも行ってきた。

　しかし，介入研究にも批判があり，ムーアらは介入研究への批判として以下の4つを挙げている（カワチら 2013：243）。

① 　ソーシャル・キャピタル介入は暫定的なものであり，内在する健康の構造的決定要因に対処していない。

② 　ソーシャル・キャピタル介入とは，単にソーシャル・サポートに対する介入をいいかえたものにすぎない。

③ 　ソーシャル・キャピタル介入は集団の健康やウェルビーイングに悪影響を及ぼす可能性がある。

④ 　因果のメカニズムに関するエビデンスが乏しい。

　これらの批判に答える努力として，操作変数（IV, INSTRUMENTAL VARIABLE）を用いている。これは，説明変数には影響を与えるが，被説明変数に影

図3-5 操作変数・説明変数・被説明変数

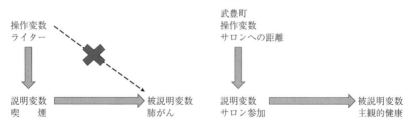

出所：Ichida et al.（2013）等を参考に筆者作成。

響を与えない変数を操作変数として，IVから説明変数が，かつ説明変数から被説明変数が相関していれば，説明変数から被説明変数への因果関係が推論できるとしたものである。図3-5でいえば，ライターが肺がんの原因と明らかにいえないが，喫煙を促進することは明らかであるから，ライターが置いてある家の住人の肺がん罹患率が高ければ，喫煙から肺がんへの因果関係を推論できるというものである。

　前述の武豊町の高齢者向けサロンのケースでは，居住者のサロンからの距離を操作変数として用いて，サロンへの参加が参加者の健康感を高めたと推論した。

　このほか，藤原武男ら（Fujiwara & Kawachi 2008）は，アメリカのデータで14歳までに一緒に生活していた一卵性双生児351組と，二卵性双生児593組を調査した。これによれば，社会関係資本と健康の関係が一卵性双生児と二卵性双生児の両方に認められれば，それは遺伝子によるものでも生育環境によるものでもなく，社会的環境（社会関係資本）の影響によるものであるという。信頼と主観的健康との間には，一卵性双生児と二卵性双生児の両方について有意な関係が見出された。つまり，遺伝子でも生育環境でもない社会的要因（社会関係資本）が主観的健康に影響を与えるという（Fujiwara & Kawachi 2008）。

　翻ってムーアの4つの批判に応えるには，長期間にわたり同一人物を追跡調査するコホートデータが必要となるが，幸い，2000年代に入り大規模なコホート調査のデータが蓄積されるようになった。[12]

　例えばフィンランドでは，職場の社会関係資本の重要性に注目した研究者たちによって，フィンランド公共部門研究で2000年代のはじめから社会関係資本を含んだコホートデータをとるようになり，次々と研究成果が発表されている。

　日本でも，前述のAGESが，その後対象を日本全国に広げたJAGESとして2010年代以降に65歳以上の高齢者のコホートデータを蓄積しはじめ，次々とその成果が発表されている。

　つまり，これらのコホートデータの示すところは，概ね社会関係資本が人々の健康へ影響を与えているとする仮説を支持するものであり，因果関係をめぐる論争は，筆者の見解では結着しつつある。

　さらに筆者としては，吉藤健太郎が創作した分身ロボットOriHimeの例も，社会関係資本が健康に影響を与えることを，すでに実証していると考えている（吉藤 2017）。OriHimeは，AIではなく「人間」が動かす。例えば病床で寝たきりの利用者でも，パソコンやスマホの画面で分身ロボットのカメラから見える視界を得て，会議や授業，仕事に参加したり発言したりできる。それどころか分身ロボットについている可愛い「手」で挙手や拍手もできるほか，「頷く」ことなどの感情表現もできる。また，人型のデザインは会議や授業，職場などの他の参加者にも「操作者と同じ空間に一緒にいる」感覚を与える。

　この小型の人型デバイスのおかげで，小児科の無菌室に長期入院を余儀なくされ，毎日一人きりで過ごし無気力になっていた少年が，分身ロボットを自宅に置き，家族との一体感を取り戻し，元気になったという（吉藤 2017：220-223）。また，吉藤の秘書は4歳の時に交通事故に遭い呼吸器を装着した寝たきり患者となり，それ以来20年以上もベッドの上で療養生活を送っているが，今では分身ロボットを吉藤のオフィスに置き，吉藤の秘書として盛岡の自宅から吉藤のスケジュール管理をしている。それどころか，吉藤と「同行」して講演までこなしている（吉藤 2017：228-231）。そのほか，難病のALS患者の孤独を解消した例（吉藤 2017：234-239）など，社会とのつながりを持てることによって元気になった例が紹介されている。これらの例は明らかに，社会関係資本を得ることによって健康を取り戻した，つまり因果関係は健康だから社会関係資

本を維持するのではなく，社会関係資本ができたから健康であるということを示している。

（2）保健福祉学との親和性の高さ

また社会関係資本の概念は，前述した公衆衛生学の研究を見てもわかるように，保健福祉の分野でも親和性が高いように思われる。

安梅勅江は，保健福祉学の理念を実現する技術としてエンパワメント（湧活）を挙げ，以下の8つの原則を述べている（安梅 2015：4）。

① 目標を当事者が選択する。

② 主導権と決定権を当事者が持つ。

③ 問題点と解決策を当事者が考える。

④ 新たな学びと，より力をつける機会として当事者が失敗や成功を分析する。

⑤ 行動変容のために内的な強化因子を当事者とサポーターの両者で発見し，それを増強する。

⑥ 問題解決の過程に当事者の参加を促進し，個人の責任を高める。

⑦ 問題解決の過程を支えるネットワークと資源を充実させる。

⑧ 当事者のウェルビーイングに対する意欲を高める。

これらの8原則のうち，「⑥問題解決の過程に当事者の参加を促進し，個人の責任を高める」と「⑦問題解決の過程を支えるネットワークと資源を充実させる」の2つは，社会関係資本そのもの，ないしは社会関係資本の醸成とも捉えられる。さらに，安梅は「自分エンパワメント」「仲間エンパワメント」「組織エンパワメント」「社会エンパワメント」「システムエンパワメント」の5つから成るシステムアプローチを提唱している（安梅 2015：4-5）。

「組織エンパワメント」は組織を，「社会エンパワメント」は市場や地域などを，「システムエンパワメント」は制度や仕組みなどをそれぞれ対象とし，こ

れら3つをまとめて「組織／地域エンパワメント」（コミュニティ・エンパワメント）と呼んでいる（安梅 2015：4-5）。筆者の解釈では，これらのエンパワメントを行う前提として，ネットワークとしての社会関係資本を作り上げる必要があると考えられる。

　金川克子は，地域看護学は「個人や家族，特定集団（aggregate）などによって構成されている地域全体を視野に置き，個人個人のセルフケア（self care）能力の向上，家族や地域の力量を高めるような地域ケアを目指すところに力点をおいている」（金川・田髙編 2013：3）として，地域看護診断を提唱しており，「そのプロセスで対象となる人びととの相互関係や思考過程を含んでおり，たんに看護者側からみた一方的な対応のみでは不十分である．すなわち，情報把握やアセスメントの段階からも地域や集団の中に一歩踏み込んだ方法が重要である」（金川・田髙編 2013：11）と述べている。この記述も，筆者からみれば，地域看護診断と地域の社会関係資本を見出すことであるといえる。

（3）行政の対応は地域のソーシャル・キャピタルに応じて異なる

　近年，国と地方自治体ともに，行政としての形態が大きく変化しつつある。行政が公共サービスを自ら提供する従来型のヒエラルキー組織から，民間によるサービス提供を活用するネットワークに基づく行政へと変質している。これは，公共サービスの提供主体が行政・地方自治体自身から民間の企業や住民活動による NPO などに取って代わるものであり，企業や住民活動を行政の出入り業者や下請けとして管理するのではなく，対等なパートナーとしての組織間の社会関係資本を構築していくことが求められている。

　このためには，組織間の信頼関係の新たな構築が必要になる。ネットワークに基づく行政も，公共サービスの提供主体である企業や NPO などと，新たに信頼を構築することが望ましいと考えられる。同様に，健康施策も民間の企業や住民活動の潜在力を活かしていくものでなければならない。行政と住民との関係を基本的に逆転させることが必要になるが，そのためには地域と住民が持つ社会関係資本の理解と活用が重要である。

図3-6　地域における社会関係資本の3層構造と行政の対応

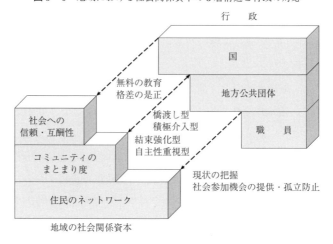

個人間のネットワークがコミュニティの内外で密であり，コミュニティ内の信頼と互酬性の規範が高く，まとまりがよく，コミュニティ外の社会全般に対する一般的信頼や一般的互酬性（相手を特定しないお互い様の規範）が高い地域は，住民における保健活動への受容性が高いことが予想される。このことから，健康施策の効果も，地域における社会関係資本によって大きく異なってくる。

　ネットワークは個人や組織の間を結び，そのネットワークのあり方が地域全体の信頼や互酬性の規範にも影響する。また，教育は社会全般に対する信頼を育むが，格差の拡大は人々の間のネットワークを壊してしまう。過去の歴史や文化をも反映し，個人レベルでのネットワークのあり方，コミュニティレベルでの信頼や互酬性の規範，そして広くマクロレベルである社会全般に対する信頼や互酬性の規範，の3段階で，コミュニティはそれぞれ独特の社会関係資本を持ち，それがコミュニティの個性でもある。

　図3-6に示すように，ミクロレベルの個人の持つネットワークのあり方が，メゾレベルのコミュニティにおける信頼や互酬性の規範を形成するし，マクロレベルの社会全般への信頼や互酬性の規範は，幼少期の教育や社会全体の安定度などからも影響を受ける。個人の顔が千差万別であるのと同様にコミュニテ

ィの社会関係資本も多様である。したがって，個々のコミュニティの社会関係資本を無視して，全国一律の施策を紋切型に強制しても実効性が伴わない。

　「健康づくりの会を開催しても常連の，しかも，健康な人しか参加しない。」

　「本当に健康づくりが必要な人に行政のメッセージが届かない。」

　そうした状況を打破するためには，地域の社会関係資本の利用が有効である。しかし，その対応はそれぞれのコミュニティの社会関係資本に応じて異なる。すでに地域内で豊かな人間関係が形成されているコミュニティでは，行政は介入をできるだけ避け，住民の代表を通じて情報提供や行政からの依頼をすれば，それで済むケースもある。

　一方，住民間のネットワークが希薄な地域や壊れてしまっている地域では，行政が住民同士の出会いの場の設定も含めて積極的な介入が必要である。また，住民同士のネットワークは緊密であるがコミュニティ外とのつながりが弱い場合は，行政はコミュニティと外部との橋渡し役となることが求められる。つまり，社会全般への信頼や互酬性の規範は，全国一律で行政の施策が必要になるが，コミュニティレベルでの社会関係資本は，地域における教育などコミュニティ外とのネットワークを行政が意識して広げる必要がある。また，地域における社会関係資本の蓄積や形成能力は，一般的に男性の方が劣るといわれている。そのため，特に男性は第二の人生に入る前から，地域でのネットワーク構築の機会を行政が意識して提供し，地域に溶け込めるようにすることも必要である。

（4）ソーシャル・キャピタルは縦割り行政の見直しにも効果的

　地域における社会関係資本の現状を理解することは，行政と住民活動との間に対等な関係を作り出すだけでなく，住民側からみた行政へのニーズの所在を明らかにして，行政内の縦割り組織間の連携を促す。健康づくりは，医療や社会保障のみならず，まちづくりも関連してくるだろう。社会関係資本の視点を持つと，縦割り行政の部門別の対応を超えた行政内部の部門間の連携の必然性がみえてくる。

3　どのように把握すればよいのか
──多様な計測方法

（1）公共財としての信頼の計測

　社会全般に対する信頼（一般的信頼）は，社会関係資本の研究では一般的に，「たいていの人は信頼できると思いますか，それとも，用心するにこしたことはないと思いますか」という問いを用いて測定している。これは，日本では統計数理研究所が 5 年毎に実施している「国民性の研究」調査の中に含まれているし，国際的には世界価値観調査（World Value Survey）やアメリカの一般社会調査（General Social Survey: GSS）にも設定されている。また，2000年以降，大阪商業大学が東京大学の協力を得て実施している日本版総合的社会調査（JGSS）にも「たいていの人は信頼できると思いますか」という設問がある。

　また，この問いを補完するものとして，国民性調査，アメリカの一般社会調査，世界価値観調査では「他人は，隙があれば，あなたを利用しようとしていると思いますか，それとも，そんなことはないと思いますか」という問いを設けており，さらに上記の 2 問の他に，「国民性の研究」調査とアメリカの一般社会調査では利他性を問うものとして，「たいていの人は，他人の役に立とうとしていると思いますか，それとも，自分のことだけに気を配っていると思いますか」という問いを加えている。

（2）コミュニティレベルの計測

　企業を含めたコミュニティレベルの社会関係資本の計測には，客観的な統計を用いて指数を作成するものと，個人に直接質問した結果を集計して指数を作成するものとの 2 通りがある。パットナムの『哲学する民主主義』は，イタリアの州政府の効率の違いを社会関係資本に起因するとし，その代理変数として，客観的な統計データに基づいて州別市民共同体指数を作成している。アメリカにおける社会関係資本の毀損をテーマとした『孤独なボウリング』でも，14の指標を合成して州別社会関係資本指数を作成している。

図3‐7　各種社会関係資本の測定法の対象範囲

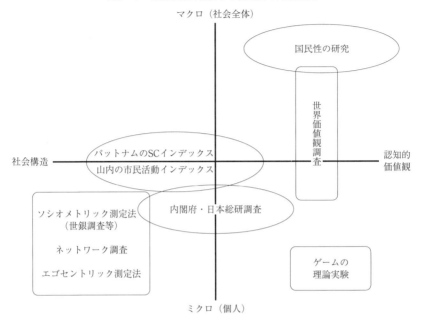

アンケート調査による指標としては，内閣府が2003年と2005年（日本総研への委託調査）に実施し，その後，ほぼ同じ質問票により日本総研が2007年に，日本総研が筆者と共同で2008年に，筆者が2010年と2013年に，内閣府が滋賀大学と共同で2015年に実施した調査がある。これは信頼，社会参加，つきあい・社会的交流の3つの観点から問いを設けている[13]。また，個別の地方自治体に対する調査も同様の形態で実施できる。

　このほか，ネットワーク論の立場から，企業や集団の内部におけるネットワークのあり方を調査・分析する手法がある。面接や個別調査票に基づき，特定の組織内のネットワークの現状を調査する手法で，ソシオメトリック測定法と呼ばれている。これは企業などの特定の組織に対する悉皆調査となるため，調査対象の組織の全面的な協力が必要である。

（3）個人レベルの計測

　個人レベルの社会関係資本の計測方法は，アンケート調査の個人データを用いる方法の他に，主に，実験により信頼や規範などの認知的な価値観を計測するものと，ネットワークの構造について個人を中心に計測するものの2つがある。前者は社会心理学や経済学における実験によるものであり，後者は社会学から派生したネットワーク論の分野で調査対象の個人に着目して調査するもので，エゴセントリック測定法と呼ばれている。主な手法として，名前想起法，関係基盤想起法，地位想起法，リソース・ジェネレーター，などがある。

　名前想起法は「個人的な問題を誰に相談しますか」といった問いについて，回答者に名前を挙げてもらうもので，ネットワーク調査で頻繁に使われている。関係基盤想起法は，回答者に具体的にどのような関係基盤（例えば学校の同窓会，クラブ活動，地団体など）に属しているかを問うものである。

　一方，地位想起法は，個人が持っているネットワーク資源の価値を端的に把握しようという試みで，名前想起法とは発想が異なる。具体的には，職種のリストを示し，回答者にどのような職種に就いている人を知っているか尋ね，知っている人びとの中で最も社会的な職業威信が高い人の威信の高さ，知っている人びとの威信の幅，アクセスされる威信の数などから，個人の持つ資源の価値を具体的に数値化して求めようとする。

　リソース・ジェネレーターは，例えば「行政の規制に精通している人」と一定期間内にアクセスできる人を個人的に知っているか，といった社会的に有用な事柄の具体的なリストを示し，回答者がそうしたアクセスを保有しているかどうかを確認する。名前想起法で示された個人のネットワークの有用性がより具体的に把握できる利点がある。

　以上，社会関係資本の計測方法について概観してきたが，結局の所，社会関係資本の計測には，どうしても人の心を覗き込んで測る部分が出てくるため，方法を誤れば倫理上の問題があるということに十分配慮しなければならない。特に個人情報の扱いについての配慮は，日頃から研修などを実施して身に付けておくべきであるが，これは情報の管理規定などの形式ではなく，保健福祉職

であれば当然持っているはずの地域住民に対する配慮（おもいやり）を醸成するということであろう。

4　本当によいことばかりなのか
——しがらみ・不祥事を発生させるのもソーシャル・キャピタル

（1）ソーシャル・キャピタルの二面性

　友人や職場の同僚との関係，携帯電話やインターネット社会などの人間関係は社会関係資本そのものであるが，日常生活の中で時々うっとうしく感じ，ストレスを生むこともあるだろう。人間関係に悩み，うつなどの心の病にかかる人も多くいる。実際に，社会関係資本が常に好ましい影響を持つとは限らないということを，多くの研究者が指摘している。

　人や組織間のネットワークが問題になる場合もある。メンバー間では協調的な外部性を持っていたとしても，社会からみればそれが好ましい外部性とは限らない場合がある。むしろ，その社会関係資本が持つ外部性そのものが，ネガティブな効果を持つケースもある。過去の実証研究によれば，結束型社会関係資本は結束を強化する外部性を持つ傾向があるが，裏を返せば，ネットワークの規範に服さない者は村八分にされる可能性がある。加えて社会関係資本は，一般には健康に良いとする報告が多いが，メンタルヘルスにおいては結束型社会関係資本が悪影響を及ぼすケースがあることも報告されている。例えば，親でもあまりに口うるさく子どもに接すると，子どもが精神的に疲れきってしまうケースもある。また，社会関係資本の「持ちつ持たれつ」「お互い様」といった互酬性の規範があまりに強すぎると，かえって社会の寛容度を低下させる側面がある。このほか，特に結束型社会関係資本の場合は「しがらみ」の弊害というものがある。「しがらみ」は漢字では「柵」であるので，人間関係を水流にたとえて考えれば，人間関係を堰き止めて，淀ませるものとなる。悪いことに，この「しがらみ」は特に結束型社会関係資本と一体で，しかもどこにでもみられるものである。

（2）橋渡し型ソーシャル・キャピタルの問題点

　橋渡し型社会関係資本は，結束型社会関係資本よりも「しがらみ」の影響は少ない。その一方，橋渡し型社会関係資本は，情報の伝播や評判の流布において強い外部性を持つとされているが，インターネット上での根拠のない噂の流布のように，場合によっては悪用される可能性がある。目的や価値観を共有すれば誰でもバックグラウンドを問わずにそのグループに参加できるということは，退出も容易な場合が多く，「お互い様」とか「持ちつ持たれつ」といった互酬性の規範が通用しないことが多く，メンバー間の協調性を欠くことが多くある。⁽¹⁴⁾

（3）格差を助長するソーシャル・キャピタルの偏在

　社会関係資本自体が偏在していると，格差拡大を助長することも考えられる。⁽¹⁵⁾加えて，社会関係資本は他人の犠牲の上に，地位や権益といった資源に近づく手段として利用しうる。さらに悪いことに，権力を持っているグループが，他のより弱いグループの社会関係資本を制限したり，阻害したりすることもできる。

　要するに，社会関係資本はよいことばかりではなく，不祥事の温床になるケースもあるだろう。不平等さえも助長しかねない。社会関係資本のメリットは大きいが，社会関係資本は諸刃の剣でもある。犯罪を社会関係資本で抑制できるが，社会関係資本が犯罪を助長することもあり，そのダークサイドにも注意しなければならない。むしろ，そうすることによって，社会関係資本の有用性をより高めることができる。

注

(1)　個々のアクターがそれぞれ効用関数を持ち，効用最大化を図ると想定する理論（Coleman, 1990：14）。

(2)　筆者らと2018年10月19日に交わした会話では，パットナム本人も社会学者と呼ばれても構わないと発言されている。

(3)　ちなみに，カワチ博士も大学の学部時代の専攻は経済学で，その後医学を学び，

臨床医を経て研究者となった。学際的な専門知識を持ち，現場も知っているという点で，社会関係資本研究の他の碩学たちと共通している。

(4) たとえばリサ・バークマンとイチロー・カワチは2000年に『社会疫学』を著し，冒頭の第1章で社会疫学の歴史的フレームワークを記述しているが，その中ですでに1972年にソーシャル・サポートと家族の紐帯の重要性を指摘した論文があり，それらに基づき1976年にジョン・カッセルが「当該個人にとって最も大切な近しい人々によって提供されるソーシャル・サポートの力」に言及していることを指摘している。

(5) 社会階層，ストレス，社会的排除，仕事，失業，社会的サポート，依存，食べ物，移動手段，など。

(6) カワチの社会関係資本はパットナムの定義を踏襲しているので，基本的にはネットワーク，規範，信頼（性）であるが，ネットワークは把握が困難であるため，団体などへの参加率などを代理変数とすることが多い。

(7) 日本では，イギリスで健康の社会的決定要因について学び，その後日本での実証研究（愛知老年学的疫学研究 AGES，その後全国を対象とした JAGES）を1999年から展開している千葉大学の近藤克則もカワチと密接に連携して研究を行っている。現在日本の公衆衛生学分野で社会関係資本に関連した実証研究を行っている研究者の多くは，何らかの形でカワチと近藤の指導を受けた者である。

(8) 同書ではさらに以下のように述べている。「この点において，ソーシャル・キャピタルは『市民的美徳』と呼ばれてきたものと密接に関係している。違いは以下の点にある――市民的美徳が最も強力な力を発揮するのは，互酬的な社会関係の密なネットワークに埋め込まれているときであるという事実に，『ソーシャル・キャピタル』が注意を向けているということである。美徳にあふれているが，孤立した人々のつくる社会は，必ずしもソーシャル・キャピタルにおいて豊かではない」（14頁）。

(9) 特定化信頼，特定化互酬性，グループ内のネットワーク。

(10) 社会関係資本論者からの因果関係の立証に関する対応は Kawachi et al.（2008）及びカワチら（2013）第4章・第8〜10章を参照されたい。

(11) 藤原ら（2006）。Yasunaga et al.（2016）では読み聞かせが記憶力の維持を含めより広範な効果を持つとしている。なお，この読み聞かせ運動は実施主体としての NPO 法人が設立され，2018年12月には読売福祉文化賞を受賞した。

(12) 医学分野においては，ハーバード大学のフレミンガム調査や，九州大学の久山町における調査などがあるが，これらは社会関係資本の概念の重要性が認識される以前のものである。

(13) 具体的には，①近所づきあいの程度，②つきあっている人の数，③友人・知人と

の職場外でのつきあいの頻度，④親戚とのつきあいの頻度，⑤スポーツ・趣味・娯
楽活動への参加状況，⑥一般的に人は信頼できると思うか，⑦近所の人々への信頼
度，⑧友人・知人への信頼度，⑨親戚への信頼度，⑩地縁的活動への参加状況，⑪
ボランティア・NPO・市民活動への参加状況，⑫寄付の状況などから成っている。

⒁　社会関係資本の構成要素である信頼，特に特定の個人や信頼に対する特定化信頼
は，ネットワークを通じたつきあいの積み重ねで醸成されるが，場合によってはネ
ットワークを通じて，信頼ではなく，逆に不信を膨らませてしまうケースもある。
しかも，ネットワークを故意に悪用して特定化信頼を壊すことも十分考えられる。

⒂　Field（2003）は，社会関係資本の不平等に与える影響について，「異なったタイ
プのネットワークに対するアクセスは極めて不平等に賦存しているから，ソーシャ
ル・キャピタルは，不平等を助長し得る。誰もが自分のコネクションを自分自身の
利益のために使うことができるが，ある種の人々のコネクションは他の人々のもの
より，より価値がある」と述べている。

参考文献

安梅勅江（2015）「保健福祉学とは何か」日本保健福祉学会編『保健福祉学──当事
　　者主体のシステム学科の構築と実践』北大路書房，2 -17頁。

稲葉陽二（2011a）『ソーシャル・キャピタル入門』中公新書。

稲葉陽二（2011b）「『暮らしの安心・信頼・社会参加に関するアンケート調査』2010
　　年社会関係資本全国調査の概要」『政経研究』48⑴，日本大学政経研究所，107
　　-132頁。

稲葉陽二（2014）「日本の社会関係資本は毀損したか──2013年全国調査と2003年全
　　国調査からみた社会関係資本の変化」『政経研究』51⑴，日本大学政経研究所，
　　1 -30頁。

稲葉陽二（2016）「学術的有効性と政策的含意」稲葉陽二・吉野諒三『ソーシャル・
　　キャピタルの世界──学術的有効性・政策的含意と統計・解析手法の検証』（ソ
　　ーシャル・キャピタル叢書①）ミネルヴァ書房，1 -179頁。

稲葉陽二・松山健士編（2002）『日本経済と信頼の経済学』東洋経済新報社。

金川克子・田髙悦子編（2013）『地域看護診断 第 2 版』東京大学出版会。

カワチ，イチロー・高尾総司・S.V. スブラマニアン編（2013）『ソーシャル・キャピ
　　タルと健康政策──地域で活用するために』日本評論社。

デュルケーム，E.／宮島喬訳（1980）『自殺論』中央公論新社。

内閣府経済社会総合研究所編（2005）『コミュニティの機能再生とソーシャル・キャ
　　ピタルに関する研究調査報告書』（日本総合研究所委託事業）。

内閣府国民生活局編（2003）『ソーシャル・キャピタル──豊かな人間関係と市民活

動の好循環を求めて』国立印刷局（日本総合研究所委託事業）。

日本総合研究所（2008）『日本のソーシャル・キャピタルと政策——日本総研2007年全国アンケート調査結果報告書』。

パットナム，R. D.／柴内康文訳（2017）『われらの子ども——米国における機会格差の拡大』創元社。

藤原佳典ら（2006）「都市部高齢者による世代間交流型ヘルスプロモーションプログラム "REPRINT" の1年間の歩みと短期的効果」『日本公衆衛生雑誌』53(9), 702-714頁。

星旦二編著（2000）『都市の健康水準——望ましい都市の健康づくりのために』東京都立大学出版会。

吉藤健太朗（2017）『『孤独』は消せる。——私が「分身ロボット」でかなえたいこと』サンマーク出版。

若林直樹（2009）『ネットワーク組織論——社会ネットワーク論からの新たな組織像』有斐閣。

Becker, G. S. (1996) *Accounting for Tastes,* Harvard University Press.

Berkman, F. L. & I. Kawachi (2000) *Social Epidemiology,* Oxford University Press.

Berkman, L., I. Kawachi & M. Glymour (2014) *Social Epidemiology 2ⁿᵈ Edition,* Oxford University Press.

Bourdieu, P. (1986) "The forms of capital" in Richardson, J. (ed.) *Handbook of Theory and Research for the Sociology of Education,* pp. 241-258.

Burt, R. S. (1992) *Structural Holes : The Social Structure of Competition,* Harvard University Press.（＝2006, 安田雪訳『競争の社会的構造——構造的空隙の理論』新曜社。）

Coleman, J. S. (1987) "Norms as Social Capital" in Radnitzky, G. & P. Bernholz (eds.) *Economic Imperialism : The Economic Approach Applied Outside the Field of Economics,* pp. 133-155.

Coleman, J. S. (1988) "Social Capital in the Creation of Human Capital" *American Journal of Sociology* 94, S95-120.

Coleman, J. S. (1990) *Foundations of Social Theory,* Harvard University Press.

Dewy, J. (1915) *The School and Society and The Child and the Curriculum,* The University of Chicago Press.

Field, J. (2003) *Social Capital,* Routledge.

Field, J. (2017) *Social Capital 3rd Edition,* Routledge.

Fujiwara, T. & I. Kawachi (2008) "Social capital and health. A study of adult twins in the U. S." *American Journal of Preventive Medicine* 35(2), pp. 139-144.

Fukuyama, F. (1995) *Trust,* Free Press Paperbacks Book. (＝1996, 加藤寛訳『「信」なくば立たず』三笠書房。)

Grootaert, C. & T. Van Bastelaer (eds.) (2002) *Understanding and Measuring Social Capital. A Multidisciplinary Tool for Practitionaers,* The World Bank.

Hanifan, L. J. (1916) "New Possibilities in Education" *The Annals of the American Academy of Science.*

Hikichi, H. et al. (2015) "Effect of a community intervention programme promoting social interactions on functional disability prevention for older adults: propensity score matching and instrumental variable analyses, JAGES Taketoyo sutdy" *Journal of Epidemiology and community health* 69(9), pp. 905-910.

Ichida, Y. et al. (2013) "Does Social Participation Improve Self-rated Health in the Older Population？ Aquasi-experimental Intervention Study" *Social Science & Medicine,* Vol. 94, pp. 83-90.

Inaba, Y. (2008) "Social Capital and Income-Wealth Gap: An Empirical Analysis on Japan" *The Nonprofit Review* 8(1), pp. 1-12.

Jacobs, J. (1961) *The Death and Life of Great American Cities,* Random House. (＝1977, 黒川紀章訳『アメリカ大都市の死と生』鹿島出版会。)

Kawachi, I. & L. F. Barkman (2000) "Social Cohesion, Social Capital, and Health" in Berkman, L. F. & I. Kawachi (eds.) *Social epidemiology,* Oxford University Press, pp. 174-190.

Kawachi, I., B. P. Kennedy, K. Lochner & D. Prothrow-Stith (1997) "Social Capital, Income Inequality, and Mortality" *American Journal of Public Health* 87(9), pp. 1491-1498.

Kawachi, I., S. V. Subramanian & D. Kim (2008) "Social capital and health. A decade of progress and beyond" in Kawachi, I., S. V. Subramanian & D. Kim (eds.) *Social Capital and Health,* Springer, pp. 1-26. (＝2008, 藤澤由和・高尾総司・濱野強監訳『ソーシャル・キャピタルと健康』日本評論社。)

Kawachi, I., Y. Ichida, G. Tampubolon & T. Fujiwara (2013) "Causal Inference in Social Capital Research" in Kawachi, I., S. Takao, & S. V. Subramanian (eds.) *Global Perspectives on Social Capital and Health,* Springer, pp. 87-121.

Lin, N. (2001) "Social Capital: Capital Captured through Social Relations" *Social Capital: A Theory of Social Structure and Action,* Cambridge University

Press, pp. 19-28.（＝2008，筒井淳也ら訳『ソーシャル・キャピタル──社会構造と行為の理論』ミネルヴァ書房。）

Loury, G. C. (1977) "A Dynamic Theory of Racial Income Difference" in Wallace, P. A. & A. M. LaMond (eds.) *Women, Minorities, and Employment Discrimination*, Lexington Books, pp. 153-186.

Ostrom, E. & T. K. Ahn (2003) "Introduction" in Ostrom, E. & T. K. Ahn (eds.) *Foundations of Social Capital*, Edward Elgar, pp. xi-xxxix.

Ostrom, E. & T. K. Ahn (2009) "The meaning of social capital and its link to collective action" in Svendsen, G. T. & G. L. H. Svendsen (eds.) *Handbook of Social Capital: The Troika of Sociology, Political Science and Economics*, Edward Elgar, pp. 17-35.

Ostrom, E. (1992) "Institutions as Rules-in-Use" *Crafting Institutions for Self-Governing Irrigation Systems*, ICS Press, pp. 19-39.

Ostrom, E. (1999) "Social Capital: A Fad or a Fundamental Concept?" in Dasgupta, P. & I. Serageldin (eds.) *Social Capital A Multifaceted Perspective*, World Bank.

Putnam, R. D. (1993) *Making Democracy Work: Civic Traditions in Modern Italy*, Princeton University Press.（＝2001，河田潤一訳『哲学する民主主義──伝統と改革の市民的構造』NTT 出版。）

Putnam, R. D. (2000) *Bowling Alone: The Collapse and Revival of American Community*, Simon & Schuster.（＝2006，柴内康文訳『孤独なボウリング──米国コミュニティの崩壊と再生』柏書房。）

Uslaner, E. M. (2002) *The Moral Foundations of Trust*, Cambridge University Press.

Wilkinson, R. (2005) *The Impact of Inequality: How to Make Sick Societies Healthier*, The New Press.

Woolcock, M. (1998) "Social Capital and economic development: Toward a theoretical synthesis and policy framework" in Ostrom, E. & T. K. Ahn (eds.) *Foundations of Social Capital*, Edward Elgar.

Yasunaga, M. et al. (2016) "The multiple impacts of an intergenerational program in Japan: Evidence from the REPRINTS Project" *Geriatrics & Gerontology International* Vol. 16 Suppl 1, pp. 98-109.

（稲葉陽二）

コラム2

「憩いのサロン」で地域と創る「介護予防」
—— 武豊町の事例から

（1）保健師の地区組織活動

　武豊町は，愛知県の西部，知多半島のほぼ中央に位置する，人口4万3,608人，高齢化率25.0%のまちである（2020年12月現在）。町の保健師は13人。保健センター（健康課），福祉課，子育て支援課，保険医療課に配属され，協力しながら保健活動を実施している。

　「ソーシャル・キャピタル」は，今やまちづくりに欠かせない要素の一つだ。保健師は公衆衛生の専門家であり，個人や家族だけでなく，地域（集団）を事業対象と捉える。特に行政保健師は，健康を切り口に住民組織づくり・まちづくりを仕掛ける「地区組織活動」を実践している。

　しかし，筆者が入職した頃はまだ，事業はすべて保健師がお膳立てするのが主流で，住民と協働で企画・運営するという発想はあまりなかった。筆者が地区組織活動の中で初めてソーシャル・キャピタルを意識したのは，2005年度に新しい介護予防のモデル事業として日本福祉大学から「高齢者サロン」を作るプロジェクトを提案されてからである。

（2）住民協働で作るサロン

　プロジェクトメンバーは大学関係者，社会福祉協議会，行政（福祉課・保健センター）。介護予防事業として，高齢者が歩いて通える「通いの場」を，企画・運営から住民主体で作ることを目指した。そして，当時保健センターに所属していた筆者は，サロンの意義や必要性，期待できる介護予防効果を住民に伝える，いわば「広告塔」の役割を担うことになった。正直に言うとこの時点では，サロン事業が介護予防になるのか半信半疑だったが，筆者が住民をその気にさせないと，このプロジェクト自体立ち消えてしまうと思い，いろいろな人の力を借りて集めた情報を使い，「憩いのサロン」と名付けた当事業の良さをあらゆる場所で訴えていった。ある程度「サロン」という名称を広めたところで，2006年10月，サロン活動に興味を持った人向けに，今後の事業展開についての説明会を開催することになった。申込制にしなかったため，人が集まるか当日まで心配だったが，予想を上回る多くの人が来場して驚いた。そして，来場者のほとんどが，説明会の後，当事業に協力すると回答してくださった。

（3）実り多きワークショップ

　次に，説明会で協力の意思表明をしてくれた住民と，具体的なサロン事業について検討するワークショップを開催した。普段は，事前に用意した筋書き通りに会を進行することに慣れていたため，どんな意見が出るかわからないワークショップは，収拾がつくか不安で仕方がなかった。その時，大学の先生からアドバイスされたのは，住民が生の

声を思い切り出せるような雰囲気を作ることと，1回で無理に結果を出そうとしないこと，何より住民の力を信じることといったことだった。そこでの筆者の役割は，初回ワークショップでのアイスブレイクであった。楽しく笑いが出るような簡単なゲームをしながら，全員が自由に発言でき，かつ否定的な発言が出ないようなグランドルールを設定した。次に，参加者のサロンに対するイメージをまとめるため，「どんなサロンなら行ってみたいか」という理想や夢を自由に出し合ったが，アイスブレイクがうまく機能したようで，この作業は大いに盛り上がり，ユニークな発言が次々と出てきた。そして，その意見を共通するキーワードでまとめていき，武豊町が目指すサロンの姿を3つの「合言葉」（みんなの笑顔があふれるサロン・ひとりひとりの思いを大切にするサロン・人と人とがつながる出会いのサロン）として集約した。

　その後，この合言葉を実現するための具体的な運営方法について話し合った。同時に，ボランティア数や高齢者の分布等を加味し，3カ所のモデル会場を設定した。開催頻度や内容等の詳細は会場毎に検討していった。筆者をはじめとする行政職員は，ワークショップに必ず参加し，地区の特徴や利用可能な会場候補等，必要な情報を提供した。また，会場毎の話し合いには，地区担当保健師が出席できるように手配し，運営の中心メンバーとの顔つなぎを行った。

　そして2007年5月，「憩いのサロン」が開所。住民が決めた内容をほぼそのまま採用し，三者三様の内容でスタートした。この後も，新会場開所前には，まず住民とワークショップを行い，行政や地域包括支援センターがバックアップしながら運営方法を決め，順次会場を増やしていった。2016年には13会場になり，住民の多くに認知される看板事業に成長した。

　もちろんすべてがスムーズに進んだ訳ではないが，行政の押し付けではなく，住民が「自分事」として「まち」のこれからを考え，時間をかけて思いをじっくり出し合い，考えて決めるという過程があったからこそ，このサロンが実現でき，今も継続できていると思っている。

（4）「つながり」がカギ

　プロジェクト開始当時，大学の先生がソーシャル・キャピタルを「ご近所の底力」と説明してくれた。このサロン立ち上げの過程の中で，一緒に悩みながら住民の底力を引き出し，出てきた思いをできる限り形にできるように動くのが，行政の役割だと感じた。これからのまちづくりは「つながり」がカギ。個々のつながりが積み重なり広がったものがソーシャル・キャピタルだ。行政保健師は，様々な立場の住民と地域・関係機関をつなぎ，住民の思いを形にするプロの一人として，これからもまち全体が元気になるような地区活動を進めていきたい。

第Ⅱ部　住民を主体とした「まち」の健康づくりのための手法

<table>
<tr><td>第4章</td><td>地域を知る</td></tr>
</table>

1 収集した情報を統合し問題点を整理する
――地域アセスメント

(1) 地域アセスメントの定義と枠組み

近年，急速な高齢化の進展，慢性疾患の増加等による疾病構造の変化，保健サービスに対する国民のニーズの高度化・多様化などに伴い，保健・医療・福祉の領域を取り巻く課題はますます複雑化している。それらの多彩な課題に対して，保健師などの保健福祉を担う専門職には，個人の生活実態に肌で接するとともに，地域のニーズをボトムアップに吸い上げ，事業や政策に反映させる役割が求められている。

地域で暮らす人びとの健康問題や QOL は，本人や家族の生活だけでなく，地域の制度や地域そのものの特徴にも大きく影響を受けている（都筑 2011）。また，住民の健康上の課題には様々な種類があり，その優先度も地域によって異なる（馬場ら 2015）。したがって，コミュニティの顕在的もしくは潜在的な健康課題やニーズを明らかにするためには，その地域に暮らす人びとだけでなく，地理的な環境や組織・機関，社会資源等を総体として捉え，網羅的に情報を収集・分析することが必要となる。特に，健康づくりにおいて重視されている住民参加型の活動においては，関係主体間の協調行動を促すソーシャル・キャピタルの多寡や性質を把握しておくことが，後の活動の成否にも影響すると予想される（埴淵ら 2008）。「地域アセスメント」[1]とは，こうした経年的に変化する地域社会の動きの本質を捉え，その後の事業や活動の計画・実施・評価の一連のプロセスへ結びつけるための取り組みである。

本節では浅原（2002）にならい，地域アセスメントを「様々な情報を収集，

図4-1　コミュニティ・アズ・パートナーモデル

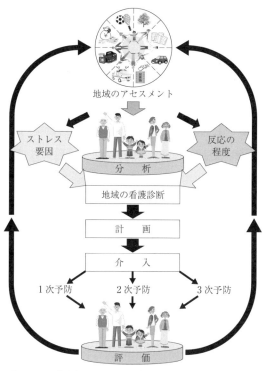

注：図中の「地域のアセスメント」については，図4-2参照。
出所：Anderson & McFarlane（1996）を基に筆者作成。

分析することによって地域の健康問題とその背景を明確化し，改善を図るための支援策を立案，実施，評価すること」と定義する。ここには，データ収集や分析を含む地域のアセスメントだけでなく，そのアセスメントを使った因果の推定，優先度の設定等の作業も含まれる（Muecke 1991）。ただし，これらの作業は必ずしも単独で進める必要はない。むしろ，なるべく多くの参加を得て地域のキーパーソンやステークホルダーと一緒に聞き取り調査やグループワークを進めると，行政からは見えない多くの視点や情報を集めることが可能となる（Anderson & McFarlane 1996；島田 2014）。また，エビデンスに基づく健康政策を展開するためには，地域社会を俯瞰的に眺め，医療・健康・経済・教育・安

全など，人が生きていくために必要な諸条件を総合的に判断し，地域住民に共通の健康問題を明らかにすることが求められる（日本公衆衛生協会編 2011）。

　そこで，本節では地域アセスメントを実施する上での枠組みとして，コミュニティ・アズ・パートナーモデル（Anderson & McFarlane 1996）を採用した。当該モデルは，地域看護診断の領域で開発・発展されてきた理論である。地域を構成する人びと（地域のコア；歴史，人口統計，民族性，価値観と信条といった要素）と，それを取り囲む環境（8つのサブシステム；自然環境，教育，安全と交通，政治および行政，保健および社会サービス，コミュニケーション，経済，レクリエーション）を地域の構成要素として捉え，モデル化している点に特徴がある（村山ら 2013；馬場ら 2015）。コミュニティ・アズ・パートナーモデルでは，地域の構成要素ごとに情報を収集・整理し，そこから課題や問題を抽出し，対策を立てるプロセスが明示されている（図4‐1）。本節では，以下，①対象の明確化，②既存資料の収集・活用，③地区踏査，④情報の統合という4つのステップにより，地域アセスメントのプロセスと手法を整理して解説する。

（2）対象の明確化——何について地域アセスメントを行うのか

　地域アセスメントに必要な情報は膨大に存在し，なおかつ各所に散在している。コミュニティのメンバーの顕在的・潜在的な健康課題やニーズを明らかにするためには，それらを網羅的に把握することが必要となる。ただし，何について情報を収集するのか，ある程度的を絞れていなければ，膨大な資料の山に埋もれて，問題点を裏づけるデータを特定するのに大変な時間がかかってしまう場合もある（臺 2011）。

　地域アセスメントを行う動機は様々で，日々の業務や活動の中で疑問に思っていることや課題の中にその糸口がある（島田 2014）。具体的な情報収集に入る前に，自身の業務や関わっている活動を整理し，自分がどんなことについて，どの地域（集団）にアセスメントを行い，分析をしたいのかを明確にすることで，後に手元にある情報を精査することが可能となる。

表4‒1　対象の明確化

①　自分の担当している業務・関わっている活動
例：介護予防事業の一環として，健康づくり体操の支援を行っている。

②　それぞれの業務・活動での疑問や課題
例：最近，体操の参加者が固定化し，活動の広がりがなくなってきたように感じる。今後継続していく上で，より多くの地域住民を巻き込んで活動を展開していきたい。

③　対象の明確化：どの地域（集団）を対象に，何についてアセスメントを行うか
例：活動の実施場所周辺の地域を対象にアセスメントを行う。高齢者対象の活動ではあるが，世代を問わず活動に参加し得る人々のネットワークを把握することで，プログラムの内容を工夫できる可能性もある。

―― Practice ――――――――――――――――――――――――――――――

　地域アセスメントに取り掛かる前に，自身の業務や関わっている活動を整理し，そこで感じている疑問や課題をリストアップする（表4‒1）。その疑問点を基に，どの地域（集団）を対象に，何を目的としてアセスメントが必要か考えてみよう。また，それらの疑問・課題にソーシャル・キャピタルがどのように関係しているのか，合わせて考えてみよう。

（3）既存資料の収集・活用

　地域アセスメントの対象とする地域（集団）や目的を明確にすることができたら，具体的な情報を集める段階へと移行する。ただし，最初からその地域

（集団）に赴くのではなく，まずは既存資料の検索と収集に着手すると，後の作業の効率化にもつながる。

　地域で生活する人びとの健康問題を特定・解決するためには，人口動態統計，各種保健統計，地理的・文化的・社会的要素など，個人を取り巻く環境をも考慮に入れたアセスメントが求められる。そのために必要な資料は，市区町村ならびに都道府県の行政機関をはじめ，図書館や商工会議所など，地域の様々な場所に分散して存在している。資料の取り寄せに手間がかかる場合もあるが，自らの手で一からそれらを作成することに比べれば，時間的にも労力的にも少ないコストで必要な情報を得ることができる（島田 2014）。

　また，分散した情報を地域の健康という側面から収集し，集約するという試みは，それ自体にも意義があると考えられる（臺 2011）。対象地域に関する基本情報に目を通しておくことで，その地域がどんな特徴を持った場所なのかを想像しやすくなり，後の地区踏査で地域を見て回ったり，住民から話を聴いたりする際にも，より具体的な事柄に言及することが可能となるであろう。

　なお，既存資料を利用する際には，それらの適切な取り扱い方を十分に理解しておく必要がある。例えば，情報の集められた目的により，データが特定の側面に偏っている場合がある。そのため，自らが対象とする地域や人びとにも，その情報を適用して解釈することが可能か十分に吟味する必要がある。国勢調査や衛生統計などの調査データを利用する場合は，その調査時期を確認することも重要である。また，それぞれの情報の出所や出典を明確にしておくことで，後の分析の段階で，データの取り扱いを適切にすることが可能となる。

　さらに資料に個人情報が含まれている場合は，プライバシーの保護や人権擁護にも十分な配慮が必要となる。一般に公表されていない情報等を用いる場合は，資料の作成者・機関に利用承諾を必要とする場合もあるため注意を要する。

　地域や人びとを多角的に把握するには，コミュニティを基盤とした枠組みに基づき，情報収集にあたることが効率的である。「地域のアセスメントの車輪」（図4-2）にはコミュニティの構成要素が網羅的にまとめられており，このモデルに沿って情報を収集することで，地域のソーシャル・キャピタルに関連す

図4-2　地域のアセスメントの車輪

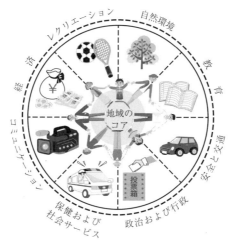

出所：図4-1と同じ。

る情報を幅広く把握することが可能になる。図中の「地域のコア」とは，コミュニティを構成する個人，家族，集団，コミュニティ全体の人口構造や形態，文化や習慣などの属性を指している。その周囲には，自然環境，教育，安全と交通，政治および行政，保健および社会サービス，コミュニケーション，経済，レクリエーションという8つのサブシステムが配置されている。人びとは，その地域に暮らす住民として，これらのサブシステムから影響を受けると同時に，サブシステムに影響を与える存在でもある（Anderson & McFarlane 1996）。

> ── Practice ──
>
> 　表4-2（98頁）は，「地域のアセスメントの車輪」（図4-2）の各領域について，関連する情報と，情報源となる既存資料の例を示したものである。領域ごとに必要な既存資料をチェックし，実際にそれらを収集してみよう。

（4）地区踏査

　自らの足で地域を歩く，住民の声をじかに聴く，地域活動に参加するといっ

表4−2　各アセスメント領域の情報と情報源

領　　域	関連する情報	情報源となる既存資料の例
地域のコア (Community Core)	歴史 人口統計 人口動態 価値・信念・宗教 習慣・文化・伝統	国勢調査 厚生労働白書 市勢要覧 市民調査，世論調査 歴史資料，風土記，史歴 年表
自然環境 (Physical Environment)	気候 総土地面積・地形・地質・土壌 景観・作物・植生・動物 大気質・大気環境 水質・水環境	地図・地形図 住宅地図 ガイドブック 気象統計情報データベース 自然環境保全調査報告
教　　育 (Education)	教育資源状況 スポーツ・運動 生涯学習・教育，教育歴	教育委員会報告書 生涯学習教育計画書 学校保健統計調査
安全と交通 (Safety and Transportation)	消防 警察 衛生，大気汚染 交通手段，システム，一般道路状況	防災計画，消防統計書 保安・犯罪白書 環境省関連資料 運輸・交通統計書 交通機関路線図，時刻表
政治および行政 (Politics and Government)	首長施政方針 行政機構 市民団体活動	行政要覧 基本計画 広報誌，掲示板
保健および社会サービス (Health and Social Services)	サービスの種類（地域内，外） サービスの内容 サービスの周知度・利用度・利用状況 サービスの評価 社会資源	国民健康・栄養調査 保健所報・衛生統計年報 保健・福祉事業報告書 患者統計，医療費統計 保健福祉計画，医療計画
コミュニケーション (Communication)	新聞，ラジオ，TV 広報・ポスター インフォーマルコミュニケーション	タウン広報誌 リーフレット 情報通信基本調査報告
経　　済 (Economics)	市民取得 市町村財政指標（財政力指数） 市町村歳入歳出 第1-3次産業就業人口（主要産業） 雇用状況	国勢調査 市町村歳出比較分析表 市町村財政報告書 労働力調査報告 物価統計調査報告
レクリエーション (Recreation)	サービス 娯楽施設 公園，ゲートボール場，図書館など	観光案内 各種施設案内 広報誌

出所：臺（2011）を筆者修正。

た五感を用いた情報収集は，地域アセスメントにおいて何よりも重要となる。人びとが生活している住居や街並み，暮らしぶりなどを観察し，直接的にデータを得ることで，先に収集した既存資料だけでは把握が難しい地域独特の価値，信条，地理的状況，生活様式などを理解することが可能となる（狭川ら 1999；都筑 2011）。本節では，「自らその地区を歩き，自分の目で見て，また感じて情報を得る方法」（狭川ら 1999）を「地区踏査」と定義し，地域アセスメントにおける手法の一つとして位置づける。

　観察を通じて得られる情報の種類や量，ならびにそれらの解釈の仕方は，個人の感覚や経験の違いに左右されやすい。また，同じものを対象としていても季節や時間帯により見え方が異なったり，長期間にわたって観察していないと分からない事柄も存在し得る（都筑 2011）。したがって，地区踏査では漠然と地域の様子を眺めるのではなく，地域全体を総合的に捉えるための指標や枠組みに沿って観察を行い，多角的に情報を収集することが望ましい。アンダーソンら（Anderson & McFarlane 1996）は，地域アセスメントの手法としてアメリカで発展してきたウインドシールドサーベイ[2]を基に，地域を回って観察する際の視点となる要素とその内容を記述した構成表を作成した。日本では狭川ら（1999）が当該表の項目を修正・加筆し，地域を総合的に把握するための15項目から成るガイドラインを提示している。このガイドラインは，現在までの間に地域アセスメントに関する研修プログラムや保健師の教育課程等で広く用いられており，妥当性と有用性が実証されてきた（桝本ら 2002；2004；2005；2006）。本節では桝本ら（2006）に基づき，15項目の要素を4つのカテゴリーに分類し，それぞれに関連するソーシャル・キャピタルの側面を「ソーシャル・キャピタルの視点」として加筆した（表4-3）。

　資料4-1（130-131頁）は，上記のガイドラインに沿って地区踏査を行う際の記入シートである。都筑（2011）は，地区踏査におけるデータ記録時のポイントを3つ指摘している。

　1つ目は，地区踏査を実施する地区を，事前に地図上で明確に区切ることである。こうしておくと，収集した情報がどの地区のものかが明確となり，後の

表4-3　地区踏査のガイドライン

項　目		項目の内容
行き交う人々の様子	集う人々と場所	集う場所・時間・集団の種類とその印象 人々が集まっている場所とその集団の特徴，集まって何をしているのか，目的は何か，時間や閉鎖性はどうか
	街を歩く人々と動物	どんな人が街を行き来しているか，格好や印象，その地域でどんな人を見かけるか，時間帯や行き交う人々の特徴や印象
	地区の活気と住民自治	地域の発展・衰退の状況と住民自治組織の活動状況 活気があるか，自治会の活動を示す看板・掲示板・ポスター・チラシの有無，ごみ・ごみ置き場の様子，地域の清潔さ，清掃状況，環境美化など
	店・露店	住民の買い物場所，店・商店街の種類や特徴，利用者の特徴，店までの交通，露店の有無と種類，利用している人やその状況
	ソーシャル・キャピタルの視点	人々の豊かな関係性は，地域のソーシャル・キャピタル形成の素地となる。どのような人がどこで交わっているのか，何をきっかけにした交流か，逆に集わない人はどのような特徴を持っているのかなど，多角的にアセスメントを行う。
街の様子	家屋と街並み	家屋・屋内・集落の様子，家屋の素材や建築方法，古さ，一般状態，周囲の家々の状況，街並みの様子，においや音，住宅の密度，どういう地域か，どんな人が住んでいるか
	広場や空き地の様子	田畑・公園・空き地などの広さと質，そこにあるもの，持ち主，使用者，使用状況，空間の印象を中心に
	交通事情と公共交通機関	車や道路の状況，混雑状況，信号・横断歩道・踏切の有無と様子，公共交通機関の種類，利便性，主な利用者，経路，時刻表など
	ソーシャル・キャピタルの視点	住居や土地利用状況は，人々の生活や周辺地区がどのようなコミュニティなのかをアセスメントする上で大きなヒントとなる。また，その地域特有の交通事情や公共交通機関の利便性は，人々の外出のしやすさや集いやすさに影響し，ひいては街の活気にもつながっている。

項　目		項目の内容
社会資源	社会サービス機関	社会サービス機関の種類，機関の目的，利用状況，建物の様子，どんな人が利用しているか，具体的に何が行われているか
	医療施設	医療機関の種類と規模，診療科名，特徴，建物の様子，地区との密着度，立地場所，開業時間，休日など
	地域性と郷土色	人種や民族性を表すものがあるか，その地域を特徴づける産業，特産物，祭り，観光地，地区独特の文化，郷土色，地域性など
	境　界	地理的境界，感覚的境界 区域の境界線（自然のもの，経済的なもの，物理的なものか），境界を表すものがあるか，境界らしい雰囲気や印象の有無
	ソーシャル・キャピタルの視点	社会サービスや医療を通じたつながりや交流は，ソーシャル・キャピタル形成の重要なきっかけの一つである。共通のニーズや背景を持つ者同士のつながりやグループを広くアセスメントしておくことが，必要時には関係する者同士を引き合わせるような取り組み（橋渡し型ソーシャル・キャピタルの醸成）につながる。
政治・宗教・健康	メディアと出版物	住民が主に利用している新聞・雑誌・タウン誌・メディア，ケーブルテレビの有無，それらの特徴や住民への浸透度
	政治に関するもの	住民の政治への関心や議員に関すること 政党や政治，議員に関する事務所，ポスター，看板，地区に政治の有力者がいるか，住民の政治への関心
	信仰と宗教	寺社や墓地，住民の信仰や宗教の特徴 信仰や宗教に関連した施設，建物，その地域独特のものがあるかなど
	人々の健康状態を表すもの	住民の健康状態を表すものがあるか 自然災害や交通事故の発生，伝染性疾患・風土病等の疾患の有無，医療機関までの距離と利便性，健康に影響しそうな環境的リスクの有無など
	ソーシャル・キャピタルの視点	政治団体や宗教団体は，そこに所属する人々にとって，社会活動への参加を促し，他者とのつながりを強めるきっかけとなり得る。特に，神社や寺の祭礼や行事は，地域の自治組織を中心に多くの住民が集まり，協働する機会であり，ソーシャル・キャピタルの醸成という観点からは非常に大きな契機と言える。

出所：狭川ら（1999），桝本ら（2006）を基に筆者作成。

分析の際にデータの整理がしやすくなる。なお，町丁単位や学区単位など，どのような規模で地域を捉えるかは個人が設定した目的や対象によって様々であり，決められた基準はない。

　2つ目は，1回の観察で把握できる情報には限界があるため，複数回にわたって地区踏査に取り組むことである。何度も色々な状況下で観察を行うことで，当該地区についてより深い情報収集が可能となる。

　3つ目は，記録者の名前や地区踏査を実施した時期，当日の時間や天気といった基本的な情報を記入シートに明記することである。前述のように，調査者の目に映る地域の光景は，観察が行われた時期や時間によって変化する。したがって，地区踏査が行われた環境を明確にしておくと，分析の際に重要な資料となり，他の記録との混同を防ぐことにもつながる。

　地区踏査の際の持ち物は，地図，筆記用具，地区踏査のガイドライン（表4-3），地区踏査記入シート（資料4-1），メモ帳等が挙げられる。この他にも，カメラやビデオがあると，後の振り返りや情報共有に役立つ（都築 2011）。

Practice

　「地区踏査のガイドライン」（表4-3）に沿って，実際に地域を歩き，情報を収集してみよう。その際，各項目にソーシャル・キャピタルがどのように関係しているのかを意識しながら取り組もう。

（5）情報を統合し問題点を整理する

　最後に，収集した既存資料の内容と，地区踏査を通じて得られた情報を統合し，分析を行う。この分析の過程で地区踏査の結果を精査し，より理解しやすい情報として捉え直すことで，追加で調査やデータ収集が必要な情報についても詳細な検討が可能となる（都筑 2011）。

　これまでの地域アセスメントの手続きと同様に，集めた情報の統合もまた系統的な枠組みに沿って進めていく必要がある。とりわけ保健師をはじめとする保健福祉職にとっては，時間的あるいは人員的な余裕が少ない場合でも，日常

的かつ効率的に実践できるような手法が求められる（高橋・高尾 2007）。

　しかし，地区踏査の内容をいかに既存資料のデータと結びつけ，分析を行うのかについては，現状として十分な議論が進んでいるとは言い難い。そこで，都筑（2011）は，前述の「地区踏査のガイドライン」（表4 - 3）を活用しつつ，その結果を既存資料や他のデータと結びつけるツールとして「地区視診統合用紙」の使用を提案している。この用紙では，「地域のアセスメントの車輪」（図4 - 2）の構成要素である地域のコアと8つの領域（サブシステム）に加えて，「住民と自分」の地域に対する思い・認識に関する項目が設定されており，それらの項目に沿って地区踏査の結果と既存資料の関連するデータを記入する。本節では，そこからさらに現状の課題や問題点を抽出し，優先順位を付ける工程を追加し，「地区視診統合用紙」（都筑 2011）を「地域アセスメント統合用紙」（表4 - 4）として改変した。「地域アセスメント統合用紙」を用いること

Practice

　「地域アセスメント統合用紙」（表4 - 4〔104-105頁〕）を使って，既存資料のデータと地区踏査の結果を統合し，実際に分析をしてみよう。分析は，大きく分けて4つのステップから成り立っている。まず，「地区踏査記入シート」（資料4 - 1）に記入した観察内容を，「a．地域に暮らす人びと」「b．地域を構成している8つの領域」「c．地域に対する思い・認識」の3つに仕分け，a～cのそれぞれに配置された項目の内容に沿って「①地区踏査の結果」に記入する。

　次に，「①地区踏査の結果」にまとめた観察内容を裏づけたり，説明できる既存資料のデータを「②関連するデータ」に記入する。その際，まだ資料としては存在していないが，観察内容の根拠となるデータがあれば，合わせて書き込んでおく。日常の業務における地域住民との関わりの中で得られた情報や，同僚との会話の中で共有された情報，地域のキーパーソン（例えば町会や自治会の役員，自主グループのリーダーなど）へのインタビューの結果は，その一例である。

　続いて，「①地区踏査の結果」と「②関連するデータ」を照らし合わせ，両者に共通している点，あるいは一致していない点から今後の課題や問題点を抽出し，「③問題点」に書き出す。最後に，「③問題点」の中で，自分が着手すべき事柄に優先順位を付け，「④優先順位」の欄に記入する。同じ地域の地区踏査を複数人で実施した場合には，それらの結果を1枚の統合用紙にまとめても良い。

表4‐4　地域アセスメント

調査日時：　　年　　月　　日　　　時　　分〜　　　時　　分　　天気（　　）

（　　　　）地区　　移動手段（　　　　　）

a．地域に暮らす人びと（地域のコア）	
項　　目	①地区踏査の結果
1．歴史 2．人口統計 3．住民の様子 4．価値観と信条	（地区踏査記入シートの観察内容を左記の項目に仕分けして記入する）

b．地域を構成している8つの領域（サブシステム）	
項　　目	①地区踏査の結果
1．自然環境 2．教　　育 3．安全と交通 4．政治および行政 5．保健および社会サービス 6．コミュニケーション 7．経　　済 8．レクリエーション	

c．地域に対する思い・認識	
項　　目	①地区踏査の結果
1．住民はどう感じているか 2．自分はどう感じたか 3．その他の印象	

出所：都筑（2011）を一部改変。

統合用紙

記載者（　　　　　　　　　　　）

②関連するデータ	③問題点	④優先順位
（左記の観察内容を裏づける既存資料のデータ・今後必要と考える情報や資料を記入）	（①地区踏査の結果と②関連するデータを照らし合わせ，共通している点，一致していない点から問題点を書き出す） 例：○○が不足，○○が必要	（問題点の中で着手する優先順位を決める）

②関連するデータ	③問題点	④優先順位

②関連するデータ	③問題点	④優先順位

により，地域保健福祉事業の企画・見直しや，ソーシャル・キャピタルの醸成を図る上での課題や問題点を整理できるだけでなく，自分が着手すべき事柄に優先順位を付け，業務の効率化にもつなげることが可能となる。

2　「見える化」により地域資源の課題を把握する
——データの細分化と地域間での比較から

　健康の社会的決定要因（Social Determinants of Health: SDH）という概念が注目されるようになった2000年頃より地域資源や課題を客観的に把握する「見える化」を行い，住民とともに課題の解決を図る取り組みが各地で行われるようになってきた。「見える化」についての取り組みとして，筆者らが取り組む「見える化」システムのプロトタイプ，国が運営する地域包括ケア「見える化」システム及び，各地域の統計情報を地域別に分析して得られる独自の「見える化」の取り組みなどが挙げられる。本節では①地域包括ケア「見える化」システム登場の背景，②日本における「見える化」システムと JAGES（Japan Gerontological Evaluation Study, 日本老年学的評価研究）プロジェクト，③具体的な活用事例について述べ，これらを通して，「見える化」をどのように地域保健福祉の向上に役立てるべきか述べる。

（1）ハイリスク戦略からポピュレーション戦略へ
——「見える化」システム登場の背景

　地域課題の「見える化」が重要となった経緯には，健康づくり政策が大きく変化したことが背景にある。従来，健康は主に個人の問題として捉えられており，個人の遺伝的な素因や生活習慣等が疾病を招くものという認識が主流であった。しかし2000年頃からのSDHへの注目により，健康に関し高いリスクを持った個人に限定した取り組み（ハイリスク戦略）ではなく，住民全体の健康を増進させるポピュレーション戦略の重要性が認識されるようになった。住民全体の健康増進には健康格差の解消が重要であり，WHO（世界保健機関）の健康の社会的決定要因に関する委員会（WHO Commission on Social Determinants of

Health）は健康格差の解消に向けて「一世代のうちに格差をなくそう」（Closing the gap in a generation）と呼びかける報告書を出版した。この中では，健康格差の解消のためには，①日々の生活状況，すなわち，人びとが生まれ，生活し，働き，年齢を重ねる環境条件の改善が重要であり，②力，お金，資源の配分の不平等への取り組みや，③問題の測定と理解，活動のインパクトのアセスメントが重要であるとしている（Marmot et al. 2008）。そして，SDH の改善に向け「全ての政策において健康を考慮すること」（Health in All Policies）という考えのもと，WHO として取り組んでいくことが2009年と2012年の国連総会で決議された。

　日本では，厚生労働省が「健康日本21（第二次）」において，健康寿命の延伸・健康格差の縮小のためには個人の行動変容だけでなく，「あらゆる世代の健やかな暮らしを支える良好な社会環境を構築することにより，健康格差の縮小を実現する」と厚生労働大臣告示で言及している。

　以上のように，健康づくりに関して注目する対象が個人だけでなく地域へと拡張され，これに対応するためには地域の資源や課題やその格差を「見える化」することが求められるようになった。

（2）GIS を利用した地域診断

　健康指標を地域間で比較することにより，比較対象地域の中で，着目している地域がどの順位にいるかわかるようになる。これをベンチマークという。ベンチマークが様々な項目で行われると，その地域の強み・長所や取り組みが進んでいる点と，弱み・短所や取り組みが遅れている点が「見える化」でき，着目している地域で優先的に取り組むべき課題が何なのかがわかるようになる。JAGES が開発した健康格差の見える化ツールである JAGES-Health Equity Assessment and Response Tool（JAGES-HEART）2014では図4-3に示したような8領域36項目を一覧化した〈地域診断書〉を開発し，事業評価やどの項目を優先するかなど，戦略的な地域政策立案を支援するシステムの開発を行っている。また，地理情報システム（Geographic Information System: GIS）上に指

図 4 - 3　地域診断書による地域課題の見える化

地域診断書

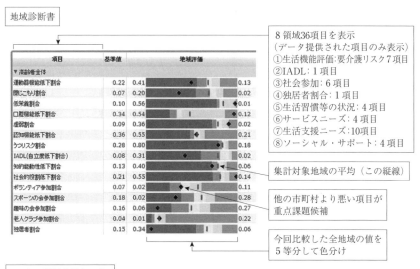

8 領域36項目を表示
（データ提供された項目のみ表示）
①生活機能評価：要介護リスク7項目
②IADL：1 項目
③社会参加：6 項目
④独居者割合：1 項目
⑤生活習慣等の状況：4 項目
⑥サービスニーズ：4 項目
⑦生活支援ニーズ：10項目
⑧ソーシャル・サポート：4 項目

集計対象地域の平均（この縦線）

他の市町村より悪い項目が
重点課題候補

今回比較した全地域の値を
5 等分して色分け

GIS上に指標を見える化

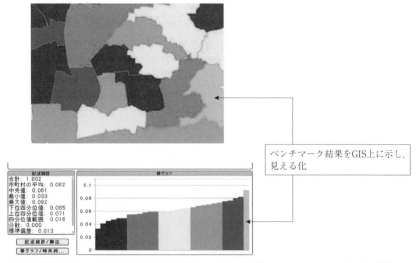

ベンチマーク結果をGIS上に示し，
見える化

注：地域診断書（Ver. 2014年）では 8 領域36項目について，地域間でベンチマークしたものを一覧化して
　　いる。GIS を用いて見える化し，自治体や住民と共有することで課題共有や協働が促進される。
出所：「JAGES＋HEART 2014」を一部修正。

標を「見える化」することにより，住民に説明する時に，自分たちの住んでいる地域の課題であると，わが事として課題意識の共有が図られるという効果を持つ。このように，「見える化」は課題共有・対策の優先順位づけ・マネジメントに必要であり，優先順位をつけて取り組む「選択と集中」により，限られたリソースを有効活用し事業をスリムに展開することができる。

　さらに，複数の地域のデータを集めて比較することにより新たな関係性が発見されることがある。いくつか例を挙げると，ある地域のデータを小学校区ごとに分析してみると転倒経験者の割合に11.8～33.9％と３倍の開きがあり，スポーツ組織の参加率が高いほど転倒率が低いという相関が認められた（林ら2014）。また，趣味関係のグループへの参加割合が高い地域ほど，うつ得点（Geriatric Depression Scale-15）の平均点が低いという相関が認められ，ボランティアグループ等８種類の地域組織いずれかへの参加割合が高い地域ほど，認知症リスクを有する後期高齢者の割合が少ないという相関が認められた。JAGES で得られたこれらの結果は，第47回社会保障審議会介護保険部会の資料（図4-4）となり，介護予防政策のハイリスク戦略からポピュレーション

── Practice ──

　JAGES-HEART のほか，見える化の取り組みは国や地方公共団体で行われており，どのようなツールがあるか把握することは重要である。活用できるものについて調べてみよう。

- 厚生労働省が作成している「地域包括ケア見える化システム」（https://mieruka.mhlw.go.jp/）の利用登録をして，どのようなデータがあるか調べてみる。
- まち・ひと・しごと創生本部が作成している地域経済分析システム RESAS（https://resas.go.jp）にアクセスして，どのようなデータがあるか調べてみる。
- 政府統計の総合窓口 e-Stat が提供する地図で見る統計 jSTAT MAP（https://www.e-stat.go.jp/gis）にアクセスしてどのようなデータがあるか調べてみる。
- 自分の地域の地方公共団体に GIS を利用したシステムがあるか，どういう部門が所管してどのようなデータを扱っているか調べてみる。

図4-4　社会参加と

スポーツ関係・ボランティア・趣味関係のグループ等への社会参加の割合

調査方法

2010年8月～2012年1月にかけて，北海道，東北，関東，東海，関西，中国，九州，沖縄地方に分布する31自治体に居住する高齢者のうち，要介護認定を受けていない高齢者169,201人を対象に，郵送調査（一部の自治体は訪問調査）を実施。

112,123人から回答。

（回収率66.3%）

【研究デザインと分析方法】

研究デザイン：横断研究

分析方法：地域相関分析

JAGES（日本老年学的評価研究）プロジェクト

日本老年学的評価研究
JAGES2010-11年度調査フィールド
Japan Gerontological Evaluation Study

調査票の郵送調査
送付数　約17万人
回答者数　約11万人
回答率　約66.3%

■協力保険者
◎研究組織
・東北大学
・国立社会保障・人口問題研究所
・神奈川歯科大学
・山梨大学
・千葉大学
・浜松医科大
・日本福祉大学
・星城大学
・京都大学
・産業医科大
・筑紫女学園大学
・琉球大学

大雪地区広域連合
今帰仁村
十和田市
中央市
早川町
岩沼市
南城市
庄会町
神戸市
柏市
高梁市
松浦市
十津川村

名古屋市，東海市，大府市，知多市，東浦市，阿久比町，半田市，常滑市，武豊町，美浜町，南知多町，碧南市，西尾市，一色町，吉良町，幡豆町

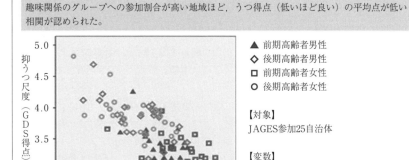

趣味関係のグループへの参加割合が高い地域ほど，うつ得点（低いほど良い）の平均点が低い相関が認められた。

▲ 前期高齢者男性
◇ 後期高齢者男性
□ 前期高齢者女性
○ 後期高齢者女性

【対象】
JAGES参加25自治体

【変数】
Y軸：高齢者抑うつ尺度（GDS15点満点）の平均（JAGES 2010年度調査）
X軸：高齢者の趣味関係のグループへの参加割合（JAGES 2010年度調査）

抑うつ尺度（GDS得点）の平均

5.0
4.5
4.0
3.5
3.0
2.5

2　　3　　4　　5　　6
趣味関係のグループへの参加割合

資料：図表については，厚生労働科学研究班（研究代表者：近藤克則氏）からの提供。

出所：第47回社会保障審議会介護保険部会資料（2013年）を一部修正。

介護予防効果の関係について

が高い地域ほど，転倒や認知症やうつのリスクが低い傾向がみられる。

スポーツ組織への参加割合が高い地域ほど，過去1年間に転倒したことのある前期高齢者が少ない相関が認められた。

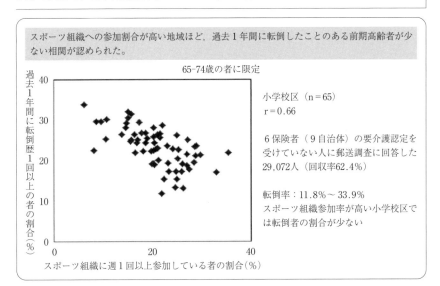

65-74歳の者に限定

過去1年間に転倒歴1回以上の者の割合（％）

スポーツ組織に週1回以上参加している者の割合（％）

小学校区（n＝65）
r＝0.66

6保険者（9自治体）の要介護認定を受けていない人に郵送調査に回答した29,072人（回収率62.4％）

転倒率：11.8％〜33.9％
スポーツ組織参加率が高い小学校区では転倒者の割合が少ない

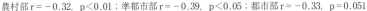

ボランティアグループ等の地域組織への参加割合が高い地域ほど，認知症リスクを有する後期高齢者の割合が少ない相関が認められた。

23市町村141小学校区在住の後期高齢者22,721名
農村部r＝－0.32，p＜0.01；準都市部r＝－0.39，p＜0.05；都市部r＝－0.33，p＝0.051

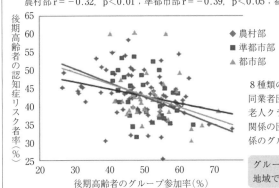

後期高齢者の認知症リスク者率（％）

後期高齢者のグループ参加率（％）

可住地人口密度

◆ 農村部　　農 村 部：〜1000人／km²
■ 準都市部　準都市部：〜1500人／km²
▲ 都市部　　都 市 部：1500人〜／km²

8種類の地域組織（政治団体，業界・同業者団体，ボランティアのグループ，老人クラブ，宗教関係団体，スポーツ関係の団体，町内会・自治会，趣味関係のグループ）いずれかへの参加率

グループ参加率が高い（絆の強い）地域では認知症リスク者率が低い

戦略への転換の一つの根拠となった。このように，複数の地域のデータを集めて比較・分析することにより，政策決定に資する情報が得られることがある。

（3）「見える化」システムの活用事例

　では，実際にどのように「見える化」システムは，活用できるのだろうか。JAGES は，いくつかの市区町村で具体的活用の経験を持っている。長崎県松浦市では，地域診断結果を市役所の所管課や地域包括支援センター内での課題と目標の共有，市民や地域ケア会議，「介護予防・地域支え合いサポーター」養成講座参加者への情報提供・意見交換に活用した（山谷ら 2016）。GIS 上に地域診断結果を反映し見える化した結果，いくつかの健康指標が最も悪いある地域では，買い物難民も多いことがわかった。その内容を住民に説明し地区の健康・生活課題から必要な支援内容と必要な協力者（組織）を住民サポーターと保健師が共に考えた結果，介護予防・地域支え合いサポーター手作りの昼食をみんなで食べる「住民主体の通いの場」の開設と運用が始まった。副次効果として，通いの場に人が集まっている時間に，移動販売車を呼び，買物難民問題の改善に寄与し，それがまた参加者を呼ぶという好循環に至った（図4‐5）。愛知県名古屋市で行った取り組みでは，団地居住者を対象に健康課題及びボランティア活動への参加登録意向の調査を行った結果，地域課題の見える化とともに約80名のボランティアが集まり，それを基にサロンの開設・運営を行っている（稲葉 2014）。

　以上の具体例を参考に，「見える化」システムの活用に際しての要点をまとめると，以下のようになるだろう。

①　既存データや法令上定められた調査への項目追加等により，「見える化」のためのデータを取得し，細分化された形で示し，データ連係により価値を高める。
②　ベンチマークと優先順位づけ
　　各健康指標について地域ごとにベンチマークし，優先的に取り組むべ

図 4 - 5　「見える化」システムの活用事例──介護予防事業「お寄りまっせ」に至る経過

```
「見える化」による地域診断
```

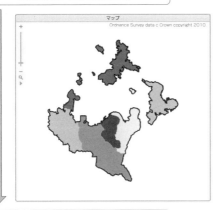

```
地域診断による現状把握・課題抽出
```

介護リスクも買物に困っている人も多いのはA地区

```
地域診断結果の共有・意見交換
```

●住民（各種団体）参加の報告討論会
●地域ケア会議
●介護予防サポーター養成講座　等

```
重点地区の住民が集まり取組内容の決定
```

```
重点地区の公民館に「お寄りまっせ」オープン    移動販売車を誘致して買物ニーズも満たす
```

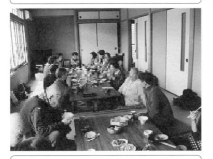

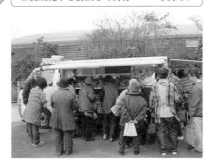

サポーター手作りの昼食をみんなで食べます

出所：近藤克則氏からの提供。

き課題は何で地域はどこか明らかにする。

③　横断的・縦断的な組織連携とソーシャル・キャピタルの醸成

　　「見える化」された情報を住民と共有，関係者間で解決のために課題や目標を共有し，解決策を住民も巻き込んで考える。

④　取り組みの評価とPDCA

　　上記について定期的にフォローアップと評価を行いPDCAサイクルを回す。

　具体例として，愛知県武豊町での取り組みでは，武豊町の高齢者に全数調査を実施し，結果を住民と共有し，住民主体の通いの場を開催するに至った。通いの場への参加者を5年間追跡した結果，要介護認定率は非参加者群の14％に対して参加者群では7.7％と半分程度に抑制されていた（Hikichi et al. 2015）。また，「平成29年度介護給付費等実態調査の概況」によれば，2017年度の介護サービスの費用累計額は9兆6,333億8,400万円で，2017年度の年間受給者数は累計509万5,800人，全国平均で1人当たり年間189万円の費用が必要だが，武豊町の「サロン事業」予算は約630万円で年間4人以上の要介護認定を抑制していると推定され費用を上回る効果が得られていることがわかった。このように地域課題の見える化と，その住民との共有により，住民主体の自発的な活動を促し，共助が機能する仕組み作りに貢献できる。

---- Practice ----

　地域マネジメントをする上で，以下のような観点で取り組めているか，振り返ってみよう。

- どの地域がどのような課題を持っているか，どのような取り組み団体や施設インフラ等の優れた資源を持っているかを把握ができているか。
- 優先的に取り組むべき点や地域を把握できているか。
- 地域で抱える課題を住民と十分共有できているか，そのための方策を考え実行しているか。
- 取り組みの定期的な評価を行うための評価指標を設定しているか。

（4）「見える化」システムの運用方法

　それでは，具体的に，「見える化」により，いかに健康格差対策を進めていけばよいだろうか。「見える化」システムの活用による健康格差対策を行う上での必要なステップを前項で記したが，ここではその応用と具体化について述べる。近藤（2016）は保健師等専門職が地域の健康格差対策を行う上で，具体的にどうすればよいか記しており，大変参考になるので，適宜参照されたい。

1）見える化の事前準備

　地域の課題に基づいた健康対策を行う上では既存の「見える化」システム以外の項目についても，参照する必要が出てくるだろう。健康格差を「見える化」するにあたっては，当然その基礎データが必要となる。その時のポイントは以下の5点が挙げられる。

　　①　手持ちの業務データを最大限活用する。
　　②　すでに計画されている調査に必要な項目を追加する。
　　③　公的統計を2次利用する。
　　④　健康格差対策のための独自調査を行う。
　　⑤　行政内外の部署や機関との連携によりデータを入手する。

　行政では事業として様々な調査を実施しているが，それらが必ずしも十分に活用されていない場合がある。市内全域もしくは行政区域ごと大まかに示されたデータを，さらに日常生活圏域や小学校区毎などに細分化して示すことにより，「見える化」の基礎データとなる。地域の健康課題について特に把握したい項目がある場合は，法令に基づいた調査に追加項目として質問紙を加えることにより，低いコストでほかの情報とも紐づけられた価値の高い情報を取得することができる。市区町村以外でも，県や国の単位で行っている調査もあり，そのような公的統計はe-Statというウェブサイト（https://www.e-stat.go.jp/）で公開されている。地域単位での分析においては，そのデータを2次利用することでデータ収集のコストをかけずに「見える化」が可能となる場合がある。

e-Stat で詳細まで記されていない場合でも，場合によっては以下の統計法第33条に基づき，統計を行う主体となる省庁との間で手続きをすることで，調査内容の詳細を取得し「見える化」に活用できる場合がある。

　　第33条　行政機関の長又は届出独立行政法人等は，次の各号に掲げる者が
　　当該各号に定める行為を行う場合には，その行った統計調査に係る調査票
　　情報を，これらの者に提供することができる。
　　一　行政機関等その他これに準ずる者として総務省令で定める者　統計の
　　　　作成等又は統計を作成するための調査に係る名簿の作成
　　二　前号に掲げる者が行う統計の作成等と同等の公益性を有する統計の作
　　　　成等として総務省令で定めるものを行う者　当該総務省令で定める統計
　　　　の作成等

　また，行政内外のデータ連携をすることにより，単一のデータベースでは絶対に見えてこないものが見えてくる場合がある。例えば，健診データと日常生活圏域ニーズ調査のデータを連携することにより，高齢者の生活上の情報と生理生化学的な情報が連携し，高齢者を対象とした介護予防事業によって地域での健診の対象疾病の状況がどう変化していくかの把握が可能となる。

2）ベンチマークと優先順位づけ

　得られたデータは小学校区単位等で集計し，それらをベンチマークする。ベンチマークされたデータを見て，どの地域のどの課題に着目して取り組むべきか，優先する健康課題の選定および優先する集団の選定などの，優先順位づけを行う。

　まず，優先する健康課題の選定手順として，①全国や周囲の自治体と比較して，特に成績が良くない指標を1つないし複数選ぶ，②その項目がどの程度重要な健康課題かを総合的に検討して絞りこむこと，とするのが良いだろう。そして，「介入することで十分な成果が得られそうか」「良い介入手段を作れそうか」という視点でも吟味して，最終的に取り組むべき課題を絞り込む。

優先順位が高くても，介入手段が思いつかないなどアプローチが困難な場合は，最終的な優先順位が低くなることもある。

次に，優先する集団の選定を行う。①選んだ指標について，集団ごとに評価を行い（小学校区別，所得階級別など），②「指標の悪さ」と，「利用できる資源の量」とのバランスで，取り組むべき候補を絞り込む。このほか，介入手段や下準備が整っているか，介入により改善が見込まれるか，取り組みが社会的に受け入れられやすいか，という観点も必要になる。

3）横断的・縦断的な組織連携とソーシャル・キャピタルの醸成

取り組む課題について選定され，実際に取り組む際に意識しておくべきは，健康格差の是正に向けた社会環境の改善は，保健部門だけでは達成できないということである。健康は，生物学的要因・心理的要因・社会的要因が相互に作用して成り立っている（生物心理社会モデルと呼ばれる）。これらを包括的に扱うためには，部署間組織間の連携が不可欠であり，部署間組織間のソーシャル・キャピタルの醸成が健康格差対策には重要である。

ソーシャル・キャピタルを醸成するには概ね次の3つのアプローチが挙げられる。

①　住民同士の連携を支援するアプローチ

　伝統的な地縁活動，ボランティア活動，自治会活動やサロン活動等を支援するアプローチ。

②　組織間連携を強化するアプローチ

　前述の各活動を行っているもの同士を連携させて課題解決を図るアプローチ。例えば，高齢者のサロンと，学童保育のような取り組みを組み合わせて，多世代交流の機会を作ることなどは，昨今実際に取り組まれている。

③　連携を増やすために必要な制度改革や環境整備を進めるアプローチ

　②のような連携を支援するための行政的な支援の仕組みや，連携を進める民間の取り組みへの支援などのアプローチが考えられる。

　組織間の連携を着実に進めるために，藤野ら（2016）による「健康・介護施策における部署間連携のためのアクションチェックリスト」（表4-5）が活用できる。リストには，16項目が掲載されており，それぞれのアクションについて「提案する」「優先する」という2つのチェック項目で確認する。例えば，事業計画 No.1 のところについて，保健部門で健康づくりの運動の推進を計画することとなった時に，職域保健分野での健康づくりの予算や，教育分野での運動の推奨に関する予算がないか確認して，連携して事業を行うことなどを考案し，提案するきっかけとすることができる。

4）取り組みの評価と PDCA

　健康対策の事業を効果的に行う際には，評価指標を定め，その変化をフォローアップすることにより，事業の効果評価を行い，PDCA（Plan-Do-Check-Action）サイクルを回して管理していくことが重要である。

　事業の評価指標については，最終目標のための実行事項の実行状況に関する指標，最終目標に至るための中間的な指標，最終的目標の指標，というように，始まりから中間過程，最終結果と一連の流れを意識した指標を設定する。指標の分類には様々な方法があるが，一例として，インプット指標・プロセス指標・中間アウトカム指標・最終アウトカム指標と分けることができる。人口透析患者の減少を目標に最終アウトカム指標とし，重症糖尿病患者数を中間アウトカム指標として，健診の受診率や実施状況及び2次検査受診率をプロセス指標として，受診勧奨の事業実施数をインプット指標とする，などが挙げられるだろう。良い指標を選ぶには何点かの注意事項があるので，以下に記す。

①　正　確　性

　評価したい事柄を正確に評価できているか，その方法として適切か。評価に際して，標準化された方法があり，それが適切に実施される必要がある。

②　代　表　制

　捉えたい概念を十分代表できているか，統計学的な説明力が高い指標か。例えば上記の例であれば，新規透析導入患者の最大の原因疾患が糖尿病であるという事実に基づいて設定されたものとなる。

表 4 - 5　アクションチェックリスト

検討する事業名：

項　　目	No.	連携のためのチェック項目	提案する	優先する	関連部署・メモ
事業計画	1	この事業を進めるために利用できる予算や助成金が他の部署にあるかを確認する。	☐	☐	
	2	事業に関連する，他部署の事業（施策・計画など）を確認する。	☐	☐	
	3	事業が他部署の事業（施策・計画など）に与える影響について検討する。	☐	☐	
情報共有	4	事業内容を他部署に説明，共有する機会を設定する。	☐	☐	
	5	他部署が管理する情報やデータを活用する。	☐	☐	
対象者	6	対象者を把握したり，周知するために，他部署と連携して実施できる機会について検討する。	☐	☐	
	7	事業によって特に影響を受ける集団に関する把握や配慮を検討する。（経済状況，世帯状況，地域状況，高齢者，障害者，外国人など）	☐	☐	
市民協働	8	住民が参画できる機会を設定する。（計画段階，実行段階，評価段階）	☐	☐	
	9	ボランティア活用の機会について検討する。	☐	☐	
地域資源	10	他部署を含め，既存の地域資源の活用について検討する。（民生委員，地区推進委員，社会福祉協議会，自治会，NPOなど）	☐	☐	
事業者	11	関係事業者の経営的影響について検討する。	☐	☐	
	12	関係事業者の雇用状況への影響について検討する。	☐	☐	
教　　育	13	学校現場・教育担当部署との連携の可能性について検討する。（啓発，ボランティア参加，対象者との接触機会など）	☐	☐	
建造環境	14	公園，公民館，スポーツ施設，その他の公営施設の活用について検討する。	☐	☐	
交　　通	15	対象者が事業に参加するための交通への配慮について検討する。	☐	☐	
経　　済	16	対象者が事業に参加するための経済的な配慮について検討する。	☐	☐	

出所：藤野ら（2016）。

③　社会的受容性

　一般市民やメディア等社会に受け入れられやすい指標か。普及啓発する上で，指標のわかりやすさや認知度が必要となる。例えばメタボリックシンドロームは現在でこそ，リスク指標として活用されているが，20年前の時点では指標の適切性としてどうだろうか。まず認知度を高める，という目標を設定することがよく行われており，ロコモーティブシンドローム，COPD（慢性閉塞性肺疾患）やCKD（慢性腎臓病）に関しては社会的受容の途上にあるといえるかもしれない。

④　介入に対する反応性

　一定期間取り組みを進めた時の，その期間内で変化を観察できるか。例えば，認知症の発症率を一年の取り組み期間だけで評価するのは適切とはいえない。取り組みにより効果が得られるために要すると思われる期間も考慮の上設定する必要がある。

⑤　容　易　さ

　指標に必要なデータが取得しやすいものか。データ取得のための予算的・労力的なコストを考慮する必要がある。また，健康格差を縮小するために指標を設定する場合，個人の指標と地域（環境）の指標を設けることが重要である。例として，地域での健康づくり事業を実施する際，個人の指標として参加数が

─ Practice ─

　現在手に入る統計情報等を使って，実際に以下のような観点で地域の課題や解決への取り組みを整理してみよう。

- 他の都道府県，市区町村や地域に比べて課題となっているものは何か，ベンチマークしてみる。
- 課題となっているものについて，特に取り組むべきものに優先順位を付けてみる。
- 取り組みを実行するに当たって，協力が必要な部門，組織や団体について挙げてみる。
- 取り組みのための予算や人員，取り組み過程や取り組み結果に関する評価指標を挙げてみる。

挙げられ，環境の指標として事業実施数が挙げられるだろう。

　上記のように適切な指標を選択し，その効果を検証して，改善が見られるなら推進を，見られないようであれば，なぜ改善が見られないのか，何が課題か十分検討した後，適切な施策実施のために修正して実施するというマネジメントサイクルを繰り返していくことが重要である。

（5）都市部での効果検証と新たな取り組みの開発──今後の課題

　以上，紹介してきたように地域診断による地域課題の「見える化」システムの開発と地域介入についての事例研究は進められている。しかし，いまだ取り組みは途上であり課題は多い。いくつか具体例を挙げると，次のようなものがある。

　　①　「見える化」を上手く活用できる人材育成が未だ途上であること。
　　②　介護予防の課題ごとに，どのような内容の取り組みがあるのか，それらの中で，より効果的なのはどれかというところまでは，まだ検証できていない。
　　③　大都市など他地域で住民主体の介護予防モデルが成り立つかは，いまだ検証されていない。

　①については，さらに人材育成をしていくことが求められるが，本書がその一助となってくれることを期待している。②，③について，日本国内で効果検証まで行われた実績を持つ武豊町は人口4万人の町であり，大都市で同じようなモデルが成り立つかはいまだ検証されておらず，取り組みごとの評価もされていない。

　これらに対し今後取り組むべき事項として「見える化」のさらなる推進に加え，プログラム・マネジメント，他部門・セクター連携が重要になる（近藤2017）。JAGESでは千葉県松戸市と共同研究協定を結び，今後の高齢人口の増

加率が高い都市部においても一般化できる形で，住民が主体となり，行政，大学，営利非営利問わず地域の事業者らが連携して地域の介護予防の取り組みを展開する手法の開発と，その効果検証に取り組み始めたところである。

　今後，「見える化」システムの活用により，社会参加をキーワードとした住民主体の介護予防の取り組みが高齢者の well-being を保つ一助となるだろう。

3　整理した問題点を基に地域資源を「棚卸し」する
──地域のソーシャル・キャピタルの把握

(1) ソーシャル・キャピタルの把握は工夫次第

　ここまでは，「課題抽出のための地域のアセスメント」と「見える化」について学んできたが，ここからは，いよいよソーシャル・キャピタルに焦点を当て，どのようなポイントに注目してソーシャル・キャピタルを把握していけばよいかについて解説する。地域診断で抽出された課題に対し，地域のソーシャル・キャピタルをうまく活用して解決まで持っていくには，まずは地域のソーシャル・キャピタルを知る必要がある。

　ソーシャル・キャピタルは多面的な概念である。地域の背景（例：文化，歴史，住民性，地理的条件）によっても異なるし，地域の社会資源（例：現存の地域活動，行政，NPO 等の組織）の程度にも影響される（村山 2016）。そのため，その多面的な概念を把握するには，一つの方法だけでなく，複数の方法を組み合わせることが有効である。

(2) アンケート調査で量的にアセスメントする

　代表的なものとして，アンケート調査が挙げられる。アンケート調査によって，「○○が何％」「△△は何点」といった具体的な数値（量的データ）で示すことができる。アンケート調査と一言でいっても，新たに調査を企画して実施する方法と，既存の調査結果を活用する方法がある。

　前者の新たに企画・実施する方法は，今自分が知りたいソーシャル・キャピタルの項目が実際に測定できるというメリットがあるが，実施のために大きな

図4-6　ソーシャル・キャピタルの構成概念

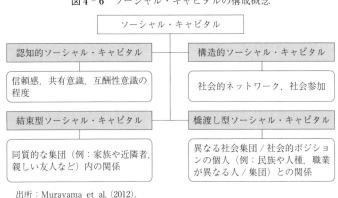

出所：Murayama et al.（2012）.

コスト（労力，お金，時間）がかかる。一方，後者の既存の調査結果を活用する方法は，その裏返しである。コストはあまりかからないが，その調査で使用された項目以外のことは知ることができない。また，実際のデータ（生データ）を取り扱うことができず，報告書などに記載された集計データしか利用できないという場合もある。以下では，前者の新たにアンケート調査を実施する場合に注意すべき点について解説する。

　新規にアンケート調査を行う場合，ソーシャル・キャピタルに関係する指標を質問紙の中に含めないといけない。しかし，ソーシャル・キャピタルの指標には，今のところ統一されたものが存在しない。ソーシャル・キャピタル尺度を作成しようという試みもあるが，使用される国や地域，その文化的背景の違いなどによって，国際的に広く使われるまでには至っていない。

　現在の主流は，ソーシャル・キャピタルの構成概念（図4-6）に従い，それぞれに対応した項目を用意し，測定している。例えば，認知的ソーシャル・キャピタルであれば，信頼感や規範意識など，構造的ソーシャル・キャピタルであれば，近所付き合いや社会参加頻度などである。さらに，例えば信頼感一つをとっても，その尋ね方は様々である。まず，「一般的に人は信頼できると思いますか」のような一般的信頼感，「お住いの地域の人びとは信頼できると思いますか」のような特定の地域に特化した信頼感，などのレベルの違いが挙

げられる。さらに，「お住いの地域の人びとは信頼できると思いますか」と回答者個人の信頼感を尋ねる方法もあれば，「お住いの地域の人びとは信頼し合っていると思いますか」と地域全体を客観視した上で，その地域の信頼感の程度を尋ねる方法もある。質問の視点が違うのである。

　どの尋ね方が正解というわけではない。どれを選ぶかは，「何を明らかにしたいのか」「何を知りたいのか」といった目的次第である。また，他の地域で行われた調査や全国調査の結果を比較して，この地域のソーシャル・キャピタルがどのくらいか（他の地域や全国と比べて高いのか，低いのか）を知りたい場合，それら調査の項目を細かく確認せずに調査を実施してしまうと問題が生じる可能性がある。例えば同じような項目を尋ねていたつもりでも，尋ね方が異なるために，厳密に結果を比較できないという事態に陥ることがある。せっかく調査を実施したにもかかわらず，結末がこれでは残念である。どういったソーシャル・キャピタルの項目を使用するかは，調査の準備段階で十分に検討するようにした方がよい。

　ソーシャル・キャピタルの構成概念に基づいて整理することは，既存の調査結果を活用する場合でも同じく重要である。既存調査の項目でソーシャル・キャピタルに関連するものが多くはない中，利用できる項目は全部使いたいという気持ちになりがちである。しかし，やみくもに項目を集めていては，「全部ソーシャル・キャピタルに関係しそうだけど，結局何が言えるのかよく分からない……」という事態になりかねない。調査された項目がソーシャル・キャピタルの構成概念のどの部分を測定しているかをしっかりと意識してこそ，地域の強い部分，弱い部分のコントラストが明確に見えくるのである。

　データを収集したら，次は地域のソーシャル・キャピタルの集計である。よく使われる方法は，地域単位でソーシャル・キャピタルの得点や割合を集計する方法である。例えば，「お住いの地域の人びとは信頼できると思いますか」という質問に対して，「4＝そう思う」「3＝まあそう思う」「2＝あまりそう思わない」「1＝そう思わない」の4件法で尋ねたとしよう。町丁目ごとのソーシャル・キャピタルを把握したい場合には，その町丁目に住む回答者の平均

得点（今回の例の場合は得点範囲1～4点で算出）や，「4＝そう思う」と「3＝まあそう思う」に回答した者の割合（その町丁目で3か4に回答した者の数／その町丁目に住む回答者の数）などを算出する。地域の町丁目のソーシャル・キャピタル（平均得点や割合）を並べ，比較することで，ソーシャル・キャピタルの高い地域と低い地域が見えてくる。その違いに影響する要因を分析したり，重点的に事業展開する地域の絞り込みに利用したりすることができる。

— Practice

　皆さんが利用可能な既存の調査結果を挙げてみよう。また，その調査の中にソーシャル・キャピタルとして利用できそうな項目がないか探し，「ソーシャル・キャピタルの構成概念」（図4-6）のどの部分に当たるかを考えてみよう。

（3）様々なソースから質的にアセスメントする

　ソーシャル・キャピタルを把握するというと，前項のようなアンケート調査を実施するものというイメージを持っている人が多いかもしれない。もちろんアンケート調査のデータは有効なソースであるが，それ以外にも様々なソースから情報を収集することができる。

　インタビュー調査などの質的データや，あるいは地域で活動する皆さんが普段の業務で感じていることも十分にその指標となり得る。「そんなの人によって感覚は違うし，あてにならない」と思う人もいるかもしれない。しかし，ソーシャル・キャピタルをアセスメントする上で，質的データを活用することの有用性は既に知られている（Whitely 2008）。先行研究では，保健師が感じている地域のソーシャル・キャピタルの程度が，地域住民へ実際にアンケート調査して把握したソーシャル・キャピタルの程度と強く相関することが報告されている（埴淵ら 2008）。保健師という専門職の立場で活動する中でこれまで蓄積されてきた経験や感覚は，たとえ主観的なものであったとしても，十分に信頼に足るものなのである。保健師の他にも，地域を深く広く把握し理解している人，例えば，町会長や民生委員，社会福祉協議会の職員などの経験や感覚も，

ソーシャル・キャピタルを把握する上では重要かもしれない。様々なソースから情報を把握し、より多角的に地域を見ることで、より包括的で正確なソーシャル・キャピタルのアセスメントにつながる。

　また、地域特性からソーシャル・キャピタルの程度を予測することも可能である。例えば、居住年数とソーシャル・キャピタルの程度は強く相関することが多いため、居住年数が長い住民が多い地区のソーシャル・キャピタルは高いのではないかと予想できる。

　指標については、地域（地方自治体や担当地区）全体についてのソーシャル・キャピタルの状態を表す「全般的ソーシャル・キャピタル」と、計画・実施する事業、あるいはグループや組織それぞれのソーシャル・キャピタルの状態を表す「特異的ソーシャル・キャピタル」を分けて考え、必要に応じてそれぞれを把握しておくことは有効である（表 4-6）。これらの把握は、事業の準備段階だけでなく、事業の評価としても重要になってくる。

── Practice ──

　「地域のソーシャル・キャピタルの把握フォーマット」（表 4-6）に沿って、皆さんの地域のソーシャル・キャピタルを整理してみよう。特定の事業が想定できる場合には、その事業に関連したソーシャル・キャピタルについても整理してみよう。

（4）地域の組織・活動間の関係性をアセスメントする

　地域の既存の組織を整理し、これらの組織同士の関係性をアセスメントすることも重要な作業である。この関係性をアセスメントすることで、地域には既にどういう組織間につながりが存在し、今後はどの部分を強化していけばソーシャル・キャピタルが醸成され得るのかが見えてくる。また、取り組む活動や事業の効果を地域全体に波及させるためには、地域に現存する組織間ネットワークを活用した戦略も有効であり、その見通しを立てることにも役立つ。現状を整理する際、その組織がフォーマルなのかインフォーマルか、組織の活動の範囲がどのくらいか（例：地方自治体の境界にこだわらずに活動〜限定的な地区で活

表4-6　地域のソーシャル・キャピタルの把握フォーマット

		情報ソース			
		既存資料 (市民調査等のデータや結果など)	インタビュー (住民や当事者の声など)	日常業務の中で感じていること	ソーシャル・キャピタルに関係する地域特性
全般的ソーシャル・キャピタル	主観的指標 (認知的ソーシャル・キャピタル)	・地域のまとまり ・住民同士の信頼感や助け合いの意識			・人口構成，人口流動 ・歴史・文化 ・住民の価値観や習慣
	客観的指標 (構造的ソーシャル・キャピタル)	・地区組織活動への参加状況 (参加数など) ・近所付き合いの程度	・近所付き合いの程度		
特異的ソーシャル・キャピタル (評価したい事業やグループ・組織に特化したソーシャル・キャピタル)	主観的指標 (認知的ソーシャル・キャピタル)	※既存資料から得られない場合が多い	・子育て世代内での信頼感や助け合い意識		・核家族割合 ・育児相談件数 ・育児環境の良さ ・行政の子育て関連施策の充実度
	客観的指標 (構造的ソーシャル・キャピタル)	・子育て世代の社会参加度 (割合や関心のある活動領域)	・子育て世代内での付き合いの程度 (例：ママ友同士の交流の程度)		

動)という軸で分類しておくと，状況や関係性がより明確になるだろう。

　例えば，組織や活動間の関係性のマッピングは視覚的な把握が可能になる。情報収集が比較的容易なフォーマルな組織や活動だけでなく，インフォーマルな組織や活動まで把握しておくことで，地域の人間関係，組織関係のあり方やネットワークの実態なども見えてくる。

　例を挙げてみる。あなたは，乳児を持つ母親の育児グループを立ち上げることになったとしよう。そうした場合，地域の全般的なソーシャル・キャピタルだけでなく，評価したい事業やグループ・組織に特化したソーシャル・キャピタル，つまり子育て世代のソーシャル・キャピタルなどをアセスメントすることも重要になる。ただし，既存資料では把握できない事柄も多々ある。その場合には，乳児を持つ母親や育児経験者などから話を聞いたり，日常業務での実

図4-7　地域の組織・活動マッピング

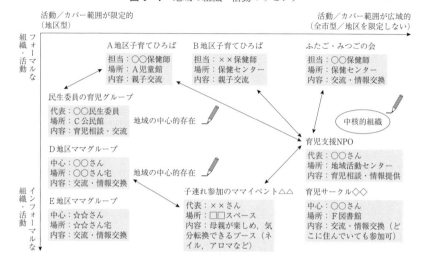

感などを整理して，情報として活用することができる（図4-7）。

　地域には，育児関係の組織や活動は，フォーマル，インフォーマルを含めて既に存在するはずである。それらとターゲットが似通った活動を立ち上げては効率的とはいえない。地域の既存の組織や活動，およびその関係性をアセスメントし，既存のものとの連携で十分に課題に対応できる場合もある。もし地域に利用可能な資源がない場合には，地域のソーシャル・キャピタルの状態を考慮しながら，地域に合った組織・活動を新たに立ち上げることになる。

┌─ Practice ─

　皆さんの地域に存在する組織や活動（資源）を整理し，「地域の組織・活動マッピング」（図4-7）にならって整理してみよう。その組織・活動が「フォーマルかインフォーマルか」「活動範囲が限定的か広域的か」も考えながら整理してみよう。

4　保健師の目——大胆な発想を持っている若手保健師

「A保健師は若い」「B保健師は経験が浅い」と，「地域づくりやまちづくりなんてまだ無理…」「まずは個別支援から…」などと決めつけていないだろうか？

某市では，県内の市町村の比較ができる統計（人口，母子・成人・高齢者保健福祉，医療環境，交通事故，救急搬送，生活保護，精神障害者保健福祉などのデータ）を用いて，自分達が所属する自治体の地区診断を，ベテランチーム，中堅チーム，若手チームに分かれて行ってみた。その結果は，次の通りである。

ベテラン
チーム：様々な統計数値とこれまでの活動経験を合わせて地域の課題を分析しており，これからは縦割りの壁を超えた取り組みが必要とまとめていた。すぐにでもできることに目をつけるのは，さすがベテランである。

中堅チーム：統計数値から分析した課題を解決するための実現可能な新たな取り組みについてまとめていた。今後の展開を政策的に分析できる力を身に付けていけるであろう。

若手チーム：統計数値の分析というよりは，これから必要と思われる施策がたくさん！　実現可能かどうかはさておき，斬新なアイディアは，ベテラン保健師や中堅保健師も目からウロコであった。

地域を変えるためには，しがらみにとらわれない発想が大事である。これからは，若手職員の「気づき」をいかに引き出し，育てていくかが重要である。中堅職員の知識や経験を活かしながら，ベテラン職員は着実に実践につながるよう形にしていくという，それぞれの良いところを活かした活動ができる職場づくりを目指していこう。

資料4‑1　地区踏査記入シート

調査日時：　　年　　月　　日　　　時　　分〜　　時　　分　天気（　　）

（　　　　）地区　　移動手段（　　　　　）

記載者（　　　　　　　　　　）

項　　目		項目の内容
行き交う人びとの様子	集う人びとと場所	
	街を歩く人びとと動物	
	地区の活気と住民自治	
	店・露店	
街の様子	家屋と街並み	
	広場や空き地の様子	
	交通事情と公共交通機関	

項　　目		項目の内容
社会資源	社会サービス機関	
	医療施設	
	地域性と郷土色	
	境　　界	
政治・宗教・健康	メディアと出版物	
	政治に関するもの	
	信仰と宗教	
	人びとの健康状態を表すもの	

出所：都筑（2011），桝本ら（2006）を基に村山幸子作成。

注

(1)　地域アセスメントには「地域（地区）診断」や「公衆衛生診断」等，いくつか関連する呼び方が存在する。本節では，地域での保健活動は多くの専門職や行政，住民との協働であるという点を強調するため，「診断」ではなく「アセスメント（査定）」という用語に統一した。

(2)　ウインドシールドとは車や列車の車窓のことであり，ウインドシールドサーベイとは，広大なアメリカの地域を車や列車で回りながら，車窓越しに目に入る光景から，地域の実状を把握する調査方法である（狭川ら 1999；都筑 2011）。

参考文献

・第 1 節

浅原きよみ（2002）「地域診断」尾崎米厚・鳩野洋子・島田美喜編『いまを読み解く保健活動のキーワード』医学書院，141-144頁。

狭川庸子・都築千景・斉藤恵美子・金川克子（1999）「地域看護診断における地区踏査のためのガイドライン作成の試み」『日本地域看護学会誌』1(1)，63-67頁。

島田美喜（2014）「今なぜ地域診断か？」『月刊地域保健』6，8-14頁。

臺有桂（2011）「既存資料の活用方法」金川克子・田髙悦子編『地域看護診断 第2版』東京大学出版会，21-31頁。

高橋美美・高尾俊弘（2007）「保健師の地域診断実践に影響する要因に関する研究」『高知大学学術研究報告』56，21-29頁。

都筑千景（2011）「エスノグラフィックアプローチ(2)──地区視診」金川克子・田髙悦子編『地域看護診断 第2版』東京大学出版会，37-51頁。

日本公衆衛生協会編（2011）「平成22年度 地域保健総合推進事業『地域診断から始まる見える保健活動実践推進事業』報告書」。

埴淵知哉・村田陽平・市田行信・平井寛・近藤克則（2008）「保健師によるソーシャル・キャピタルの地区評価」『日本公衆衛生雑誌』55(10)，716-723頁。

馬場文・飯降聖子・小林孝子・小島亜未・川口恭子（2015）「地域診断に関する学生の理解度の検討」『人間看護学研究』13，59-70頁。

桝本妙子・福本恵・堀井節子・小笹晃太郎・渡辺能行（2002）「地区踏査からみえるもの──『地区視診ガイドライン』を用いて」『京都府立医科大学看護学科紀要』12(1)，39-48頁。

桝本妙子・福本恵・三橋美和（2004）「保健師基礎教育における『地区視診ガイドライン』活用の試み──学生評価と指導者評価の比較」『日本看護研究学会雑誌』27(3)，162頁。

桝本妙子・三橋美和・堀井節子・福本恵（2005）「『地区視診ガイドライン』を用いた

地域診断技術教育の試み——実習前後を比較して」『京都府立医科大学看護学科紀要』14，49-54頁。

桝本妙子・三橋美和・堀井節子・福本恵（2006）「保健師基礎教育課程における地区診断記述教育の一方法——『地区視診ガイドライン』の因子構造から」『日本地域看護学会誌』9(1)，26-31頁。

村山洋史・上松志乃・鈴木裕里子（2013）「地域包括支援センター職員への地区診断研修プログラムの効果」『日本公衆衛生雑誌』60(1)，10-20頁。

Anderson, E. T. & J. McFarlane (1996) *Community as Partner: Theory and Practice in Nursing*, Lippincott Williams & Wilkins.

Muecke, M. A. (1991) "Community health diagnosis in nursing" in Spradley, B. W. (ed.) *Readings in Community Health Nursing 4th Edition*, Lippincott Williams & Wilkins, pp. 170-186.

・第2節

稲葉静代（2014）「高齢化団地問題でみんなをつなぐ『緑のおばさん』」『公衆衛生』78(6)，428-431頁。

近藤克則（2017）『健康格差社会への処方箋』医学書院。

近藤尚己（2016）『健康格差対策の進め方——効果をもたらす5つの視点』医学書院。

鈴木佳代・近藤克則・JAGESプロジェクト（2014）「見える化システムJAGES HEARTを用いた介護予防における保険者支援」『医療と社会』24(1)，75-85頁。

林尊弘ら（2014）「転倒者が少ない地域はあるか——地域間格差と関連要因の検討——JAGESプロジェクト」『厚生の指標』61(7)，1-7頁。

藤野善久ら（2016）「健康・介護施策における部署間連携のためのアクションチェックリスト」（https://www.jages.net/information/?action=common_download_main&upload_id=597，2019年1月20日アクセス）。

山谷麻由美ら（2016）「長崎県松浦市における地域診断支援ツールを活用した高齢者サロンの展開——JAGESプロジェクト」『日本公衆衛生雑誌』63(9)，578-585頁。

Hikichi, H. et al. (2015) "Effect of a community intervention programme promoting social interactions on functional disability prevention for older adults: propensity score matching and instrumental variable analyses, JAGES Taketoyo study" *J Epidemiol Community Health* 69(9), pp. 905-910.

Marmot, M. et al. (2008) "Closing the gap in a generation: health equity through action on the social determinants of health" *Lancet* 372 (9650), pp. 1661-1669.

・第3節

村山洋史（2016）「ソーシャルキャピタルの多面性——地域保健活動でいかに醸成を

目指すか」『老年社会科学』37(4)，454-462頁。

埴淵知哉・村田陽平・市田行信・平井寛・近藤克則（2008）「保健師によるソーシャ
ルキャピタルの地区評価」『日本公衆衛生雑誌』55(10)，716-723頁。

Murayama, H., Y. Fujiwara & I. Kawachi (2012) "Social capital and health: A
review of prospective multi-level studies" *Journal of Epidemiology* 22(3), pp.
179-187.

Whitely, R. (2008) "Social Capital and Public Health: Qualitative and Ethno-
graphic Approaches" in Kawachi, I., S. V. Subramanian & D. Kim (eds.)
Social Capital and Health, Springer, pp. 95-115.

（村山幸子［第1節］，亀田義人・近藤克則［第2節］，
村山洋史［第3節］，石川貴美子［第4節］）

シニア男性の潜在力を活かした異世代交流の地域活動
——朝霞市の事例から

　朝霞市（以下，本市）は，埼玉県の南部に位置し，首都圏のベッドタウンとして人口が増加してきたという歴史がある。人口は13万5,928人（2016年1月1日現在），2015年の出生率は10.1と県内第3位，高齢化率は18.4%であり，若い世代の転出入が多く，人口が今でも微増しているため，少子高齢化は当てはまりにくい特徴がある。

（1）シニア世代と子育て世代の課題解決を目指して

　この事業は，埼玉県が2012年に開始した「健康長寿埼玉プロジェクト」のモデル事業を受けるにあたり，改めて，本市の地域特性や健康課題を見直したことがきっかけとなった。シニア男性の多くは，都内に働きに行き，市内や近所に友人知人がいないため，公民館等での活動が盛んな妻たちに比べ社会活動への参加が少ないだけでなく，要介護認定となるきっかけに認知症が多い点や，メタボ健診後に保健指導の対象者として名前がよく挙がっていることがわかった。また，若い世代については，本市に転入して居を構える人が多く，育児の孤立への対応をはじめとする，子育て支援の重要性もあったことから，シニア男性の課題と子育ての課題を合わせた事業づくりをすることで，元気で長生きできる市民が増えるのではないかと考えた。これらは「あさか健康プラン21（第2次）」が掲げる「すべての市民がともに支えあい，健やかで心豊かに生活できる活力ある朝霞の実現」につながる取り組みであり，健康長寿を進める方法の一つである。

（2）事業内容——やる気を起こす動機づけ

　この事業を企画するにあたり，4つのステップでの構成を考えた。ステップ1では，事業の理解を促し，活動の有効性を伝えるため，対象を広く市民全体とし，「地域が求めるシニア男性の底力」というタイトルで講演会を行った。筆者ら保健師は，家庭訪問の際に，「俺たちは求められないから，行く所がない」「（公民館活動，老人会活動などは）自分の行くところじゃない」「プライドも高いのよね」といった声を本人や家族から聞いていた。これらの実態から，やる気を起こす動機づけとして，「あなたの"力"を求めている」ことを強調し，次の養成講座へとつなげていった。

　ステップ2の養成講座では，受講生が活動（行動）を起こすために，シニア男性が"認められる"ことや，プライドが保持される内容である必要があった。そのため，講座は保育園，小学校，放課後児童クラブで各1日ずつの実習を含む合計30単位（90分を1単位），約13日間とし，地元の大学教授や市の幹部職員などを講師に招き，最後に市長から修了証を授与するという形をとった。また，ステップ3の「シニア男性による主体的な子育て支援の活動」づくりには，子育て支援の関係者からの信頼は欠かせないた

め，シニア男性の潜在力のアピールとして，受講生には職歴や特技，子育て支援に活かしたい知識・技術等をエントリーシートに記入してもらい，講師や実習先に紹介をした。このことは，シニア男性が地域から信頼されることにつながり「シニア男性いいかも！役に立った」という感想を実習先から聞くことができた。

　ステップ3では，養成講座1期修了後，受講生の一人ひとりが「"ぐらんぱ"育児支援者としての地域活動について」を発表し，仲間づくりのために潜在力を確認し合う場を設定した。レポートなどを通じて，受講生たちの力で自主組織活動づくりは十分可能と判断していたことから，受講生が決めていくことを見守るという姿勢は崩さずに寄り添った結果，「活動づくりのためには，まずは組織が必要」ということで，講座修了後2カ月足らずで「朝霞ぐらんぱの会」が立ち上がった。

　ステップ4は，「助け合い」「つながり」のある地域づくりである。社会的な孤立と健康状態との関連は様々な研究でも言われており，地域でのつながりが健康長寿に結びつくことから，本市としては会の活動を応援するという関わり方を続けている。

　現在，「朝霞ぐらんぱの会」では，「Dayキャンプ」の企画・実施をはじめとし，大人も夢中になれる子どもとの触れ合い遊びである「皿回し」などを各種イベントで紹介し，多くの市民活動の輪に参加している。

（3）実践の共有から win-win の活動へ

　本事業開始から4年が経過し，シニア男性の活き活きとした子育て支援の活動は，子どもと"ぐらんぱ"だけでなく，多くの市民や関係機関と，緩やかな win-win のつながりが育まれてきている。

　これらの活動は，潜在しているシニア男性の社会参加のすそ野を広げており，あさか健康プラン21（第2次）の「すべての市民がともに支え合い，健やかで心豊かに生活できる活力ある朝霞の実現」に近づくものと考えている。

　筆者らは日頃，目の前に起きている虐待等のケース対応に追われることが多く，地域の健康課題をじっくりしっかり考えて事業化するという機会があまり持てない状況がある。そのような中，本事業により，改めて市の健康課題とは何であるか？　そして，どんな取り組みが有効か？　を考え事業化するという貴重な経験となった。市民の"力"を実感し，この"力"を発信することは，市全体の健康長寿につながることから，今後も"ぐらんぱの会"の皆さんと活動づくりを楽しんでいきたい。

<table>
<tr><td>第5章</td><td>社会資源と協働する</td></tr>
</table>

1 組織内・部署内での連携・協力体制をつくる
——住民との協働の活動推進のために

　第Ⅱ部では，第4章で地域を知る，第5章で社会資源との協働，第6章では課題発見，第7章では事業・活動の維持について触れているが，本節では，住民との協働の活動を進める前に，他組織や他部署の人たちと活動を中心として，理解しあい，つながり，健康なまちづくりを推進する連携や協働をつくりだすためのポイントを紹介する。本ポイントは，筆者も参画した「包括的支援体制構築に向けた市町村保健センターと他分野の連携に関する研究（2018～2019年度厚生労働科学研究）」事業においてまとめた「市町村保健センター連携機能ヒント集」（藤原ら 2020）からのいくつかの抜粋である。そこでは，健康施策を推進するための包括的支援体制構築に向けた連携のポイントとして，10のポイントが提示されている（図5-1・表5-1）。そのうち，自組織内・自部署内でのつながりや協力体制をつくるための行動に関連した4つのポイントを本節では紹介する。

（1）位置についてヨーイ

　「位置についてヨーイ」は，日常業務の中で，地域の現状や課題，他分野の状況などを認識するステップである。日頃から，地域，住民，事業や活動のあり方に意識を持つということである。例えば，「今までの計画は，なんとなく作って終わりで，住民の健康づくりにどれだけ貢献できていたのか……」などの意識や，部署内・組織内では，同じ部署の人，組織の仲間たちがどのような意識で事業や活動に関わっているのかなどの情報を日々の業務から意識し，次

図 5 - 1　包括的な連携体制の構築プロセス

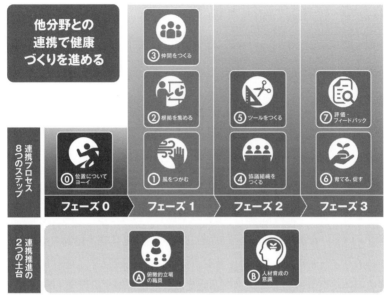

出所：藤原ら（2020）。

表 5 - 1　連携体制の構築のための10のポイントの概説

		ポイント	説　明
連携プロセス	0	位置についてヨーイ	日頃からの情報収集・アセスメントや，地域の解決すべき問題・課題の認識
	1	風をつかむ	庁内や周囲の活動にアンテナを張りながら，機会を逃さない
	2	根拠を集める	解決したい問題や課題，地域内の連携先に関する情報収集
	3	仲間をつくる	誰に仲間になってもらうのがよいのかを吟味し，インォーマルな仲間づくり
	4	協議組織をつくる	正式に組織化し，運営開始
	5	ツールをつくる	協議組織内で共有できるツール作成
	6	育てる・促す	活動の更なる発展のための行動
	7	評価・フィードバック	連携による活動や指標の変化の評価
連携推進のための2つの土台	A	俯瞰的立場の職員	他部署や他組織，地域の動きを広く観察する
	B	人材育成の意識	部署内職員や他部署職員，他職種や事業対象者への伝承

出所：大澤ら（2020）を参考に筆者作成。

の行動のための準備をしておくことが重要である。

（2）風をつかむ

「風をつかむ」は，フェーズ１の中のステップの一つである。解決したい課題に向けて，庁内や周囲の動きにアンテナを張りながら，インフォーマルではあるが情報収集をし，政策の動向や住民の声などに注視しながら動き出すための良い機会を捉える行動である。例えば，健康なまちづくりに関心のある首長の就任，自治体内で，まちづくりに関する方針が決定したなどは，組織や部署が大きく変化できるチャンスの時である。

（3）俯瞰的立場の職員

連携を進めるためには，「俯瞰的立場の職員」が必要となる。組織や部署全体，他部署や他組織，地域の動きを広く観察でき，そこへアプローチする職員である。組織全体では，どのような方向を向いて施策が進められているのか，その中で，相手の部署や組織で今何がおきているのか，どんなロジック（論理や考え方）で仕事を進めているのか，自部署との相違は何かなど，組織全体（まち全体）を俯瞰的にみる目が必要となる。時には，その立場の職員が，部署内の上司や仲間，他部署や他組織に，積極的に事業や活動についての説明をすることも，連携や協働を進めるために大切な要素となる。

（4）人材育成の意識

連携を，継続的に進めるためには，「人材育成の意識」も必要となる。行政組織で働くと，どうしても人事異動を経験する。人がかわっても，事業や活動の理念やコアとなる部分はかわらずに引き継がれるためには，常に，この視点が必要となる。「事業を行う」と捉えず，事業を通して「人材を育てる」「関係をつくる」と捉える意識が必要であり，これは，部署内職員や他部署職員，他職種や事業対象者への伝承ともいえる。大切なのは，事業や活動の説明や引継ぎにとどまらず，「事業や活動のコアにある理念やそれに対する姿勢」も伝え

ながら，相手の成長や変化を期待するという考え方や行動である。

　以上，健康施策を推進するための包括的支援体制構築に向けた連携の10ポイントのうち，自組織内・自部署内でのつながりや協力体制をつくるための行動に関連した4つのポイントを紹介した。本節では，部署内連携や組織内連携のための組織マネジメント論やリーダーシップ論で語られる方法に近いポイントを取り上げた。状況や人間関係を観察し，自身の感性と理性を尊重し行動をとることも，部署内・組織内の連携，地域協働のために役立つものであることを示した。

　また本節で取り上げなかったポイントについては，他章においても詳細な記述があるため本節では省略したが，筆者の研究班が抽出した他6つのポイントについては，「市町村保健センター連携機能ヒント集」（https://www.niph.go.jp/soshiki/11kokusai/hc-renkei/wp-content/uploads/files/hint.pdf）を参照してほしい。

2　住民との協力体制を築く——事業・活動の計画

（1）事業を進めるための概念やツール

　ソーシャル・キャピタルを活用した地域の保健事業の実施にあたっては，入念な計画と作業ステップ，スケジュール管理が必要であると同時に，事業実施を考えるベースとなる概念についても理解することが重要である。第4章1節では，コミュニティ・アズ・パートナーモデル（Anderson & McFarlane 1996）が地域アセスメントにおける課題抽出から対策立案のプロセスを考えるモデルとして紹介された。アセスメントから実行計画を策定する上で，保健師の活動ではPDCAというマネジメントツールが広く使われているが（第4章2節参照），他にも地域の保健事業やプログラムを実施するために参考になる概念やツールには様々なものが存在する。特に本節では地域保健福祉職が事業を効果的に進めるという観点から，PDCAの他に，事業の企画にあたって基盤となる概念や考え方の参考としてエコロジカル・フレームワークについて，また，実際の

事業を進めるためにロジック
モデルなどを紹介する。事業
を実施する上で必要な目的の
明確化と，実行，評価へとつな
げていくために参考となるツ
ールである。

1 ）PDCA（Plan-Do Check-Action）

第 4 章 2 節では，PDCA
サイクルを基に定期的な評価
と改善計画を立てている例と
して，武豊町の事例を紹介し
た。PDCA サイクル（図 5 -

図 5 - 2　PDCA サイクル

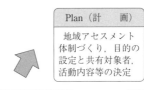

出所：中板（2012），井伊ら（2014）を参考に筆者作成。

2 ）は，保健師活動において効果的な活動のためのマネジメントツールとされ
ている（井伊ら 2014）。現在，保健活動のみならず様々な事業を実施する上で，
PDCA サイクルに基づいた事業の計画，運営から評価まで行うことが広く普
及している。Plan（計画）では，目標を設定し，関係者である地域住民や行政，
専門職の役割を明確にしなければならない。ここで重要なことは，こうした目
標や役割が関係者で共有されやすいものでなければならない。Do（実行）では，
実施計画に基づいて事業を実施するが，地域における保健活動においては住民
が主体的に活動しなければならないことはいうまでもない。Check（評価）は
実施計画で設定した目標が達成されているかを検証する事であり，次の
Action（改善）につながる行為である。この一連のサイクルを繰り返しながら，
より効果的な事業や活動にしていくのが PDCA のねらいである。佐甲（2012）
は，保健活動のモデルとして，この他にも MAP-IT，PATCH（Planned
Approach to Community Health），MAPP（Mobilizing for Action through Planning
and Partnership）などを挙げている。

表 5 - 2　エコロジカル・フレームワーク

	個　　人	対 人 間	組　　織	地　　域	政　　策
目　　的	知識の提供 意識改革 行動変容	プログラムの実施 実　　践 ソーシャルサポート ネットワークの強化	プログラムの実施 実　　践 政　　策 まちづくり	プログラムの実施 実　　践 政　　策 まちづくり	規　　制 法　　律 政　　策
手　　法	情報の提供 教　　育 トレーニング カウンセリング	ネットワークの構築 アドバイザー 互助グループの構築	組織改革 ネットワーキング 組織開発 環境改革	社会変化 メディアの活用 連携の構築 まちづくり 環境改革	政治活動 ロビー活動 メディア活用 政策アドボカシー 連携づくり

出所：Brownson et al.（2011）.

2）エコロジカル・フレームワーク

　エコロジカル・フレームワークの概念は，本来アセスメントにおいて使用される概念ではあるが，事業の実施においても，その事業がどのレベルに位置づけられるか，個人レベルから政策までの5つのレベルを見ることによって，事業がもたらす効果を階層的に考慮することを可能にする（表5-2）。効果的な事業は，個人の意識や行動を変えるとともに，環境である地域や社会，政策などにも影響を与えるものであることが重要である（Brownson et al. 2011）。また，ソーシャル・キャピタルが醸成された地域においては，新たな事業を導入しやすくしたり，人のつながりが強化されている地域においては，新たな参加者も期待される。このような相乗効果を想定し，よりレベルの高い事業展開をイメージする上でもエコロジカル・フレームワークを用いた検討と長期的視点からの実施計画の立案が重要である。

3）ロジックモデル

　地域保健福祉事業などを導入する際に，より分析的な枠組みとして活用できるものとしてロジックモデルがある。ロジックモデルは，資源として存在するもの，具体的に導入する事業や活動，成果や，短中長期的なアウトカムを連動させて事業の流れを示すものであり，その目的は事業の効果の関連性を図式化するものである（Brownson et al. 2011）。ロジックモデルのように分析的な枠組みのツールには様々なものがあるが，近年特にロジックモデルは日本において

図5-3　ロジックモデルの流れ

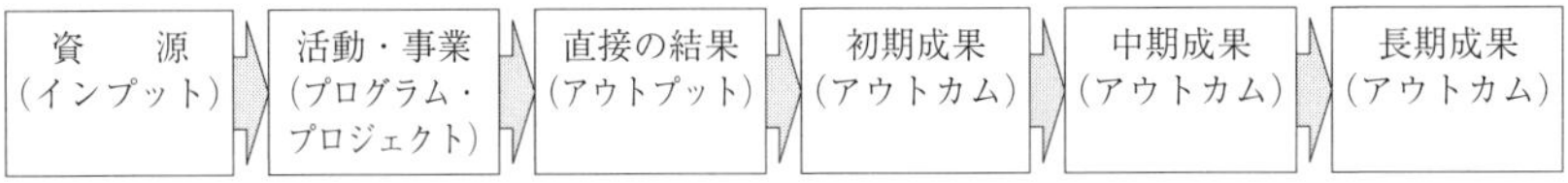

| 資源
（インプット） | 活動・事業
（プログラム・
プロジェクト） | 直接の結果
（アウトプット） | 初期成果
（アウトカム） | 中期成果
（アウトカム） | 長期成果
（アウトカム） |

出所：内閣府（2017）を筆者一部改変。

様々な分野で事業計画立案過程での利用が増えているので紹介したい。

　内閣府 HP が公開している，「社会的インパクト評価実践研修ロジック・モデル作成の手引き」では，「『もし～なら，こうなるだろう』という仮説の下，資源，活動，直接の結果，成果を繋ぎ合わせたもので，事業が成果を上げるために必要な要素を体系的に図示化したもの」とある（内閣府 2017）。

　図5-3のように，資源であるインプットを使って実施する活動や事業により，アウトプットを生み出し，さらには地域住民の健康への効果などアウトカムを生み出す事業の流れを示すものである。前章で述べたアセスメントは，単に地域の課題や資源を明らかにするだけではなく，それらを効果的に活動や事業に活かしていく必要がある。また，その結果生まれるアウトプットは新たな地域人材の創出であったり，常設のサロンのような拠点であるかもしれない。こうした，新たな人材が，常設のサロンなどで人と人をつなげるような役割を担い，アウトカムとしてソーシャル・キャピタルが醸成されたり，地域住民の

Practice

- 人と人，人と組織，組織と組織などをつなぐには，企画する事業や活動が地域の住民や組織にとって，どういう「意義」を持つのか説明できる概念やモデルを準備しよう。
- 業務上特定の対象者（世代）しか担当をしていない場合でも，地域全体の中でその対象者を支援することの位置づけや，さらには，直接的または間接的にその対象者を支える人材の育成や地域の協力，意識の醸成などを合わせて検討しよう。
- 実施しようとする事業が地域にとって，どのような成果や効果をもたらすのかロジックモデルを使い図式化することによって，作業ステップをイメージしやすくしよう。

身体機能が向上したりすることにつながる。

　また，ロジックモデルはアウトカムから考えて作成することが重要である。これはバックキャストと呼ばれる考え方で，特に地域住民を交えて事業を考える際には，専門職が実施したアセスメントの結果だけにとらわれず，どのような将来を目指すかという視点を持って，ロジックモデルを作成してみることが必要である。

　地域住民を支える保健福祉職は，行政保健師であれ地域包括支援センター職員であれ，住民に対してその地域が取り組むべき課題や健康づくりの活動について説明をする機会が多い。地域が目指すべき姿を議論するような場では，包括的な概念やモデルなども提示しながら，その地域で進めていくべき取り組みの意義や，さらにその地域に相応しい具体的な取り組みを住民が主体的に考えられるよう考慮する必要がある。

（2）体制づくり

1）協力体制の構成

　ここからは地域保健福祉事業を実際に実施するにあたり，計画から実施までの流れについて具体的なステップを紹介する。第1に，様々な事業や活動を企画する際の体制づくりについて考えてみよう。

　事業を始める際は，事業を実施する上での課題や目的，具体的な内容を協議する体制として，委員会や会議体がつくられるケースが多い。この時点でのメンバーは，実際に事業・活動が始まった際に運営する組織やメンバーとは必ずしも一致しない場合がある（運営メンバーについては次節参照）が，総務省（2016）による地域運営組織の活動状況に関する調査報告によると，こうした協議組織と実行組織の両方を兼ねているものが73％であるという報告もある。

　例えば，2000年の社会福祉事業法の改正により規定された地域福祉計画は全国の様々な地方自治体や地域レベルにおいて，策定から推進まで地域住民が関わることが多い。また，近年，地域包括ケアシステムを推進する中で，高齢者の生活支援を支えるような取り組みを進める場合，どのような形で支援を具体

化すべきかなどの議論を必要としている。このような，制度や政策の影響を受けた事業や活動は，その背景や制度そのものの理解が重要であり，地域住民が主体となった継続的な会議運営を要することが多い。事業の趣旨や背景の理解が不十分なまま議論を進めると，実際の事業や活動の導入に過大な時間や労力を要したり，運営が円滑に進まない可能性が高くなるからである。

　こうしたことから，協力する体制（協議会，実行委員会，検討会等）を構築する場合，主に自治会・町内会，民生委員，保健福祉職員などを中心に協力要請をすることが一般的である。このような既存の組織を活用した地域保健福祉事業の導入もあれば，NPOやボランティアグループ，民間企業など，あえて全く新しい参加者やボランティアで事業の計画から含めて進めていくこともあるだろう。いずれの場合でも，①協力体制がその事業に必要か，②どのような協力体制が必要か，③なぜその協力体制が必要かを十分に検討する必要がある。

　地域にある既存の組織や会議体を当該事業にそのまま活用するのか，それとも新たに体制を構築するのかは，保健福祉職が最初に悩む点ではないだろうか。従来から地域で活動する既存の組織や会議体を活用することは，新たに関係性や信頼感を構築する必要性がなく，関係者の協力を得やすい。しかし，これまでの組織だけでは解決できない課題が想定されていたり，既存の組織の力が以前に比べて弱まっていることが認識されている場合，新しい地域の組織や人材も含めて，どのような構成メンバーにすると事業の企画や運営に最もふさわしいのか検討する必要がある。

2）体制づくりと事業計画

　継続的な事業を企画し運営する場合，体制（協議会など）を設置し，その体制と事業の展開を関連づけながら運営することを念頭におく必要がある。

　第1に，事業の目的を常に意識した会議運営をすることが必要である。地域には様々な会議が存在し，それぞれの会議は地域の課題を解決すべく実施されている。しかし，地域の既存の会議は，時に会議そのものが事業目的になってしまい，参加者も「今日は何の会議だっけ？」と言いながら出席しているケースも多く，事前準備も十分でない傾向がある。このような傾向は，それぞれの

会議が具体的な目的が提示されず，またその目的や目標が継続的に意識されないまま，毎回，毎年同じような意見が出る会議を続けていることに起因していることが考えられる。また，会議の議題と資料ばかりに話が制限されて，本来その会議が目標としていること，解決しようとしている課題が参加者に共有されないまま進行していることもある。目標を持った会議と，その目標を共有する会議の進行を心がけることが重要である。

　第2に，自主性の確保が挙げられる。地域の会議の多くは地方自治体の特定部署が所管しており，その部署の意向は，議案内容や会議のあり方に大きく影響する。また，その部署の予算や年度計画の都合で，会議の将来が左右されることもある。本来地域の課題を解決するような会議は，特定部署に関する項目だけではなく様々な視点が求められるものであり，長期間にわたって議論され結果を積み重ねていくものである。当然のように所管部署や専門職が，いわゆる「事務局」として会議の進行や資料の準備をすべてするのではなく，住民が中心となった会議の運営に関与し，責任を持てるようにすることが重要である。また，会議そのものが予算を必要とするような場合においても，いかに自前でその会議を運営するのかという視点は発足当初から視野に入れるべきことである。自主性の確保とは，こうした行政の予算だけに頼らない会議体をつくることにも関係してくる。

　第3に，柔軟な体制からなる会議体の重要性である。地域で進める事業には，自治会・町内会や各種委員など日頃地域を支える活動を行っている住民を中心にした会議体が立ち上がる傾向があり，こうしたメンバーは声をかけやすいメンバーではあるが，必ずしも特定の事業の目標達成に合ったメンバーとは限らない。地域の子育て中の親や，企業，NPOの代表などに積極的に声をかけ，参画してもらうことにより，具体的な議論や行動が可能となる。さらに，会議体のメンバーを選んだ後も，メンバーを長期間固定するのではなく，出入りをある程度自由にする柔軟性を持つことによってより効果的に目標が達成可能となるといえる。

　こうした体制や仕組みはプラットフォームとも呼ばれるが，飯盛は，プラッ

トフォームの境界の重要性について「強いつながりをベースとしながら，いかに新しい情報や知識，資源が流入する弱いつながりを組み込むようにするかが大切だ」（飯盛 2015：65）としている。大切なことは，こうした出入りが柔軟な体制の前提は，第1に挙げた目的であり，それが全メンバーに共有されて初めて新しい人材の必要性が正当化される。

　第4に，第2でも指摘したように会議体が特定の部署により所管されている場合，そこに参画する住民組織や個人もその部署の関連するものに限定されがちである。地域の課題を包括的に解決するためには，関連するより多くの部署が参画し連携することにより，多様な地域資源を活用する視点が生まれると考えられる。さらには，地域内の他の会議体と連携をすることにより，地域の課題を整理したり，統合した解決のアプローチを展開することが可能になる。同じメンバーが同じような議題を異なる会議で延々と議論するのではなく，それぞれの会議体の長所を活かしながら，参加する地域住民の労力を無駄にしない連携が必要である。

　第5に，事業を推進するための会議は，その事業の背景，規模，内容などによっては，他の会議体にも影響する可能性が高い。その場合，事業の目的や規模によってはその地域の中核的な会議体と位置づけられるような視点が立ち上げ時から重要である。同じような内容を異なる会議で検討するのではなく，時には他の会議体と連携したり，地域における会議体そのものを整理統合することが重要である。このような試みによってそれぞれの会議が強化され，住民の負担軽減にもつながっていく。体制づくりと事業計画のポイントは，表5-3の通りである。

　地域のソーシャル・キャピタルを活用した事例の研究から，様々な世代のメンバーが関わっている事例であればあるほど，地域の資源が活用されていることがわかった（倉岡 2014）。会議体にしろ，実際の活動の運営者であっても，色々な世代を巻き込んだ事業にすることによって，地域の多様な資源が活かせることにつながることがある。

　第3章で述べたように，既存の団体の結束も大切であるが，他の組織や団体

表5-3　体制づくりと事業計画のポイント

```
1．概念と目標を基盤にした運営
 (ア)概念と目標を基盤にした運営 vs 会議を開催することが事業であり目標
 (イ)概念と目標を常に共有する運営 vs 一方的な説明と資料だけの会議
2．自主性の確保
 (ア)住民が主体的に運営する会議 vs 特定の所管部署が管理運営する会議
 (イ)独自財源を確保した事業 vs 助成金や行政の財源にだけ頼った事業
3．柔軟な体制とメンバー
 (ア)多様なメンバーを中心にした運営 vs 既存の組織から集められたメンバー
 (イ)目標やテーマによって出入り自由 vs 何年も変わらないいつものメンバー
4．横縦斜めの連携
 (ア)住民生活に関する全所管の参画 vs 特定の部署しか関わらない会議
 (イ)地域内での各種会議体との連携 vs 横の連携がなく似た内容の会議体が連立している
 (ウ)地域の大学や民間企業などななめの連携 vs 所管に関する組織との連携しかない会議
5．中核会議としての機能
 (ア)地域全体を包括した会議としての位置づけ vs 全てが同レベルの各種会議
 (イ)会議内容・議題の他会議との連携 vs 同じような内容の会議
```

と連携する橋渡し型の活動も重要である。このような橋渡し型の連携には，同じ世代同士だけが集まったメンバーの活動より，様々な世代が関わる活動の方がより幅広い，また地域を超えた連携の可能性が高まる。自治体職員は，公平性の観点から地域のキーマンとなるようなすべての個人や団体に呼びかけて事業を進める体制を作ろうとする傾向がある。前述のように，参画してもらう理由や，期待される役割を客観的に考えた上で体制づくりをすることが必要である。このような判断の下，参画を見合わせたとしても，事業の情報を提供したり，検討する必要のある内容によっては，協力をお願いする可能性があることを伝えておくことが必要である。また，次の点にも留意する必要がある。

- 既存の組織ではない組織に声をかけ参画してもらう。
- 事業の目的を明確にし，参画するメンバーがその目的を共有しやすい会議体運営を心がける。
- 体制づくりでは安易にメンバーとして参加してもらうのではなく，それぞれの組織の強みや弱みを客観的に把握する。
- 多世代の体制をつくることにより，地域の多様な資源を活かす。

表5-4　事業の体制づくりワークシート

重 要 度	個人・組織名	協力すべき理由・期待される役割	関心の高さ	強　　み	弱　　み
例：◎	S会長・2丁目町会	事業推進会議での助言・行政との調整	高　　　い	長く会長を務めており，地域での信頼がある	会議調整が困難

備考：はずせないキーマン・組織には◎，可能な限り必要には○，状況によっては不要△，を付ける。

---- Practice ----

　以上をふまえて，実施予定または実施中の事業をイメージして，表5-4に記入してみよう。地域の既存組織や人材，新しい組織など全体を客観的にみることにより，実施する事業にベストな体制はどのようなものか，また，事業が進むにつれて各組織に対する評価が変化する。これは，担当行政職員の異動などにともない担当が変わる場合などに，なぜ当初このような組織が関わったかの判断材料は引き継ぎをする者にとって重要な情報となるからである。新しい項目を追加するなどして，独自の評価シートを作成してもよいだろう。

（3）課題・目的の共有

　事業・活動を企画する上で最も重要なことは，どのような課題があり，どのような目的を持ってその事業や活動を企画するかということにある。

　地域住民や様々な職種が関わる会議において，目的が明確でないと，後々事業のあり方や計画について様々な意見に左右され，結果として予定していた事が実施できない状況に追い込まれる可能性がある。ここでは，第4章で紹介された専門職による地域アセスメントとは別に，地域住民で地域の課題を検討する場面において求められる課題や目的の共有方法について紹介する。

1）課題の共有と目的の設定方法

　地域で事業を進める際に，いわゆるワークショップやグループワークと呼ばれる手法により，地域住民の声を効果的に拾い上げることができる。ソーシャル・キャピタルの視点からも，広く住民の声を拾い上げ，どのような課題やニ

ーズがあるかを把握し理解する方法として，また，地域における情報の共有方法として，様々な集まりの中でワークショップが効果的であることが考えられる。中野（2016：11）は，ワークショップを「講義など一方的な知識伝達のスタイルではなく，参加者が自ら参加・体験して共同で何かを学びあったり創り出したりする学びと創造のスタイル」としている。

　ワークショップは単に意見を出す場を作れば良いのではなく，事前にそのワークの目的や必要な準備は何か，どのような雰囲気を作り出すかなど，目的や参加者によって様々な工夫が必要である。第1に，具体的に議論するテーマは何かを決めることである。議論するテーマは，その事業そのものの目的に沿ったものでなければならない。目的はその事業の目的だけではなく，さらにその先に想定される目的や目指すべき地域の姿などをイメージすることも重要である（目的の階層化参照）。その上で，ワークショップはどのような位置づけになるのかを検討し，何を達成しようとするものなのかを考える。例えば，地域の課題が何かに気づき，参加者で共有し，その後の事業の展開に役立てることであったり，大勢の地域住民に参加してもらい，地域全体で事業に向けた意識を高めるためであったり，新しい個人や組織を発掘する契機や，参加者同士のネットワークづくりなど，様々な目的が考えられる。

　次に，目的に沿ったワークショップの方法を決める必要がある。本来ワークショップとは，具体的なスキル習得を目的とした体験型の学習プログラムを指している。日本では，ワークショップと称して地域の課題解決としてのグループでの議論や模造紙や付箋を使って意見をまとめる手法などを指すことが多い。ここでも，そのような意味で使用するが，主な形態としては，少人数に分かれたテーブルをめぐりながら，様々な参加者と意見交換をするワールド・カフェ方式といわれるものや，付箋を使ったワークショップなどがある。

　こうした方式の中から，目的に沿ったもの，また参加者の年齢構成や，特徴などを考慮した工夫が必要になる。ここでは方式にこだわらず，最も効果的に目的が達成できる方法は何かを検討する必要がある。高齢者の中でも比較的後期高齢にあたる年齢層の場合，自ら何かを書いたり，またみんなの前で意見を

言ったりすることが苦手な人も多い。こうした参加者が多い場合，ファシリテーターと呼ばれるそのグループの進行役がしっかりサポートをしたり，代わりに意見を書いてあげるなどの配慮が必要である。

　また，居住地域の課題について議論する場合は地域ごとのグループに分けたり，逆に横断的な連携や他地域の様子からヒントを得ることを目的にする場合は，地域や職種を混在するなど，参加者のグループ分けに注意する。また，課題出しから具体的な方法を決める事が目的の場合，同一グループで議論し続けることのメリットとしては，議論がより深まりやすいことがあるが，発言力のある一部の参加者の意見や考え方に偏ってしまうこともある。そこで，あえて，途中でグループを変えるなどの方法をとることも考慮する必要がある。どのような方法であっても，その方法にとらわれすぎず，参加者が自身もワークショップに貢献し，目的を達成した実感を持てることが重要である。

　グループワークの進め方の例としては，第1に事前準備として次のような項目の検討・設定が必要となる。①目的やテーマの設定，②参加対象者を決める，③体制を決める，④予算を決める，⑤日時を決める，⑥会場を確保する，⑦必要なものを確保する，⑧チラシ等広報をする，⑨資料を準備するなどである。これらは必ずしも時系列順ではないが，グループワークの事前準備に必要である。

　第2に，当日の全体進行としては，①オリエンテーション（グループワークの趣旨説明等），②話し合うテーマの説明，③グループディスカッション，④各グループの成果発表などがある。計画段階において重要なのは，グループディスカッションのテーマと費やす時間，成果発表の方法であるが，特に地域住民が多く，高齢者が多い場合は，こうした話し合いの方法自体に慣れていないことがあるため，進行方法については十分考慮する必要がある。参加者の様子を見ながら時間を柔軟に変更したり，成果発表もグループの住民に無理強いさせない判断をすることもある。

　第3に，グループ内の進行として，①自己紹介と役割説明，②参加者の自己紹介，③お約束・注意事項の説明，④役割の選出，⑤グループワーク開始，⑥まとめ，⑦発表などが考えられる。ファシリテーターや書記係，発表係など事

前に決まっている役割，その場で決めても良い役割があるが，まずは自己紹介
にて参加メンバーの様子を確認した上で判断すると良い。

　最後に，ファシリテーターの心構えとして，①結論を誘導せずに，様々な考
えを引き出す，②聞いているサイン（表情やうなずき）を意識する，③説明した
進め方と時間を守る，かつ柔軟に対応する，④目的やテーマから脱線しないよ
うにする，⑤参加者に聞こえる声で話をする，⑥一人ひとりの意見を尊重する，
⑦手順やルール等守らない人にはすぐに対応することである。グループワーク
中には，うまくグループワークが理解できない人，発言が少ない人，逆に発言
が多すぎたり，発言内容がテーマから逸脱するなどファシリテーターが適切な
対処を求められることも多い。このような時に無理に自分一人で解決しようと
するのではなく，「○○さんの意見を参考にしながら，○○さんはどう思われ
ますか」と他のメンバーに話をふったり，「一度，議論しているテーマをもう
一度ふり返ってみましょう」と，冷静になる時間をつくることなどが大切であ
る。こうした対応をすぐにしないと，議論そのものが無意味になったり，参加
した事をきっかけに事業に協力的な機運も生まれないどころか，結果的に事業
の印象を悪くしかねない。ファシリテーターには日常の人間関係にとらわれす
ぎず，グループワークの目的を第1に考えた思い切った進行判断が必要で，発
言を遮ったりした場合などは，終了後にうまく進行できなかったことを一言伝
えるなどフォローすることも大切である。

2）目的の階層化

　地域住民や地域に根ざした組織のメンバーが集まる会議では，目的が様々な
解釈をされる傾向がある。例えば，多世代で交流するような活動を企画する場
合，A自治会長は，多世代交流の活動をその地域社会全体を変えるような目
標のように解釈し，一方，B民生委員は，やり慣れた多世代で行う地域の清掃
のように解釈する場合がある。このように異なった解釈のまま事業を進めてい
くと，目に見えにくい形で事業が計画的に進捗しなかったり，頓挫する要因と
なることがある。参加者が同じ目的を同じ視点で理解し共有するには，目的を
階層的に可視化することも重要となる。前述したロジックモデルは将来的な目

表 5 - 5　目的の階層化ワークシート（多世代型の居場所立ち上げの例）

レベル	目　　的	イメージする時期
5	高齢者世代と子育て世代のつながりにより全世代の地域包括ケアが実現する	未来の姿
4	世代間の支え合いの意識を高めるため，カフェにて世代間の関係性や信頼が強まるプログラムを定期的に実施する	将来的な目的
3	孤立，孤食が解消されるため，多世代が自由に集える居場所（カフェ）を立ち上げる	主たる目的
2	多世代が集える居場所の必要性の啓発のため，空き店舗を使った多世代交流のイベントを実施する	すぐに行える事
1	居場所の大切さを知っていただくため，優良事例について自治会の会合や，ニュースレターなどで知らせる	既に行われている事

的から具体的な事業内容，アウトカムなど事業全体像を可視化するには効果的なツールではある。しかし，事業や活動を地域住民と検討する段階では，課題や目的の共有が重要であり，ロジックモデルは行政や専門職間で検討するツールとして活用し，地域では，まずは課題や目的を共有し，具体的な活動内容を検討しながらロジックモデルを提示する方が理解されやすいだろう。

　では，具体的に目的の階層化を示していく。表 5 - 5 のように，実施しようとする事業や活動の目的を主目的として設定し（レベル 3 程度），そのためにはどんなことを達成し，その後どのような目的が達成可能かを上下のレベルに書

───── Practice ─────

　実際に，表 5 - 5 を参考にしながら，検討すべき事業や活動がどのような位置づけになるか考えてみよう。記入例にあるように，多世代が自由に集える居場所（カフェ）を立ち上げ，孤立や孤食が解消されることを目的とした場合，そのために一つ下位にあるレベル 2 において，まずは多世代が集える居場所の必要性の啓発を目的とし，空き店舗を使った多世代交流のイベントをすることが考えられる。一方，上位にあるレベル 4 では，カフェに参加する多世代の関係性や信頼が強まるプログラムを定期的に実施し，世代間の支え合いの意識を高めることを目的として掲げることができる。このように，上下の関係性を見ることで，より当面検討すべき事業内容がどこに位置づけられるのかを明確にすることによって，地域住民の共有や理解が容易になるだろう。

くことによって，今回の目的がどのような意義を持っているかを，より明確にすることができる（Gaynor & Evanson 1992）。

　目的の階層化は，目的が明確になることによって様々なメリットがある。第1に，関わる人たちがやるべき事，何のためにやるのかを理解しやすくなる。また，事業や活動を説明する際に，こうしたツールで表現すると相手が理解しやすくなる。そうすると，やる事だけではなく，やらない事も明確にすることができると同時に，やりたい人はやる気にさせることができ，やりたくない人はやっぱりやりたくないということがわかりやすくなる。第2に，評価的なメリットして，階層化をすることによって実際に事業の目的が達成されたのかを確認する基準ができ，目的が達成されたと判断されれば次の目的に移行しやすくなる。

3）バックキャストで考える

　事業を企画したり，会議において地域で実施する活動を計画する際，保健師をはじめとする専門職は，課題や様々なデータを基に事業を考える。一方，それとは反対に，野村は，「物事を考える視点を未来において，そこから現在を振り返ることをバックキャスティング」と言い，「物事を考える視点を未来に置いて，そこから現在を振り返ることによっていま起こしたいアクションを決める思考方法」（野村 2015：138）であるとしている。前述のロジックモデルは，まさにバックキャスティングで考えるモデルであり，目的の階層化のプロセスも将来を見据えて現在の取り組みを考えるツールという意味では同様である。

　地域で行われる様々な会議やグループワークやワークショップでは，課題から考えることは実際に身近なことをイメージしやすいことから，広く使われる方法である。しかし，課題を考え解決することは，必ずしも将来目指すべきまちになる近道とはいえない。将来このようなまちにしたいというイメージを具体的に持つことが難しい場合は，より自由に活発に意見が出るように，具体的な年（例えば2025年など）を目標に考えたり，楽しみながらまちの未来を想像し

やすくする工夫が必要である。また，次の点にも留意する必要がある。

- ワークショップやグループワークを実施し，課題や目的を幅広い住民間で共有できるようにする。
- 目的は，階層化することによって，取り組むべき事業や活動がどのようなレベルのものかを共有する。
- 目の前の課題からではなく，まちの未来を語り合うことによって，今すべきことを考えてみる。

（4）事業内容を決める

　アセスメントや，地域や住民の課題に基づいて具体的な事業や活動の内容を決めるには，前述のようにワークショップなどを基に挙げられたアイディアをヒントに内容を検討する場合や，予算化された事業のためある程度内容が決まっているものなどもある。いずれの場合も，事業内容を検討する際には，既に実践されている先行事例，理論，経験，課題の分析結果などが参考になることがある。様々な事例の中からどれが最も今回の事業の検討に参考になるかを判断するには，それらの事例が何のために行われたかを正確に捉え，成功要因や失敗要因などを分析した上で本当に自身の地域の活動として適切な内容なのかを見極める必要がある。成功する事業の特徴として以下のような点が挙げられる（Center for Community Health and Development 2018）。

- 包括的で柔軟性があり，反応が早く持続性がある
- 特定の年齢世代だけを対象とせず，家族の一部であるという視点を持っている
- 同様に，家族だけを見るのではなく，近所やコミュニティとの関係性で見ている
- 長期的な方針の上で，対策や明確なミッションを継続的に発展させる工夫を持っている

図 5 - 4　地域まるごと戦略シート

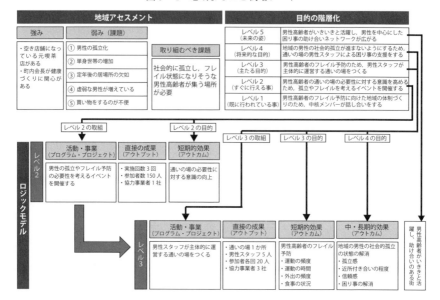

— Practice —

　本節を参考に，あなたが実施予定または検討している事業内容をイメージし，地域まるごと戦略シート（図 5 - 4 ）を作成してみよう。

　図 5 - 4 は，地域アセスメントに基づき解決すべき課題を絞り込み，その課題に対して本節で紹介した目的の階層化とロジックモデルの作成を連動させた保健福祉の専門職用の計画シートである。図 5 - 4 では男性高齢者の孤立やフレイル予防を目的とした記入例を示した。地域アセスメント欄には，第 4 章「地域を知る」で説明した，地域アセスメントの結果を参考に，地域の強みと弱み（課題）を記述する。さらに課題の中から，最も優先的に取り組むべき課題一つに絞り込む。その課題に対して，目的の階層化の欄では，その課題解決に向けて，何を目的に何に取り組むべきかを階層化して記述する（本節目的の階層化参照）。ロジックモデルの欄では，レベル 2 の目的と取組（活動・事業）を転記し，レベル 3 の目的と取組，さらにレベル 4 の目的を転記することによって，地域アセスメントから，目的の階層化をロジックモデルとして戦略立てることを可能にする。

- 事業や活動に必要な具体的な能力やスキル（指導技術等）を持った人たちが運営をしている
- トレーニングを受けた者により，質の高い支援が提供されている
- スタッフがお互いの信頼と尊敬により，強い関係性を構築できる環境にある

（5）実施場所の検討――集いやすい・通いやすい場の条件

　地域保健福祉事業や活動をする場所は，活動内容が計画で想定したアウトカムに対して最も効果的に実施できる場所選び，また既存の地域資源を有効に使うことが重要になる。一方，これまでの既成概念にとらわれない新しい場所の開拓をすることにより，それまでにはないネットワークの構築につなげていくことも大切である。場所は，長期的に活動の拠点ともなりえることを考えながら選んでいくことが求められる。

　人が集いやすい・通いやすい場を設定することは，もともと日常的に接する機会のない人達を集めて事業を行う場合にはとても大切なポイントとなる。特に都市部においては，日頃地域の活動や生活でも交流の機会が少なかった人達が多い場合，価値観や地域に関する基本的な認識も様々である。そのような人達でも交流しやすいような「良い場」づくりは地域保健福祉事業を進める上で十分考慮すべきである。

　表5-6で示すように，良い場とは，そこに行きたいと思える理由を住民が感じられる場であり，安心して過ごせる場でなくてはならない。特に高齢者や子育て世代が集うような場では，段差やすべりやすい素材が使われていないかどうか，また小さな子どもにとって危険なものはないかなど十分注意する必要がある。特に多世代が参加する事業を実施する場所は，各世代にとって必要な安全配慮はもちろん，違う世代がふれあうことによって発生するリスクについても想像しなければならない。また，ハード面だけでなく事業を運営するスタッフは参加者を温かく迎えいれ，参加者同士の交流が進むようにすることによって，より居心地の良い場所になる。これらが住民同士のネットワークや信頼

表5‐6　良い場の条件

良い場とは	良い場の意義
• 良い場所とはそこに行く理由がある • 良い場所とはそこに行けば長居したい理由がある • 良い場所とは安全でいごこちがよい • 良い場所は誰にとっても行きやすく温かく迎えてくれる	• 場に対する尊重と帰属意識がめばえる • 異なる背景の人達の中に地域意識が生まれる • 安心安全の意識が生まれる • 地域の住み心地をよくする • 他者の理解と尊重へとつながる • 意見を共有できる • ソーシャル・キャピタルの醸成につながる • 目的の共有の場となる

出所：Center for Community Health and Development（2018）.

を構築し，ソーシャル・キャピタルにつながることから場所の検討については，単に利用可能な施設を活用するのではなく，幅広く地域の資源を見直し最も最適な場所をつくりあげていくことが重要である。

　地域のソーシャル・キャピタルを活用した事例の研究から，活動箇所が多いこと，活動範囲が広いことが，関わる人，団体，参加者の増加につながっていることがわかった（倉岡 2014）。一つ良い場をつくることによって，同様の場が広がり，より多くの参加者が関わるような事業に発展していくことが考えられる。注意しなければならないのは，単に活動場所の数や範囲を広げることを目指すのではなく，地域のアセスメントをやり直したり，それぞれの周辺地域の課題を丁寧に拾いながら新しい場所づくりや，活動範囲を広げていく必要がある。また，事業や活動の時間だけでなく，終了後もゆっくりと時間が取れたり，落ち着いて話ができるような良い場づくりが大切である。特に多世代が参加する事業の場合には，色々な世代の視点を持って，アクセスのしやすい安全安心な場づくりによって交流を促すことも重要である。

　また，活動箇所が多いことは関わる人や団体，参加者の増加が見込まれる。最初の場所で事業がある一定の成果をおさめた場合，次の場所でも展開できるよう計画しておくと，次のステップに進みやすくなる。

図5-5　絵本の読み聞かせ事業のスケジュール例

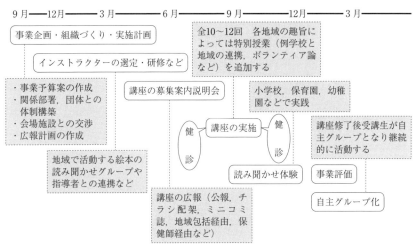

― Practice ―――――――――――――――――――――――――――――

　表5-6を参考しながら，事業や活動を実施する場所がどのような場所なのかを検証してみよう。その場の良い点はどういうところなのか，ポイントに挙げたように参加者が感じ取れるような場になっているかを確認しよう。参加者が多世代の場合は，特に各世代にとってその場が安全な環境になっているか，居心地の良い場所だと感じられるような声かけをしているかなどスタッフ同士で相談してみよう。

（6）スケジュール

　事業が計画どおりに実施されるよう初期段階からスケジュールを立てることは重要である。事業が導入される時には事業計画書等の説明資料が作成され，住民グループやスタッフとして関わる地域住民にもわかりやすいスケジュールが必要である。既存の住民組織のメンバーが多い場合は，すでに年間を通して様々な地域行事や，各活動の会議などが予定されている場合が多い。そうしたメンバーが，具体的にどの程度事業に参加することが可能かをイメージするためにも，スケジュールづくりは重要である。

表5‐7　事業進捗度合採点表

チェック項目		①〜④点
事業を進める体制の確立		①どのような体制がよいのか検討段階である。 ②体制案はできており，協力の承諾は得ている。 ③既に会議はあったが，まだ十分な議論ができない。 ④既に会議が進行しており活発な意見が出ている。
事業の広報の進捗度合		①どのような広報をすべきか検討段階である。 ②広報計画はできており，あとは開始するだけである。 ③広報を出したが，計画した場所で広報できていない。 ④計画どおりの広報ができ，反応も良い。
事業の実施の度合い	参加者数・対象者	①誰を対象にどれくらいの数が見込めるか検討中。 ②計画していた対象者が集まっていない。 ③計画していた対象者が集まっているが少数である。 ④計画していたとおりの対象者及び数が集まっている。
	実施内容と頻度	①どのくらい実施できるか検討中。 ②計画していた内容と頻度ができていない。 ③計画していた内容と頻度でできているが改善が必要。 ④計画していたとおりの内容と頻度でできている。
	実施場所の数	①どのくらい実施できるか検討中。 ②計画した内容と頻度ができていない。 ③計画した内容と頻度でできているが改善が必要。 ④計画どおりの内容と頻度でできている。
得点／合計点		／20点

備考：5〜11点：計画より若干遅れている。
　　　12〜17点：ほぼ計画どおり進んでいる。
　　　18〜20点：計画どおり順調に進んでいる。

── Practice ──

　すでに事業の導入に着手している場合，あなたが現在担当している事業の進捗状況を表5‐7でチェックしてみよう。表内にある①〜④の選択肢はそれぞれ対応して1〜4点の配分である。該当する項目を選び，合計点を算出してみよう。もし合計得点が低い場合には，事業の進捗が若干遅れている可能性があり，長期的に状況が変わらない場合は事業を根本的に見直すべきかもしれない。こうした進捗度合いは，一人で確認するより，事業に中心的に参加する複数人で行う方がよい。特に実務にあたる担当者は，実質的に様々な情報を持ち，日々行動しているため，事業の進捗を過大評価するかもしれない。関係するメンバーがそれぞれどの程度進んでいると感じているかには同じ職場であっても差があることが多いが，そうした差が事業が進むにつれて広がらないように定期的に関係者間で確認することが大切である。

　近年，防災計画などの策定においても，タイムラインと呼ばれる具体的な行動計画や進行に合わせた役割分担計画などの必要性が求められている。どの時点で具体的に何をすべきかということを事前に明確にしておくことが目的とされているが，地域の健康づくりの事業の導入においても，それぞれの役割が，どの時点で何をすべきかがよりわかりやすくなる。図5‐5は，社会参加や認知症予防のための絵本の読み聞かせ事業を，地方自治体に導入する際のスケジュールである。こうした資料は関係者や住民に説明するため，事業や活動の進捗を把握するため，要点をわかりやすく作成するとよいだろう。

3　事業・活動を自主化するために住民の力を集める
──事業・活動の運営

（1）運営メンバーの募集・体制づくり

　事業や活動を実施するにあたり，運営に必要なボランティアやスタッフの体制づくりは，活動の運営において非常に重要である。実施する事業の内容を，その地域で，最も効果的かつ効率的に運営，サポートをしてくれる人物は誰か。地域の既存の組織に対して募集をかけるだけではなく，より幅広い地域住民の協力を得るために公募をすることも考えられる。

　前節で述べた企画に必要な協力体制のメンバーの一部が，実際の事業や活動の運営メンバーとして参加する場合もあるが，地域の役職者やキーパーソンは多忙なため，新たに運営メンバーを募集することが考えられる。その際に注意すべき点として，運営メンバーと地域の関係性や，事業や活動を運営する上で，より効果的に参加者を集められるような人達を中心メンバーとして募集することもある。

1）運営メンバー選びのポイント

　事業の影響を最も効果的にしたい年齢層や，地域に関心を持った集団と関係がある人や組織を選ぶポイントとして次のようなことが考えられる。

　第1に，自治会・町内会や民生委員等の地域の既存組織の定例会にて事業の概要を説明し，直接募集をしたり募集活動の協力を呼びかける。これらのメン

バーは日頃より地域への関心が高く，ネットワークも幅広いことや，企画の段階から関わっているメンバーが役員等にいる場合が多いことから，地域でメンバーを募集する際にはとても心強い。一方，自治会・町内会や民生委員等は日常的に様々な活動を抱え，さらなる負担を求めにくい。そのため，彼らが周辺にいる人たちに声をかけていきやすいような説明資料づくりなどが求められる。

　第2に，専門家が集まるグループ（介護，医師，校長会等）にて募集を呼びかけることが考えられる。特に高齢者の健康づくりに関しては，関係する地域の専門職や機関などの協力が欠かせないこともある。そうした専門職や機関も前述の町内会等と同様に，企画の段階での協議体のメンバーになっている可能性もある。こうした専門職は運営においても，専門的な視点でサポートをしてくれる上で欠かせない存在でもある。また広域での専門職が集まる場での説明は，他地域への広がりのきっかけになったり，多職種の連携のきっかけになりえる。一方，業務と直接関係がないと思われた場合には，積極的な協力も得にくいことがある。

　第3に，地域の商店や企業を通して声をかけることも必要である。近年，住民主体の取り組みが推進される中，助成金に頼らない運営方法が求められている。地域の商店や企業と連携することは，財政的な課題を解決するきっかけとなったり，多くの人に関心をもってもらえるようなテーマ設定やイベントの開催などを可能にすることがある。実際の運営メンバーとして地域の商店主や企業を巻き込むことは困難なため，運営のサポート役として協力をお願いすることが考えられる。

　1人の保健師や行政の一つの所管部署の力だけでは，多問題化している地域の健康や福祉課題に十分に対応できない。そのため，企画の協議体のメンバーと同様に，運営メンバーについても，これまで関係のあまりなかったと思われる人や組織，NPOや企業とのパートナーシップを築くことが重要である。パートナーシップは，異なる組織が共通の目的に向かって，それぞれの資質を活かしながら，対等の立場で協力していくことである（川口ら編 2005）。より多くの人たちを巻き込むことによって，ネットワークが広がり，ひいてはソーシ

ャル・キャピタルの醸成にもつながる。運営スタッフの募集のプロセスは単な
る必要な人数の数合わせではなく，こうした視点からも取り組む必要がある。

２）6つのR

事業や活動を運営するには，その事業に参加したいと思われるような配慮や
環境づくりが大切である。人はどうすれば何かの取り組みに賛同し，会議に参
加したり，活動のお手伝いをしてくれたりするのか。また，継続的にその役割
を担ってもらうためにはどんな配慮が必要なのか。次の6R's（Rで始まる6つ
の言葉）は，活動を通してメンバーが得られるものである（Center for Commu-
nity Health and Development 2018）。

① Recognition（認められること）
② Respect（尊敬されること）
③ Role（役割）
④ Relationship（関係）
⑤ Reward（報酬・対価）
⑥ Results（結果）

活動を通して，参加者や周囲の住民にその活動に関わっていることが認めら
れること（Recognition）や，その活動を通して周囲から自身，自身の考えや意
見が尊重されること（Respect）は，運営に関わるボランティアにとって大切な
ことである。また，事業・活動を進めるメンバーはそれぞれ具体的な役割
（Role）も必要である。事業や活動の開始までには，保健師や専門職，協議体
のメンバーらが中心になって，運営に関わるメンバーに具体的な役割をお願い
することが必要である。役割を持たないまま事業や活動に参加し続けた場合，
やりがいを持てなくなってしまったり，結果的には不要なトラブルを招くこと
にもなりかねない。活動を行う上で，一定の役割と責任の分担が，事業や活動
をうまく進める上で重要である。運営メンバー全体の愛称や，○○役，○○係
等の名称を付けたり，当番表を作ることによって役割を見える化することも必

要である。一方，メンバーの役割は明確にする必要があるが，押しつけにならないよう提案する必要がある。また，運営メンバーの年齢，経験，他の活動状況などを見ながらそれぞれのメンバーが得意とすることを活かすような配慮が求められる。こうした配慮の下，活動に関わることによって様々な人に出会いと関係（Relationship）が広がっていくことは，喜びでもあり，人によってはそうした新たな出会いを通じて仕事を見つけたり，新たな知識を習得することがある。人のつながりが生まれやすい活動は，関わるすべての人にとって大切なポイントになる。

　地域住民の運営メンバーの多くは，事業への協力や運営スタッフとしての労力に対して，特別な報酬や対価（Reward）は不要だと言う人が多い。筆者もこれまで何度も地域住民との会合で，「ボランティアはお金をもらうべきではない」といった主張を聞いたことがある。海外では有償ボランティアという考えが進んでいるが，日本の地域活動では企業の関わりや有償ということに対する抵抗感は根強い。しかし，ボランティアメンバーの無償の協力にすべて頼ってよいという意味ではない。場所までの交通費などの必要経費は長期的には負担になってくることであり，参加費など収入がある活動ではその使途についてメンバーにも還元される方法について検討すべきである。そして，活動に参加したり，関わったりすることによってその活動が目的通りの結果（Results）を生み出すことは，その活動に関わる人間を勇気づけたり，さらには継続的な支援につながることがある。最初から大きな結果を狙わず，小さな成果を活動の度に感じられる工夫が必要である。

3）グループの形成と支援

　地域住民を中心にした運営メンバーの場合，事業当初から，または段階的に専門職や行政の支援に頼らないための組織化が求められることがある。星は，住民グループとは，「住民の主体的な意思が尊重され，住民自身の健康づくりにつながりやすい活動を推進させる家族以外の複数で構成される仲間である。特に活動特性としては，形式ではなく内容が重視されて，楽しく継続的に取り組まれ，経済成果を最優先としないことである」（星 2010：5）と定義している。

長期的な視点から，いかに住民が主体となって活動を運営していくか，そのためのグループの形成はとても重要なプロセスになる。

　このプロセスの初期の段階における保健福祉専門職の役割として，グループの持続可能な運営体制を見据えて，リーダーや役員候補について考慮することや，場の確保，組織として活動するための規約の提示，活動内容の継続化などが挙げられる（星 2010）。特に事業や活動の初期段階において，場の確保は切実な問題である。保健福祉職の日頃の地域での関係性や，場所の優先的な利用の承認などの支援でより活動がしやすくなるだろう。また，組織的に活動するためには規約の検討も必要であるが，他団体の規約を参考に検討を促したり，時間をかけて支援すべきである。事業の企画において十分な検討がなされていても，実際に事業を運営し始めると，参加者が集まらなかったり思っていたような運営ができない状況に直面することも多い。少しでもこうした状況で抱える不安を解消するためにも，他の活動を見学する機会を設けたり，中間支援組織とつなぐことによってアドバイスを受けたりすることも効果的である。さらに，支援する専門職が，そうした団体の見学や同じような活動をしている団体が集まるフォーラム等を企画することによって，地域全体への波及効果も期待できる。

　地域の活動の発展期における保健福祉職の支援については，第7章で詳しく解説するが，ここでは次の留意点を挙げておく。

- 運営メンバーの募集は，事業や活動のスタッフを集める目的だけではなく，地域の様々な関係者に対する事業の啓発とネットワークづくりのチャンスとして活用する。
- 運営メンバーが事業や活動を通して，地域にその貢献が認められるような配慮をする。
- 住民が主体の事業や活動には，明確な役割と責任が重要になる。トラブルを防ぐためにも可能な限りわかりやすく公平な分担を意識する。
- 運営メンバーを支援するため，中間支援組織との橋渡しをしたり，他グ

ループとの交流機会や活動の発表機会などを設ける。

（2）メンバーの研修とリーダーシップ

　地域住民が主体となった事業や活動を運営する場合，運営メンバーのための研修等を実施することによって，既に活動しているメンバーや候補者が，その事業や活動を理解し，自身の知識や経験を基に可能な協力や貢献を可能にする。事業を効果的に運営するために必要な知識や技術を身に付けるのが研修であり，特別な知識や経験がなくても事業や活動にボランティアとして貢献するために必要なものでもある。また，研修をすることによって，事業や活動に見合わない言動をするようなボランティアをスクリーニングするなどの意義もある。研修や教育プログラムの種類としては，オリエンテーションなど短い時間のものから，数日間の研修，また必要最低限を伝える内容のものから，専門的な知識を教育するものまで幅広くある。どのような研修をするにしても，以下のような内容が考えられる。

1）研修の内容

　研修の内容については，事業の企画の段階から人材育成の観点から検討すべきであるが，特に参加者の健康づくりや，障害者への対応，乳幼児やその保護者への対応が求められるような事業においては，適切な知識や技術が必要な場合が多い。研修の内容を考える場合には，次のような点に注意が必要である。

- 事業や活動の目的と体制，健康課題などの具体的な背景と，事業・活動により解決しようとしている点などの概要。
- 相手となる人達への理解を促す内容（人権や個人情報の保護，特別な配慮など）。
- 事業や活動で必要な役割や責任について。
- 評価の方法や収集されるデータの取り扱い方法。

　仮に運営の一部を担う人であっても，なぜその事業や活動が行われているの

かどのような背景があるのか等を十分に理解しておく必要がある。ちょっとしたお手伝いとして関わるメンバーも，参加者と接する中でいろいろな質問をされたり，地域で広報活動をする場合もあり，そのような時に正確な趣旨を理解しておく必要がある。

このような内容について，ロールプレイやグループワーク形式で，実際の活動上に起こり得る場面を考えたり，その対応方法を体感したりすることが望ましい。さらには，既にその事業や活動または類似の活動で経験が豊富なボランティアから，どのような役割や責任を持って活動しているのか，どのような事で悩んだことがあるか，またそうした悩みをどうやって克服したかなどを話してもらうとより共感が得やすい。

２）リーダーが組織を変える

事業や活動を進めるには，その中心のリーダー的役割を持つ人が必要である。最初はそうした存在がいなくても，活動が継続するにつれリーダー的存在を持つことによって，より安定した組織活動が可能になる。リーダーの育成もグループの活動には重要である。

ハーバード大学政策大学院マーシャル・ガンツ教授は，リーダーシップを発揮する人の存在が，表5－8に示したように様々な無秩序な状態をより組織化

Practice

運営メンバーが，リーダーシップを発揮して行動するには以下が重要である。これらができているかどうか，日頃の取り組みを振り返ってみよう。

- 事業の概要説明では，地域のソーシャル・キャピタルを活かす意義や，具体的な事例などを提示する時間を設けているかどうか。
- 経験が豊富なボランティアの話を聞くなど，地域の人材を活かした人材育成を考えているかどうか。
- 研修を終えた証（修了証など）を設けることにより，運営スタッフの意識を高められているかどうか。
- リーダーの存在は，事業を運営する組織をより意欲的に，自発的に変えていく可能性がある。企画段階から運営初期にかけては，長期的なリーダー役を見据えて役割分担をしているかどうか。

表5-8　リーダーシップと組織の変容

オーガナイズされていない状態	リーダーシップ	オーガナイズされた状態
消 極 的	ストーリーの共有	意 欲 的
バラバラ	関係に基づいたコミットメント	団　　結
漂　　流	明確な組織構造	調　　整
反 応 的	創造的な戦略	自 発 的
無　　効	測定でき，目標のある行動	有　　効

出所：Ganz（2017）『リーダーシップ，オーガナイジング，アクション』。

された状態に変えることができるとしている（Ganz 2017）。このように，リーダーシップの存在によって，消極的であったり，バラバラな組織が，より意欲的にかつ団結していくことが期待される。またリーダーシップが，明確な構造や戦略，効果的な行動を促進することによって，組織が目的を目指して自発的に活動するようになるとされている。

（3）参加者の募集

　事業や活動の実際の参加者の募集は，地域アセスメントに基づき，事業や活動を導入する特定の地域の中で，具体的にどのようなニーズを持った参加者をターゲットにするのか，企画段階で明確になっている必要がある。企画メンバーと同様，多様な世代の参加者を巻き込むことが，ソーシャル・キャピタル醸成には重要である。

　さらに，ターゲットとする住民に最も効果的な募集方法は何かも検討し，募集するタイミング（開催日との間隔や季節）や，予定通り参加者が集まらない場合の二次的募集の計画などを事前に協議しておくことも重要である。しかし，期待していた参加者が十分に集まらないことはよくあり，参加者の募集は多くの関係者が最も苦労する作業である。具体的にはどのような方法で参加者を募集することが有効なのか，またどのような点に注意して募集すべきかについて，チラシと口コミについて考えてみる。

1）チラシによる募集

広報活動のツールとして，最も一般的な媒体がチラシである。地域で数多くのチラシが掲示板に掲示されていたり，自治会・町内会で回覧されていたり，地域の各種施設で配架されている。

また，チラシは単なる広報ツールとしての意味だけではなく，チラシを作成するプロセス（内容やデザインを考えたりする過程）は，メンバー間で検討をし，計画した内容を具体化するきっかけとなる。これにより，それまで話し合われたことが再確認されたり，事業内容の実効性を高める作業にもなる。事業のターゲットが複数世代である場合などは，チラシを作成する過程で効果的な言葉やイメージが，1種類のチラシでは表現しきれない場合もある。結果，対象となる年齢層，配架する場所に応じてチラシを変えたりすることも必要となるだろう。

効果的かつ的確な内容のチラシを作成することは，参加者が増えるだけでなく，関係者や協力者に対しての説明に役立つものとなる。事業や活動をわかりやすく伝える工夫として以下の点が重要である。

- 誰を対象にしたものかがわかりやすい。
- 事業内容がわかりやすく，絵や写真でイメージしやすい。
- 使われている言葉や表現がターゲット層にわかりやすい。
- 日時，曜日，期間，場所がわかりやすい。
- 参加費用の有無と何が参加費に含まれているかがわかりやすい。
- 誰が主催しているか，誰が後援をしているかがわかりやすい。
- 申込方法や締切，申込の結果の伝達方法がわかりやすい。
- 天候による開催の有無や当日連絡先がわかりやすい。
- 参加の条件，必要な物等がわかりやすい。
- 託児の有無がわかりやすい。
- 文字が少なく見やすい。

2）口コミによる募集

　最も宣伝効果が高いのが，運営メンバーや参加者による口コミである。数千枚のチラシを配布しても，参加者が数名しか来なかったというのは決して珍しいことではない。安定的に事業への参加者を増やすためにも，口コミによる募集は不可欠である。しかし，こうした口コミによる募集は，具体的にどのような対策を講じるべきなのか。以下は，口コミによる募集が成功するために必要だと考えられるポイントである。

- 最新の資料（チラシなど）が常に用意され，スタッフや参加者に手渡されている。
- 次回の活動内容のセールスポイントなどが，会議や活動内でメンバーや参加者に伝えられている。
- 口コミしたくなるほど内容が楽しく，おもしろい。
- 複数の人から事業への参加の誘いがある（運営メンバーは，この人には事業のことが既に伝わっているのではないかと躊躇せず伝える）。
- 口コミだけではなく，広報や回覧など複数の媒体で事業についての紹介が対象地域内で存在している。
- 口コミで周辺に伝えることによるメリットがある（紹介されてきた参加者は参加費が無料等）。
- 口コミで参加者を紹介したことに対する感謝がある。

3）参加者を知る

　地域の事業や活動では，参加者に対するアセスメントが不十分な傾向がある。どのような理由で参加者は参加したのか，どのルートで情報を知ったのか，期待していたものが得られたのかなどを把握するのは，事業全体が本当にターゲットとしている層の住民に届いているのかを確認する上でも重要である。一度事業が始まってしまうと，期待していたとおりに事業が進んでいなくても，その現状があくまでも一時的なものではないか，いずれ好転するのではと思いが

表5-9　募集計画と結果集計表

募集方法	広報エリア・箇所	見込まれる申込者数	期待にあった参加者数	想定していなかった参加者数
公　報	例：全域	25人	20人	5人
チラシの回覧や施設の配架	例：公民館	5人	2人	1人
地域の団体の会議等を通じて				
メンバーの紹介				
講演やイベントの機会にて				

ちで対策が講じられないことがある。各回の参加者の状況について評価を実施しなければ，次の回でも改善されないまま事業内容や運営方法，広報活動を続けることになりかねないばかりでなく，参加人数が少ない事業，内容が思ったほどのものでないといった否定的な評価が広まり，事業開始時よりさらに参加者を募ることが困難な状況に陥ることになるかもしれない。このような事態を防ぐためにも，次の点については特に留意する必要がある。

- 多様な世代の参加者を巻き込もう。
- 地域の資源や人材（施設や商店等）を，参加者募集に活かす方法を考えよう。
- 運営メンバーや参加者のネットワークを活かして，チラシと口コミを広げよう。
- 参加者が増えない負のスパイラルに陥らないように，各回の評価と必要な対策を講じよう。

── Practice ──

　表5-9に，実際に参加者の募集計画と結果について記入し，どのような課題があるのかを検証してみよう。

（4）運営の管理

　事業や活動の全体計画や長期スケジュールに基づき日々の活動を進める上で，いかに事業を効果的かつ効率的に運営し，全体計画にあわせた管理をしていくかは，専門職やリーダー役の重要な役目である。

　一旦，事業や活動が始まると，準備や片づけ，参加者への連絡，場所の確保など様々な作業に忙殺される。こうした中，同じ作業を複数人が行ったり，また，必要な準備や作業を誰もしていないなど，問題が発生することがある。特に様々な運営スタッフが関わる場合，必ずしも毎回同じメンバーが活動するとは限らない。連絡ミスや情報の周知が徹底されていないこともある。計画に基づき事業を管理運営するには，日々の運営上発生する課題を見える化し，メンバーで共有することが欠かせない。事業や活動が各回終わった後の反省会は，忙しい地域住民がスタッフの場合，遠慮したり，おろそかになりがちだが，初期段階から振り返りの時間やその内容を重視すべきである。最初からそうした時間を必要な時間としてボランティアスタッフには周知すべきである。また，各回あったことはノートに記録し，スタッフが変わっても前の回の状況が把握できるようにしなければならない。

　しかし，計画ではわからなかった様々な事象や課題に対応するには，１人だけでは困難である。そこで，より多くの人が関わるような，また，将来を見据えて自主的な活動運営を目指したり，活動場所や近隣への挨拶やお礼を定期的にすることにより，活動を見守る気持ちや信頼関係が醸成したりする等，活動を知って頂く機会と捉え積極的に周辺住民との関わりを増やす必要がある。但し，色々な課題を抱えた参加者や言動で他者に迷惑をかける参加者は，その人と親しい人などを通じて，改めて頂くよう働きかけることは忘れてはならない。また，運営上の気になる点や周辺住民からのちょっとした声なども，その活動やソーシャル・キャピタルの評価では重要であり，事業や活動がどのような効果をもたらすかのヒントになることもあるので，日々の活動について小さなサインも見逃さないように記録は，その日の内に取るように心がけるべきである。

表5-10　事業運営のチェックリスト

チェックする項目	はい・いいえ	アクション （いいえの場合の対処）
事業や活動の頻度や長さは適切か？	はい・いいえ	例：頻度を減らす場合，どの曜日が適切かなど参加者のヒアリングをする。
事業や活動の曜日，開始時間は適切か？	はい・いいえ	
スタッフの体制は適切か？	はい・いいえ	
スタッフの作業量は適切か？	はい・いいえ	
スタッフ同士の関係性は良好か？	はい・いいえ	
スタッフのトレーニングは十分足りているか？	はい・いいえ	
スタッフ間のコミュニケーションは良好か？	はい・いいえ	
必要な報告や意見があげられているか？	はい・いいえ	
参加者の反応は肯定的か？	はい・いいえ	
特定の参加者だけになっていないか？	はい・いいえ	
障害者や，特別な対応が必要な参加者への対応はできているか？	はい・いいえ	
参加者とスタッフは十分なコミュニケーションがとれているか？	はい・いいえ	
事業・活動が活動場所の近隣に迷惑をかけていないか？	はい・いいえ	
活動場所の環境は十分安全に配慮されたものになっているか？	はい・いいえ	
活動終了後の清掃や片付け整理は公平に分担されきちんとされているか？	はい・いいえ	
協力者や，利用している施設等への感謝はできているか？	はい・いいえ	

— Practice —

　保健福祉職やリーダー役は，常に各回の準備や計画を入念に行い，活動中は参加者の様子を聞いたり，活動が計画通りに進んでいるかを確認し，改善が必要な要素があれば反省会などで取り上げ次の回に反映する，いわゆる PDCA を行う必要がある。ここでは短期的に確認が必要と思われる（長期的にも必要だと考えられるが）チェックポイントについて挙げる。あなたが現在進めている事業や活動について，運営を管理する視点から，表5-10のチェックリストで確認してみよう。

4　地域の様々な施設等と協働する
―――地域資源活用による計画・運営の強化

（1）協働とは創造的プロセス

　地域の様々な資源との協働は，住民グループの活動の強化の手法として保健福祉職が取り入れているものである。例えば，グループの活動を地域に広めるために，保健師は活動を助けてくれそうな人をグループに紹介する，他のグループとの交流を促す，社会資源の活用を促すといった支援を行っている（錦戸ら 2005）。また，住民グループの活動が安定し，地域に定着し始めると，次の段階として地域全体の健康づくり（つまりはソーシャル・キャピタルの向上）にも貢献できるような活動へと発展することが望ましい。保健福祉職は，その住民グループに様々な地域資源を紹介し，引き合わせることでそのような活動へと発展することを助けられるかもしれない（中山 2009）。本節では活動の強化に向けた地域資源との連携を進める上でのポイントを紹介する。

　地域資源からの協力には様々な形態がある。例えば，行政や社会福祉協議会等が活動資金を助成金や委託金という形で提供し活動を支援する，他組織（町会や地域の介護事業所等）が活動拠点を提供する，他組織が「お手伝い」としてイベント時に人材を派遣する，参加者募集のためにグループの活動を広報する，などがあるだろう。いずれの場合も，住民グループの視点では地域資源の活用である。本節では，住民グループの活動の計画や運営そのものを強化し，地域のソーシャル・キャピタルを高めることに資する活動へ発展させるための手法として，他の地域資源と「協働」したイベントや事業といった協働事業を進めるポイントを特に取り上げる。

　本節で取り上げる「協働」とは，2つ以上の独立したグループや組織が協力して活動することである（川野 2004）。協働で得られるメリットは，単独で活動の運営に必要な資源（人材，資金，活動場所・資材や設備，情報など）を，十分に確保することができない住民グループにとっては，グループの存続や新規事業の実施を可能にすることである（川野 2004）。自らのグループにはない資源

を持つグループと協働することで自分たちだけではできないことを実施し，目的を達成できる（川野 2004）。例えば，子ども・子育て支援団体が野山散策を行う高齢者主体の自主グループと，協働することで子どもが自然に触れ合う多世代交流イベントを実施できる。そのイベントは野山散策団体にとっても，いつもの活動に多世代の要素を取り入れた新たな活動となり，新規参加者の獲得や活動範囲拡大そのものに貢献する可能性もある。

　また，類似する活動をするグループは時として課題や目的も類似していることから協働することで，課題を解決できたり資源を共有し合ったりと頼もしい存在にもなりえる（川野 2004）。例えば，コミュニティ食堂を実施するグループ間での協働は，食材や機材を融通し合う，合同で食材を仕入れるなど資材を共有することで運営資金を節約できるかもしれない。メニューを紹介し合ったり，課題解決のノウハウを共有し合ったりすることで活動の円滑化を図れる可能性もある。加えて合同イベントを行うことで，いつもと違う食事会を開催できる。さらに複数のグループがまとまって情報や意見を発信するとより影響力も高まるだろう。

　協働とは多種多様なミッションの達成に向けて活動を行うグループ間で，目的を共有し，その達成に向けて一つの事業を創り上げる創造的プロセスである。そこには，多様な特性（年齢，社会的背景，専門分野など）と考え方を持つ人々との間で，事業を行う目的や運営方法などに共通認識を創り上げる必要がある。そのためには，協働事業を行うグループ間でお互いを理解し，尊重し合うことが重要となる。本節では，まず適した協働パートナーを把握し，そのパートナーを理解し，効果的な協働事業を実施する上でのポイントを紹介する。

（2）協働パートナー候補を把握する
──どんなパートナーが必要かをイメージする

　住民グループの主体的な活動が安定してくると，活動を見直し・強化する必要がある。その理由は，参加者数を増やす，より多様な層の人を集めるなどにより活動を地域に広めていくことが考えられる。一方で，参加者数が伸び悩ん

表 5 - 11　子どもと保護者を含めた多世代交流サロンの開催における確認事項

確認事項	望ましい状況・必要事項	実現に向けて持っていない資源
対象とすべき人	高齢者，乳幼児とその親	乳幼児とその親へのアプローチ方法，新規の高齢者
具体的な実施内容	両世代が楽しめるプログラム，交流も促せると良い	子育て世代の関心が高いプログラム，今までと違う高齢者を集めるプログラム
開催場所	乳幼児が安心な広い和室。現在のサロン会場で対応可能	
必要な設備	プログラム内容によるが，乳幼児が楽しめるおもちゃや授乳中の母親も楽しめるカフェインフリーのお茶	おもちゃがない
費用・財源	（例：社協からの補助金・参加費）	プログラム内容によっては講師謝金などが必要となる
必要なスタッフ（特性や人数）	必要人数○名（プログラム内容が確定したら決めるが，乳幼児や子育て世代および高齢者に対応できる人）	新しいターゲットに対応可能な人
周知方法（参加者の集め方など）	（例：高齢者は町会や地域包括，シニアクラブを通して周知。子育て世代は子育て支援 NPO や子育て支援センターを通して周知）	子育て世代へのアプローチ方法，新規高齢者を集めるルート

でいる・減少傾向にあるなど活動が停滞している場合は，活動内容の見直し・強化により活性化する必要がある。様々な理由で，活動を見直し・強化する上で自らのグループが持たない資源を持つグループや，組織などとの協働による新規事業やイベントは効果的だろう。

　保健福祉職が支援するグループ（支援対象グループ）が，どんなグループと協働すべきかを考える上では，漠然とでもよいのでどのような事業をすべきかをイメージする必要がある。パートナー組織のイメージが湧けば，それに近しいグループを探し，交渉していくことになる（課題とその原因の把握方法については第7章2節を，事業内容の企画については本章2節を参照）。どんな活動を行えばよいか，今の活動にどんな要素が入ればよいかをイメージできたら，その活動実施に必要な資源と，グループが持たない資源をイメージしてみる。事業を実施する上での必要な資源としては，人材（その人が持つスキルや知識など），資金，

場所や設備，ネットワーク（広報ルートや必要な資源を確保するルート）があるだろう。

　表5-11は，福祉機能を持ったサロン活動を通して地域で助け合いを作ることをミッションとしたグループが，高齢者が主のサロンに新しい参加者を入れて活動を強化したいと考えた場合の例である。世代間交流の要素を取り入れることで，新たな参加者の取り込みと活動の活性化を図るとともに，世代を超えた地域での助け合いへつなげることを目指す。事業目的（例：高齢者中心のサロンに若い世代を参加させることで世代間交流を促す）と事業概要を踏まえて必要な資源と持たない資源を明らかにしていくと，子ども・子育て世代関連の団体との協働が必要となるだろう。

Practice

　現在，支援しているグループまたは活動を強化した方が良いと思っているグループを支援対象グループと想定して，その支援対象グループが新たに取り組みたい・協働したい活動内容を実施する上で，必要な資源を思い浮かべてみる。次に，それらの資源を支援対象グループが持っているか否かを考える。その上で，それらを補完できそうな団体やグループを考えてみる。なお，必要な資源は実際に協働事業を検討していく中で，変化していく。まずは，今の時点でわかっていることを表5-10を基にまとめてみよう。

（3）地域の協働パートナーとなりえる団体を洗い出す

　協働すべきグループのイメージができると，具体的な団体・グループ・人をリストアップしていく必要がある。協働パートナーをリストアップする視点としては，その団体・グループ・人の事業目的と事業内容を踏まえ，今回の取り組みや支援対象グループが掲げる目的と共通点を見出せるか，目的を共有できる可能性があるかを踏まえる必要がある。もし，保健福祉職自体がそのような団体や人を知らない場合は，自らも組織内で連携する必要もあるだろう。

　例えば，高齢者支援担当の保健福祉職であれば，子ども・子育て支援を担当している保健福祉職に協力を求める。実際に，保健福祉職は協働を進める過程

表5‐12　協働の可能性がある団体・グループ・人のリスト

団体名	事業目的	事業・活動内容	メ　モ	そのグループと繋がっていそうな人・団体
(例:赤ちゃんサロン○○)	乳幼児を持つ親の孤立防止と自立支援	児童館にて隔週で交流事業を開催している	当事者同士が気兼ねなく話せる,自由に出入りできる場づくりを大事にし,プログラムを入れすぎないようにしている	同部署内子ども・子育て支援担当の●●氏

では,住民組織同士の連携を促すだけでなく,保健福祉職自身も地域の関係機関や保健福祉分野以外の行政職委員などと連携していることは先行研究でも報告されている(中山 2009)。

―― Practice ――

　表5‐12を基に,協働の可能性がある団体・グループ・人をリストアップしてみよう。また,各団体・グループ・人(活動団体)の事業目的やミッション,活動内容,その活動団体がつながっていそうな人(ネットワーク)もまとめておこう。「つながっていそうな人・団体」を考えるポイントは以下の3点である(①その活動団体は,どんな人(支援者)や組織からどんな支援を受けているか,②支援者・組織が支援するに至った経緯はどういったものか,③その活動団体はどんなバックグラウンドのメンバーで構成されているか)。

　また,「メモ」欄にはその活動団体が活動の中で大事にしていること等も記載しておくと,協働を調整するプロセスの中で,その団体の思いやこだわりに配慮することが可能となる。このようなリストは,まず自分が知っていることを書くことから始め,次にその活動団体に情報収集のためのヒアリングを行った際にも,さらに書き足すことをお勧めする。書き足す際には,表5‐13の内容も加筆するとよいだろう。

（4）協働についての協議を進め協働候補グループを理解する

　協働したい団体・グループ・人の候補が明確になったら，次はそれらのグループと協働の可能性について探っていく。実際には「もし一緒にやるとしたら，どんな事業ができるのか，その際には誰が何を担当するのか」を話し合っていく過程でもある。まずは，相手方に支援対象のグループ（ミッションや活動内容，グループ特性，今回の事業での目的や事業案）についても丁寧に紹介する。相手の活動を理解する作業と同時に，支援対象グループの活動も折につけ，繰り返し伝えていく必要がある。相手の活動やグループ状況の理解を支援対象グループが深めることを支援するだけではなく，協働候補が支援対象グループのことを正確かつ十分に理解することを促すことも保健福祉職の役割であろう。

　その上で，交渉を進める。その過程では，相手方の状況やニーズに対する理解を深めながら，本当に協働できるのか，どんな協働事業であれば両者が協力できるのか，その事業が候補グループのミッションと共通するのか，ミッション達成にどのように役立つのか，双方にどんなメリットがあるのかを丁寧な話し合いから探っていく。候補グループにとって考えうるメリットは，現在の課題解決や事業拡大に向けた活動の強化であろう。実際に協働事業を行う場合はどのような役割分担が可能なのかを見極めていく必要がある。

　例えば，第2項の表5-12の例では，子育て支援団体にとって考えられるメリットとして，地域の高齢者が多いサロンと協働イベントを開催することで，地域で子育て中の親を見守り・支援してくれることが可能となるかもしれない。また，このグループではスタッフとして入っている当事者（子育て中の母親）が，子どもが保育園や幼稚園に入ると仕事に復帰してしまい，慢性的な担い手不足に陥っている場合は，両グループが協働することで中高年スタッフが確保できるかもしれない。

　相手を理解するために，相手方のミッションや活動で大切にしていること，メンバー構成（50代の主婦5名が中心等），現在の活動内容（主な参加者特性と数，活動頻度，活動場所を含む），財源を知る必要がある。また，交渉を円滑に進めるためには，誰に相談すればよいのか，相談事はどのような手続きを経てどの

表 5 – 13　協働パートナー候補調査票（例）

団体名	子育て支援サロン○○
事業目的・ミッション	地域全体で子育てを支援することにより育児中の親の孤立防止，子どもの健やかな成長の支援。
現在の活動状況	児童館にて隔週でサロンを開催。0～3歳ぐらいの子と親10組くらいが集い，お茶を飲みながら交流している。参加費はお茶代として300円。
グループのメンバー構成	子育てがひと段落した40代の女性3名を中心メンバーとし，子育て中の母親（当事者）10名がお手伝いをしている。
意思決定体制	基本的には中心メンバー3名が方向性を決めている。中心メンバーの提案事を月1回の定例会で全員に諮り，合意を得て進めている。
財政状況	社協からの補助金，参加費，フリーマーケットの収益で運営。
現在の課題	スタッフとして入っている当事者（子育て中の母親）が，子どもが保育園や幼稚園に入ると仕事に復帰してしまい，慢性的な担い手不足に陥っている。
大事にしていること	当事者同士が気兼ねなく話せる，自由に出入りできる場づくりを大事にし，プログラムを入れすぎないようにしている。

タイミングで決まるのかといった意思決定体制も知っておく必要がある。異なる組織であれば，こちらが思うようなタイミングで話を進められないかもしれない。また，相手の抱える課題やニーズ（次の目標等），および得意なことがわかれば，win-win の協働事業が可能となる。大事なこととして，グループが大事にしていること（ポリシーなど）を尊重することである。例えば，サロンの参加者同士の自由なコミュニケーションを大切にしている活動グループに対して，サロン運営の中に講座などコミュニケーションをさえぎる内容を詰め込み過ぎると，相手は自分達の大切にしていることができなくなると感じ協働はうまくいかなくなるだろう。保健福祉職の役割は，交渉の中で両グループが共通の目標とメリットを見出し，その重要性を確信することを支援することでもある。

　協働関係をつくるプロセスにおける保健福祉職の役割は，コミュニケーションにより生じる両グループの理解の齟齬を解消していくことである。人は他の人から発信されたメッセージ・言葉をしばしば選択的に受け取るので，必ずしも発信者の意図した意味に伝わってはいない（平山 2000；都筑 2003）。そこで，

保健福祉職はそれぞれのグループの代表が伝えている内容の要点を議事録やメモとして記載した上で，「つまり○○ということですか？」と確認をしていく必要がある。保健福祉職もメッセージ・言葉の受け手も，相手の意図を正しく理解しているかを確認しながら話を進めていく必要がある。

── Practice ─

　協働パートナー候補について，表5-13の例を参考にして情報収集や実際の協議から得た情報を整理し，相手の状況やニーズを十分に理解しよう。また，その上で，協働が可能か，どのような協働であれば両者にメリットがある win-win の協働となりえるかを検討しよう。

（5）目的を共有した協働を立案・実行してみる

　両グループが協働することに意義を見出し，協働を通して達成すべき目標にも共感し，双方のグループ内で合意を得ることができた場合には，実際の事業計画を検討していく（事業計画を立てるに際しては，第5章3節参照）。

　事業計画を立てていく上で押さえるポイントは，両者が協働事業を通して各グループが掲げるミッションと目的を達成できることである。その上で，両者共通の目的が達成されることが大事である。何らかの協働事業を立ち上げることのみに重点を置き過ぎて支援対象グループのミッションと事業目的が後回しされても，自分たちの目的を優先し相手に押し付けてもパートナーシップは醸成されない。したがって，事業を進めるに際しては，各グループのミッションと今回の事業で達成したいことも再確認する。それについては，「2）目的の階層化」（第5章2節（3））を参照されたい。

　次に役割分担と責任の所在も明確にする必要がある。協働関係は対等であることが望ましい。例えば，どちらか一方がより多くの資源（資金やスタッフ等）を提供する場合は，多く提供した方が強い立場になり，そのグループの意向が優先されがちになる。一方が多く提供し続けると，そのグループ内で負担感が高まる可能性もある。

　一つひとつの合意内容で，両者に齟齬がないかを確認しながら進めていく必要もある。分野や世代が異なるグループ間でのコミュニケーションは，特に誤解が生じやすい。その点からも，十分な話し合いの時間をとり，決定事項は書面化して共有していくとよい。

　また，「まずは，何かを一緒にやってみる」ということも重要である。協働とは，異なる考え方や活動を行うグループ・団体・機関や人と新しい事業・活動を作り上げる創造的過程である。一つひとつの協働事業の積み重ねの中で，協働を実施する上での課題点やお互いの協働事業に対する理解・認識の相違点も明らかになる。共に解決策を話し合い，試行することでその事業・活動がより良いものになる。また，試行と話し合いの過程を経ることでパートナーシップも強まる。保健福祉職は協働事業を客観的に観察し，課題点とその原因，どこで齟齬が生じているかなどを理解する。その上で，修正に向けた話し合いをファシリテートする必要もあるだろう。

　最後に，話し合いの結果，協働事業が実現できなかった場合にも，そこでできた関係性が維持できるように，不定期に交流を促すこともよい。後日にタイミングが合いイベントを協働開催できるかもしれない，人の紹介など別の形で協力関係を築くこともできるかもしれない。

Practice

　協働事業を計画していく際に，以下のポイントが押さえられているかを確認しよう。
- 協働に参画したグループは，協働事業の目指すミッションに共感しているか。
- 協働事業は，各グループ固有の目的の達成にも寄与するか。
- 事業運営での役割分担は明確化（どの作業を誰が実施するのか，必要資源はどこのグループがどの程度提供するのか）。
- 責任主体は明確（共催・主催等，事故時の責任所在）か。
- 上記の確認事項についてすべてのグループが共通認識を持っているか。

5　退職者も地域も活かす多様な「居場所づくり」

（1）3つの「居場所」から高齢期を考える

　団塊世代（1947～1949年生まれ）の全員が年金受給年齢の65歳を迎える2015年には，社会保障費の増大や労働力の減少などが顕著になり，日本社会に深刻な影響を及ぼすことがテレビや新聞で報道されていた。ネガティブな影響ばかりが取り沙汰された「2015年問題」であったが，その一方で，大量の定年退職者を受け入れる側の地域社会では，新たな若い担い手の参加による活性化への期待が高まりつつあった。平均年齢が70代後半という町内会・自治会，老人会などの地縁組織も少なくない中で，心身ともに元気な団塊世代（定年退職したての60代）の加入により，地域社会は一気に若返る「はず」であった。

　しかし，実際に地域のそこかしこで聞かれたのは「退職した団塊世代はどこにいった？」「一体，どんな誘い掛けや活動なら参加してくれるのか？」という落胆や嘆きの声であった。新たな力を求める地域社会に対し，つながりを持とうとしない，持つことができない団塊世代，このミスマッチはどこで起きているのであろうか。

　本項では退職者の置かれた状況を理解するために，人の生きる場を3つの「居場所」に分け，ライフコースに応じた居場所の変化を見ていく。そもそも「居場所」という言葉に明確な定義づけは行われていないが，社会学者のレイ・オールデンバークは「家庭（第一）」「職場や学校（第二）」という生活上必要不可欠な2つの居場所に続く，居心地の良さを感じる「第三の居場所（Third place）」の存在が都市の魅力を左右することを指摘している（Oldenburg 1991）。

　図5-6は，現役時代には「働き蜂」とも揶揄されるぐらいに仕事（第二の居場所）を中心に生活していた都市部に居住する企業人の居場所の移り変わりを表した概念図である。生まれてしばらくは家庭を中心に成長し，青年期には学校や課外活動などにより多様な居場所を持つようになっていく。成人期には，

図5-6　都市部の企業退職者の居場所

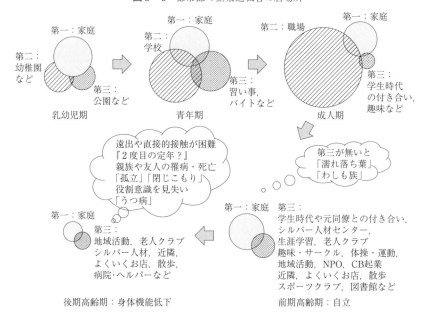

就職を機に職場が空間・時間・社会関係・活動のすべてにおいて主要な位置を占めるようになっていく。こうして迎えた高齢期は，第二の円である職場が無くなるのと同時に，成人期に縮小してしまった第三の円を再構築することの難しさに直面し，第一の円の小ささに驚愕する時期ともいえる。定年退職した男性を「濡れ落ち葉」や「わしも族」と表現するのは，最も身近なはずの住んでいる地域にも第三の円がほとんどない中で，「家庭」に唯一の居場所を求めて配偶者の後をピッタリと張り付いて離れない姿を表現したものといえる。

　ここまでは，生涯にわたり仕事を続けてきた男性について述べてきた。男性よりも少数ではあるものの，定年を迎えるまで働き続ける女性は増加傾向にある。この中で，退職を機に第三の居場所探しに悩むのは男性だけではなくなってきている。就労経験をもつ中高年女性を対象に筆者らが行った調査では，20〜30代で結婚を機に離職した人よりも，現役時も退職してからも地域社会との関わりをほとんど持っていない傾向がみられた。また，退職後に地域で居場所

を創り出そうとしても，地方自治体の地域デビュー講座は男性を想定しており，地域活動は主婦であった女性が主体になっており，きっかけを得にくいという悩みを有していた。「おひとりさま」と呼ばれる未婚のまま自立した独自のライフスタイルを維持しながら，定年退職を迎える女性が増加していく現状を受け，子育てや配偶者を介しての地域とのつながりを持たない女性に特化した支援が求められる。

（2）「地域」よりも「徒歩圏・自転車圏」──第三の居場所探しで大事な事

　本項では，これまで筆者が関わってきたフィールドワークや調査結果を基に，高齢者，特に定年退職した団塊世代が地域とつながり，そこに社会的役割を持つためのいくつかのヒントを明らかにしていく。退職者が地域社会から埋没したままでいるかといえば，そうではない。多くの人びとは，学びや健康づくり，趣味など多様なキーワードで，新たな3つ目の居場所探しを始める。この際に最も重要視しなければならないのが「徒歩圏・自転車圏」といえる。

　定年退職後には多くの人が，学生時代のOB・OG会への参加，気の合う仲間と田舎の休耕地で大好きな土いじり（畑仕事）を開始，ずっと興味があった文学史を学びに大学の公開講座を受講するなど，多様な第三の居場所を見出している。ここで無視できないのは，加齢とともにようやく見出した第三の居場所を失い，再び家に閉じこもってしまう人の存在である。

　この原因として，70代前半に女性で約9割，男性で7割の人の自立度が大き

Practice

　退職者には「地域」と言われるだけで重く感じたり，他人事に考える人が多く存在している。一方で，よく行くお店や顔見知りが地域に増えていくことで，「地域」から自分の「地元」という表現を使うようになる人も少なくない。自分事，自分の「地元」として地域を捉えるためには，どんな働きかけがあればよいのかを考えてみよう。地域に居場所を見つける第一歩は，人に自慢できるお店を見つける，散歩ですれ違う人に挨拶してみるぐらいで良いことを知ってもらうことも有効かもしれない。

く低下していくことが挙げられる（秋山 2010）。自立度の低下に伴い，何となく電車やバスでの移動が億劫になり，行動半径が自転車や徒歩で行ける範囲に狭まっていく。この結果，それまで交通機関を使わないと通えないような所にしか第三の居場所をつくってこなかった人に残されるのは，第一の居場所である家庭のみということになってしまう。

これが向老期や自立度の高い60代の内から「自転車圏・徒歩圏」，言い換えれば住んでいる「地域」にも第三の居場所をつくっておくことが重要な理由といえる。

（3）居場所に役割を持つ効果——健康長寿と地域創り

高齢者は弱者であり，支援すべき存在と位置づけていたのは一昔前のことといえる。近年では，高齢者を社会・地域の担い手と捉える「プロダクティブ・エイジング」の考え方が普及しつつある。ここでいう「プロダクティブ」とは，単に自らの楽しみにとどまらず，他者に力を提供する活動を指す。活動は大きく，有償労働（収入のある仕事），ボランティアに代表される家庭外無償労働（別居家族への支援，友人や近隣への支援，ボランティア），家庭内無償労働（家事，同居家族への世話）の3つに分けられる。

これらの活動に関わる事が高齢者の心身の健康，ウェルビーイングに良い影響を与えることが知られている（柴田ら 2012）。特に男女ともに良い影響を及ぼしているのがボランティア活動に代表される家庭外無償労働で，男性では定

Practice

価値変換を進めていくためには，役割を果たすことで地域を知り，地元に関わりを持つことが，住み慣れた地域で豊かに歳を重ね，自身の生き方や終わり方を主体的に選び取るための「居場所づくり」につながるという動機づけを，高齢者のみならず中年・壮年世代に向け発信する事が求められている。特に，地域につながりのない人びとをターゲットにした時，どんな発信の場や機会があるのかを考えてみよう。散歩帰りに立ち寄るコンビニやコーヒーチェーンなど，既にある場から仕掛けるのも有効かもしれない。

年退職の否定的な影響が活動により緩和され，女性では家事や家族の介護にのみ従事するよりも様々なボランティアに従事する方が，うつ傾向を低下させることが示されている。

　有償・無償にかかわらず高齢者が地域貢献，地域創りの主役として活躍する事は，介護予防や生きがいを見出せる居場所づくりのための「プロダクティブ・エイジング」であるのと同時に，地域社会にとっても多くの恩恵を与えることが期待される（藤原ら 2006）。

　就労という大きな社会的役割を失った高齢期には，地域に第三の居場所を持つだけではなく，そこに自分の得意や関心を活かした「社会的役割」を見出すことが，健康長寿の秘訣とも言い換えられる。

（4）世代により変化する「活動スタイル」を理解する

　実際に，退職者はどんな「社会的役割」を地域に求めているのであろうか。筆者が関わる神奈川県横浜市の介護予防施策「シニアボランティアポイント制度[(1)]」に登録し，ボランティアとして活動する高齢者を対象にしたインタビュー調査（国際長寿センター 2016）では，性や年代により異なる活動スタイルが見えてきた。

　女性では，近親者の介護で通っていた施設に恩返しをしたいという想い，経験のある子育てなら何かできるという気持ちから，活動に関わるようになったという人が多くみられた。男性では，定年退職後に地元の老人会や趣味の団体などへの参加を介しての縁で，ボランティアを開始した人が少なくなかった。この人びとに共通するのは，「地域のために貢献したい」ではなく，「恩返しというほどではないけど，なんかお手伝いしたくて」や「誘われてなんとなく」といった緩やかな動機であった。その一方で，民生委員や町内会・自治会の役員などとして活動してきた経験から，地域の高齢者の健康づくりや介護予防に課題意識を持っていて活動を開始したという，いわゆる地域活動の猛者も存在していた。

　前者は団塊世代，後者は70代後半・80代の男性で多く認められた。前者は，

趣味やスポーツなど多様な活動を行っており，ボランティア活動もその一つという位置づけ，地域との関わりも明確な意識があるわけではなかった。後者は，自分がやらねばならないという意志の下，ボランティアは地域を向上するために必要不可欠な活動と位置づけていた。

　どんな活動を行うかについては，これをやりたいというボランティア自身に定まった意志は無いことが多く，受け入れ施設で提示された活動から選んでいた。施設の花壇や植物の管理に関わるボランティアからは，得意というわけでもなく，土いじりが好きだからという理由。また，週1回2時間だけお昼ご飯の配膳を手伝うボランティアからは，これなら自分でもできるかなという選択の理由が語られた。

　また活動の仕方に目を向けると，住まいから徒歩圏，バスを利用しても停留所2～3カ所の距離で，長期間，同じ場で定まった曜日に活動を継続している人が多かった。活動回数は週1回から数回の人まで存在し，年齢が高く活動年数も長い人ほどに，活動回数も増える傾向が認められた。

Practice

　具体的なアクションとして，地方自治体の広報での特集や表彰の際には，ストイックな前世代型だけではなく，緩やかにできることをマイペースに続けて活動するというスタイルも，理想的な活動者として取り上げることが考えられる。ここで難しいのは，表彰の場などに出てくるのはプライベートを犠牲にしても地域のために活動する人が多いことである。その様子を見聞きし腰が引けてしまいそうな人に普及していくためには，どんな働きかけが有効なのかを考えてみよう。インターネット利用が一般化しつつある団塊世代以降にはSNSなども有効かもしれない。

（5）十人十色の活動から得られる「効果」を知る

　男女・全世代に共通して，ボランティアを続けるために自分が元気でいないといけないという自身の健康のためや生活のリズムづくりが半分と，喜ばれるといった相手から与えられる感謝を挙げていた。特に団塊世代の男性では，自身の健康のためや生活のリズムづくりを挙げる人が多かった。

　また，男性からは，現役時代にほとんどつながりの無かった地域で，あいさつできる知人が増えたことや地域ケアプラザ（様々な福祉サービスを一定的に提供する横浜市の福祉拠点）などの施設の存在を知ったといった利点が語られた。

　活動量に応じて換金可能なポイントが付与されるボランティアポイント制度については，ポイントの換金があるから活動をしているわけではないというコメントが聞かれる一方で，交通費や材料費が賄われることや，行政が活動を認めてくれて応援してくれているのがわかり嬉しいという声も聞かれた。特に団塊世代の男性には，ポイントが記録されることを，自身の生活のリズムの可視化と位置づける人も多く存在した。

　また，特別養護老人ホームなどで関わった入居者の介護度が重くなっていく姿や死に直面した人の中には，自らの終わり方や死に方を考える上での貴重な機会になったというポジティブな影響を受けた人と，自らの事を考えて気持ちが落ち込んだというネガティブな影響を受けた人が存在していた。子育て支援に関わるボランティアからは，体力的についていくのが大変という声と，衰えていく一方の高齢者に比べて子どもは日に日に成長していくから元気がもらえるし，楽しいというコメントも聞かれた。これらは，高齢のボランティアが地域の担い手として活躍し続けるための特有の課題ともいえる。

Practice

　地域のために滅私奉公することに喜びを見出す年代が高齢化して引退する中で，趣味の延長，健康づくり，仕事に代わる生活リズムをつくれることを活動に関わる効用として挙げる年代が増えつつある。活動への誘い掛けや継続してもらうための動機づけを行う際には，この多様性を前提にしたアクションが求められる。この違いを滅私奉公世代が否定してしまった結果，新たな担い手が逃げてしまったという事件が頻発する中で，滅私奉公世代の理解を進めるためにどんな働きかけが有用なのかを考えてみよう。同じ団体で活動する事を求めるのではなく，次世代が新たな団体を興すサポートをし，お互いに連携して地域で活動していく事を働きかけるのも有効かもしれない。

6　保健師の目——自分の地域の宝物探しをしてみよう！

　地域で必要なものは，「人・モノ・金・情報・技術（テクニック）」である。ソーシャル・キャピタルを把握する場合，まず，「人」を考えてみよう。それは，人との出会いであり，関係性である。「この地域にはどんな人がいるのだろう」「どんな活動をしているのだろう」と，地域にとって宝となる人や活動について，職場のみんなと力を合わせて探してみよう。その際，宝となる人や活動の良いところを見える化し，共有することが大切である。

　「子育て広場の活動はＡ保健師がよく知っている」なら，その情報を，他の職員に伝達してもらおう。「高齢者サロンの活動は社協の職員がよく知っている」なら，社協の職員にその活動について聞いてみよう。

　職場内での共通認識は，情報の共有から始まる。まちづくりは，土木の技術職が中心になって行っている。農業や商業・経済関係の職員も，地域での暮らしを守っている。それぞれの分野で持っている情報とは何か。どんな課題があるのか。どのような事業展開をしているのか。彼らが接している関係者は，保健師活動の現場では接する機会が少ない人たちばかりである。

　立場は違っていても，組織として目指す方向性は一緒である。組織横断的な連携をとるきっかけをつくり，それぞれの部署で抱えている課題や取り組みの現状について確認しあう機会をつくってみよう。様々な分野で確認した情報を蓄積することで，単独では解決できない課題の解決に向けて必要なノウハウが整理できるようになるはずである。

注
(1)　高齢者が横浜市内の介護保険施設等でボランティア活動を行った場合に「ポイント」が得られ，たまった「ポイント」に応じて換金できる仕組みとして2009年10月に開始されている。高齢者本人の健康増進や介護予防，社会参加や地域貢献を通じた生きがいづくりをテーマとしており，ボランティア活動を通じて地域の新たな課題に気づき，その担い手として新たに活動を展開するきっかけとなることも期待さ

れている。「よこはまシニアボランティアポイント事業」の登録者数は1万2,000名（2015年10月現在）を超え，年々増加傾向にある。近年，ボランティアポイントの受け入れ施設は，病院，地域の子育て支援拠点，精神障害者生活支援センターや障害者地域活動ホームなど，地域福祉全体に拡大しつつある（2016年1月現在，受け入れ施設は362カ所）。

参考文献

・第1節

大澤絵里・村山洋史（2020）「市町村保健センターの他分野・他組織との連携推進のためのステップ」（研究代表者：藤原佳典）『厚生労働科学研究費補助金（健康安全・危機管理対策総合研究事業）包括的支援体制構築に向けた市町村保健センターと他分野の連携に関する研究　令和元年度研究報告書』17-36頁。

藤原佳典・大澤絵里・村山洋史・相良友哉（2020）「市町村保健センター連携機能ヒント集」（研究代表者：藤原佳典）『厚生労働科学研究費補助金（健康安全・危機管理対策総合研究事業）包括的支援体制構築に向けた市町村保健センターと他分野の連携に関する研究』（https://www.niph.go.jp/soshiki/11kokusai/hc-renkei/wp-content/uploads/files/hint.pdf，2020年12月25日アクセス）。

・第2節

井伊久美子・松本珠実・堀井とよみ・荒木田由香子・平野かよ子・村嶋幸代（2014）『新版保健師業務要覧 第3版』日本看護協会出版会。

飯盛義徳（2015）『地域づくりのプラットフォーム――つながりをつくり，創発をうむ仕組みづくり』学芸出版社。

倉岡正高（2014）「横浜市におけるソーシャルキャピタルを活用した地域保健事業の優良事例に関する研究――各区保健師からの情報収集（一次調査）地域保健事業におけるソーシャルキャピタルの活用に関する研究平成25年度総括・分担研究報告書」。

佐甲隆（2012）「成果を出すマネジメントのコツ」『保健師ジャーナル』68(5)，376-383頁。

総務省（2016）「暮らしを支える地域運営組織に関する調査報告書」（http://www.soumu.go.jp/menu_news/s-news/01gyosei09_02000035.html）。

内閣府（2017）「社会的インパクト評価の普及促進に係る調査」（https://www.npo-homepage.go.jp/toukei/sonota-chousa/social-impact-sokushin-chousa，2017年12月20日アクセス）。

中板育美（2012）「PDCAの日常化で保健師活動を『見せる』から『魅せる』へ」『保健師ジャーナル』68(5)，366-371頁。

中野民夫（2016）『ワークショップ』岩波書店。

野村恭彦（2015）『イノベーション・ファシリテーター――3カ月で社会を変えるための思想と実践』プレジデント社。

Anderson, E. T. & J. M. McFarlane（1996）*Community as partner: theory and practice in nursing 2nd Edition,* J. B. Lippincott.

Brownson, R. C., E. A. Baker, T. L. Leet, K. N. Gillespie & W. R. True（2011）*Evidence-Based Public Health 2nd Edition,* Oxford University Press, Inc.

Center for Community Health and Development（2018）Community Tool Box.（https://ctb.ku.edu/en, 2018.1.15.）

Gaynor, A. K. & J. L. Evanson（1992）*Project planning: a guide for practitioners,* Allyn and Bacon.

・第3節

川口清史・新川達郎・田尾雅夫編（2005）『よくわかるNPO・ボランティア』ミネルヴァ書房。

星旦二（2010）「住民グループを『つくる・育てる』キホン」星旦二・栗須雅子編『地域保健スタッフのための「住民グループ」のつくり方・育て方』医学書院，1-14頁。

Center for Community Health and Development（2018）Community Tool Box（https://ctb.ku.edu/en, 2018.2.15).

Ganz, M.（2017）*Leadership, Organizing, and Action 14th Edition,* コミュニティ・オーガナイジング・ジャパン（http://cojapan.sakura.ne.jp/wpdata/wp-content/uploads/2014/12/276f16001cf6e265a347991df0a42e71.pdf, 2018.3.20).

・第4節

川野裕二（2004）「協働，パートナーシップ，ネットワーク」田尾雅夫・川野裕二編著『ボランティア・NPOの組織論――非営利の経営を考える』学陽書房，182-194頁。

都筑千景（2003）「グループを支援していくための理論・技術――社会福祉学領域の研究成果から」『看護研究』36(7)，27-37頁。

中山貴美子（2009）「住民組織活動が地域づくりに発展するための保健師の支援内容の特徴」『日本地域看護学会誌』11(2)，7-14頁。

錦戸典子ら（2005）「保健師活動におけるグループ支援の方向性と特徴――既知見の統合による概念枠組み構築の試み」『日本地域看護学会誌』8(1)，46-52頁。

平山尚（2000）「コミュニケーションと相互作用形態」平山尚・武田丈『人間行動と社会環境――社会福祉実践の基礎科学』ミネルヴァ書房，141-145頁。

・第5節

秋山弘子（2010）「長寿時代の科学と社会の構想」『科学』80(1)，59-64頁。

国際長寿センター（2016）「平成27年度地域のインフォーマルセクターによる高齢者の生活支援，認知症高齢者に関する国際比較調査研究」92-102頁。

柴田博・杉原陽子・杉澤博（2012）「中高年日本人における社会貢献活動の規定要因と心身のウェルビーイングに与える影響──２つの代表性のあるパネルの縦断的分析」『応用老年学』6(1)，21-38頁。

藤原佳典・西真理子・渡辺直紀ら（2006）「都市部高齢者による世代間交流型ヘルスプロモーションプログラム──"REPRINTS"の１年間の歩みと短期的効果」『日本公衛雑誌』53(9)，702-713頁。

Oldenburg, R.（1991）*The Great Good Place,* Marlowe & Company.

（大澤絵里［第１節］，倉岡正高［第２・３節］，野中久美子［第４節］，

澤岡詩野［第５節］，石川貴美子［第６節］）

大都市部のメリットを最大限活かした「都市型見守りネットワーク」構築
──東京都大田区の事例から

（1）みま～もの取り組み

　東京都大田区の人口は73万人で23区中3番目に多く，人口は増加傾向にある。また，大田区の面積は，59.46 km² で23区内最大である。南部は，住宅や工場が密集する商業・工業地域を形成し，京浜工業地帯の一部となっている一方，西部は田園調布，雪谷，久が原など比較的緑の多い住宅地，北部は高層マンションやショッピングセンターがあり，他区から移り住んで来た人も多い。臨海部は埋め立て地からなっており，羽田空港をはじめトラックターミナルやコンテナ埠頭，市場など物流施設のほか，工場団地，野鳥公園など都市機能施設が整備されているなど，地域により多様な土地柄を見ることができる区である。

　「高齢化の一途をたどる大都市東京において，高齢者が住み慣れた地域で生活を継続するためにはどうしたらよいのか？」。この課題解決に向けて，大田区地域包括支援センター入新井の呼びかけで，高齢者に携わる各種専門機関と地域団体，企業等が協働し生まれたのが，「おおた高齢者見守りネットワーク」（愛称：みま～も，以下同）である。

　地域包括支援センターは，地域包括ケアを支える医療・介護サービス，および多様な地域のインフォーマルなサービスのコーディネートにより，「高齢者の安心な在宅生活の維持」を実現するために中心的な役割を果たすことが期待されている。ネットワークづくりの必要性については，多くの地域包括支援センターでも十分に理解されているが，その構築には多くの地域包括支援センターが苦慮しているのが現実である。

　みま～もは，日常から近くにいる地域住民同士が見守り支え合い，その見守りや支え合いだけでは生活維持が困難になった時に，円滑に専門職による専門的支援が開始していける仕組みづくりを目指している。そのために，みま～もは以下で紹介する様々な活動を通して，地域住民や地域の関係機関・団体（例：商店街等）により構成される「見守り支え合いのネットワーク」と，医療・福祉・介護の専門職により構成される「支援のネットワーク」の構築に取り組んでいる。

　みま～もは2008年4月に東京都大田区の入新井地区を管轄する地域包括支援センター（以降，地域包括）と12名の介護保険サービス従事者を主体に発足した地元の異業種事業所によるアウトリーチ型見守りネットワークである。現在の構成メンバーは，①同地域包括を含む大田区内2つの地域包括，②94の医療・介護・福祉の専門機関や事業所，健康関連の企業（製薬会社，食品会社，不動産，薬局，健康機器関連）および地域の大型百貨店や商店街からなる「協賛事業所」，③100名の「みま～もサポーター」といわれ

る高齢者ボランティア（以下，サポーター）である。

　入新井地区を管轄する地域包括は，大森地区のみま〜も活動の事務局を務め，六郷地区を管轄する地域包括が蒲田地区のみま〜も活動の事務局を務めている。みま〜もでは，地域包括，協賛事業所，およびサポーターが協力して様々な活動に取り組んでいる。

　みま〜もの事業は，多業種で構成される協賛事業所とサポーターが各自の持つ「強み」を出し合うことで，様々な事業やイベントを年間を通して実施している。そして，それぞれの事業・イベントが連動し，新しい事業へと発展することで地域のソーシャル・キャピタル向上に寄与し続けている。主な活動は次の3つである。

　①　地域づくりセミナー

　みま〜もの発足以来，毎月第3土曜日に一般住民を対象としたセミナーを継続的に開催している。セミナーの講師は主に協賛事業所が担当しており，自社・組織の専門性を活かした講座を実施している。講座は高齢者の日常生活に密着した企業，事業所，機関（例：防災を担当する消防署等）が担当しているため，高齢者の関心が高い内容が多くなっている。

　②　「みま〜もステーション」によるサロン活動

　大森柳本通り商店街振興組合と協働し，商店街の空き店舗を改修したお休み処を拠点とした，誰でも気軽に立ち寄れ，高齢者が役割を持って活動できるサロン事業を展開している。また，サロンに隣接する地域で「立ち寄りがたい公園」として知られていた公園を区からの委託により管理し，菜園や介護予防器具が完備された集いの場へと改善した。サロンと公園にて，サポーターと協賛事業所が，協働して年間200以上のミニ講座の開催や商店街と合同のお祭りなどを実施している。

　③　「高齢者見守りキーホルダー」

　事前に地域包括に本人情報，緊急連絡先，かかりつけ医療機関，病歴等を登録し，個人番号の書かれたキーホルダーを配布し，キーホルダーを持った人が外出先で救急搬送された際や，認知症の徘徊などで，警察や消防から地域包括に連絡が入った際に，情報を共有できるシステムである。2009年8月にみま〜もが地域住民と医療機関のソーシャルワーカーの要請を受け，独自事業として「SOSみまもりキーホルダーシステム登録」を開始した。その後，その有効性が広く認められ，2012年4月より大田区の事業として全区で実施されている。

（2）社会資源との協働を活かしたグループの発展

　みま〜もは多分野の協賛事業所から構成されている。この組織形態が，①多彩なスキルや知識・アイディアを持った人材，②各構成メンバーが有する豊富なネットワーク，という2つの強みをもたらしている。多彩な人材により，前述したミニ講座と毎月の地域づくりセミナーを長期的に開催できている。また，ネットワークを通して常に新しい人材が新しいアイディアやスキルとともに加わることで，10年にわたり魅力的な活動を

展開することが可能となっている。

　みま〜もは現在94の協賛事業所で構成される大規模団体へ発展した。それは，一つひとつの事業を積み重ねてきたからといえる。セミナーを開催し続けることで，セミナーに参加する地域住民，協賛事業所の専門職，地域包括の間での信頼が醸成されたと考える。また，「みま〜もステーション」内での多彩な事業の積み重ねからも新たな事業が生まれ，それが地域のソーシャル・キャピタルの醸成に寄与している。

（3）商店街との連携

　「みま〜もステーション」でのサロン事業は，商店街とみま〜もがそれぞれの目的達成のために，お互いの強みを活かし合った事業といえる。

　みま〜もは，地域住民が気軽に立ち寄れる居場所づくりを目指していた。協賛企業で構成されるみま〜もの強みは，多彩な講座やイベントを継続的に提供できる人材の豊富さである。ある講座やイベント開催に必要な知識やスキルを持った人材や資金が不足していたとしても，協賛事業所のネットワークを通して充足できることである。一方で居場所開設に際しての課題は，場所の確保である。また，みま〜もは本業をもつ協賛企業の集合体であることから，その場を継続的に管理する人材がいないことも課題であった。さらに，居場所を継続的に維持するには資金も必要となる。

　一方で，商店街は空き店舗という場所を持つが，講座やイベントを継続的に開催するノウハウと人材が不足していた。また，商店街は助成金の要項として地域事業の実施が求められていた。さらに，商店街の活性化というミッションも有していた。そこで，商店街が開設したお休みどころ「アキナイ山王亭」を安価な賃貸料でみま〜もに貸し出すことで，「みま〜もステーション」の開催が可能となる。「みま〜もステーション」に地域住民が集うことで，商店街の活性化にも寄与している。

<table>
<tr><td>第6章</td><td>課題を発見し現状を把握する</td></tr>
</table>

1　事業・活動の課題に気づく──プロセスの評価・測定

（1）事業・活動のプロセスの可視化──評価の目的

　保健事業の「評価」は，事業の発展や対象者への説明責任を果たすために必要不可欠なことである（今井 2016）。「評価」とは，プログラムや政策など，ある目的の下に計画・実施される活動を様々な基準に基づいて判断することである（安田・渡辺 2008）。「評価」の目的としては，事業の改善，アカウンタビリティ（説明責任），価値判断や意思決定，などが挙げられる。

　保健事業の「評価」において，PDCA（Plan-Do-Check-Action）サイクルを活用した評価が推奨されている。PDCA サイクルとは，Plan（計画）→ Do（実行）→ Check（評価）→ Action（改善）の４段階を繰り返すことで業務の継続的な改善を目指すものであり，その中でも Check（評価）がサイクルの基軸になるとされている（今井 2016）。本節と次節では，保健事業における評価の観点として，「プロセス評価」と「アウトカム評価」についてそれぞれ概観する。

　「プロセス評価」とは，事業・活動の進捗状況を確認し，プログラムが適切に行われているのかを査定するために行われる評価である。保健事業を例にすると，「アセスメントは適当であるか」「効果的なテキストを使用したか」「情報収集は十分であったか」といった目標達成に向けた活動状況の評価が挙げられる。プロセス評価を実施する上で大切なことは，活動・事業のプロセスを「ブラックボックス化」させないことである（安田 2011）。実際に，事業・活動を実施する中で，当初の計画から外れてしまうことがある。そうした際に，事業・活動のプロセスを評価することで，当初の計画からどのように外れてしま

ったのか，なぜ外れてしまったのかを明らかにすることで修正・改善すること
ができる。また，うまくいっている事業・活動であっても，プロセス評価によ
り，成功している事業・活動のポイントを整理して継続や強化につなげたり，
低迷している事業・活動に対する改善策を検討することが可能になる。次に，
事業・活動の流れに沿って，プロセスの評価の流れを見ていくことにする。

（2）評価のプロセス

1）評価する時期の検討

　プロセスの評価は，事業・活動の実施初期から実施途中，またはプログラム
や活動内容に変更があった時に行われる。既に確立された事業・活動であって
も，新しい地域や新しい集団に対して実施する場合には，プロセスの評価が求
められる。

2）情報の収集

　プロセス評価を行う上で重要なことは，活動・事業の情報を収集することで
ある。まず基本的な情報として，活動・事業の種類，実施期間・頻度，利用者
数と利用者の属性（性別，年齢，居住地域など），活動・事業実施側のスタッフの
特徴などの基本的な情報を把握しておくことが必要不可欠である。その上で，
活動・事業自体の実施状況に関する情報（実施手順，活動・事業の実施状況，問題
点や課題など）を収集することが求められる。

3）プロセスの評価

　収集した情報を基に，事業・活動が計画通りに行われているのか，または計
画通りでない場合にはどのように修正・改善をしたらよいのか査定する必要が
ある。本節では，プロセス評価として，次の3つの評価について取り上げる。
1つ目は，「プログラムの提供と利用は適切であるか」の評価である。提供さ
れるサービスは，必要な利用者に必要なだけ与えられることが，事業・活動の
成功につながっていく。しかしながら，サービスの提供と利用がうまくいって
いない場合には，プログラムが利用者に均一に提供されていない，利用者の生
活環境や地域特性，サービスの継続的な提供が難しい等の理由が考えられる。

図6-1　介護予防教室におけるロジックモデル（仮想）

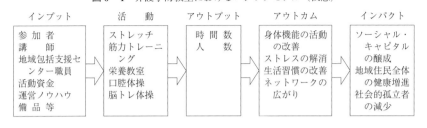

インプット	活　動	アウトプット	アウトカム	インパクト
参加者 講師 地域包括支援センター職員 活動資金 運営ノウハウ 備品等	ストレッチ 筋力トレーニング 栄養教室 口腔体操 脳トレ体操	時間数 人数	身体機能の活動の改善 ストレスの解消 生活習慣の改善 ネットワークの広がり	ソーシャル・キャピタルの醸成 地域住民全体の健康増進 社会的孤立者の減少

　また，介入による効果は個人によって様々（個人差）であるため，サービスが利用者からどのように認識されているのか主観的な評価をしてもらうことが大切である。例えば，プログラム参加者に対して，いくつかの評価項目（「プログラムは有意義なものであったか」「プログラムは楽しかったか」「プログラムに満足したか」等）をたずねることも有用な方法であろう。

　2つ目は，「想定していた計画と実施状況は一致しているか」の評価である。事業・活動を開始する前に，設計図（ロジックモデル）により計画を理論化しておくことが求められる。ロジックモデルとは，あるプログラムがその目的の達成に至るまでの過程を体系的にモデル化したものであり，プログラム成功のカギになるとされている。ロジックモデルの例として，図6-1に介護予防教室におけるロジックモデル（仮想）を提示する。このモデルでは，介護予防教室の「インプット」から「インパクト」までのプロセスが想定されている。

　しかし，実際にプログラムを実施してみると，当初の計画（ロジックモデル）通りに進まないことがよくある。そのために，計画と実施とがどれくらい一致したものになっているのかを査定することが必要となる。そして，計画と実施にギャップがあった場合には，プログラム内容の修正・改善，方法の変更などの対処をすることが必要であり，それにより事業・活動全体の改善につながる。

　3つ目は，「事業・活動の実施による変化がみられているか」の評価である。プログラム実施による変化を捉える過程は「プログラムプロセス・モニタリング」と呼ばれ，進行中の事業・活動のプログラムの大体の状況を把握し，プログラムが意図した通りに運営されているかどうか評定される。具体的に，「ど

図6-2　介護予防教室のフローチャート（例）

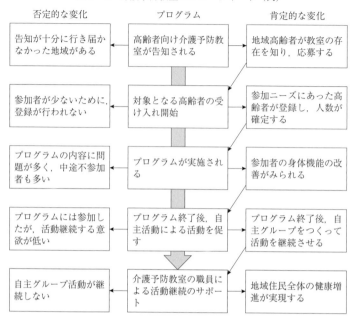

のようにプログラムが実施されているか」「目的とする対象者にプログラムが伝わっているか」「資金は適切に使われているか」といったことが問われる。

　モニタリングに際して，「肯定的な変化」と「否定的な変化」を捉えたフローチャートを作成することは，プロセスのブラックボックス化を避ける上で有効である。というのも，フローチャートに沿ってモニタリングをすることで，うまくいっている時には「どうしてうまくいったのか」，うまくいっていない時には「どうしてうまくいっていないのか」が明らかになるからである。図6-2は介護予防教室を想定したフローチャートの例である。ここで提示した評価のプロセスは理想的なものであり，実際には事業・活動の現場で，様々な制約を受けるかもしれない。そうした事態に対して，評価者は活動本来の目的に立ち返って柔軟的に対処することが必要になろう。

┌─ Practice ─────────────────────────────────────
│
│　図6-1は，「介護予防教室」を例にしたロジックモデル（事業の設計図）であ
│る。この図を参考にして，あなたが担当している，もしくは関わっている事業・活
│動のロジックモデルを考えてみよう。
└───

2　事業・活動の効果・現状・状態を確認する①
──アウトカムの評価・測定

　アウトカム評価とは，「事業・活動に効果はあったのか」といった事業・活
動の目的・目標の達成度・成果を評価することである。アウトカム評価の指標
になるものとしては，有病率，死亡率，要介護率，医療費，検査数値などが挙
げられる。アウトカム評価では，事業・活動の企画段階から，その影響や効果
を「短期的」「中・長期的」な視点で想定しておくことが求められる（図6-3
参照）。

（1）　アウトカム評価の特定

　アウトカム評価においてまず重要なことは，計画段階において「誰の何を評
価するのか」を決定することである。事業・活動の評価対象者は，概ねがその
活動に参加している参加者やスタッフであるが，それ以外の調査対象者が選ば
れることもある。例えば，活動を通して子どもの保護者に及ぼす効果を評価す
るのなら保護者が評価対象者に，地域に及ぼす効果を評価するのなら，事業・
活動が実施された地域住民が評価対象者になるであろう。

　事業・活動の評価内容に関しては，その目的に応じた効果を予測しなければ
ならない。例えば，生活習慣病対策を目的とした保健指導事業では，その成果
として数年後に地域住民の生活習慣の改善や生活習慣病の有病者数の減少が見
られるかもしれない。また，介護予防事業では，事業・活動を通して地域高齢
者の外出頻度が増えるかもしれない。ただし，何の根拠もなく「予測」するこ
とは意外に難しい作業である。そこで参考になるのが①先行して実施された活
動の報告書や研究論文，②活動経験者に対する簡単なヒアリング調査，③学問

図6‑3　介護予防事業を例としたアウトカム評価の流れ

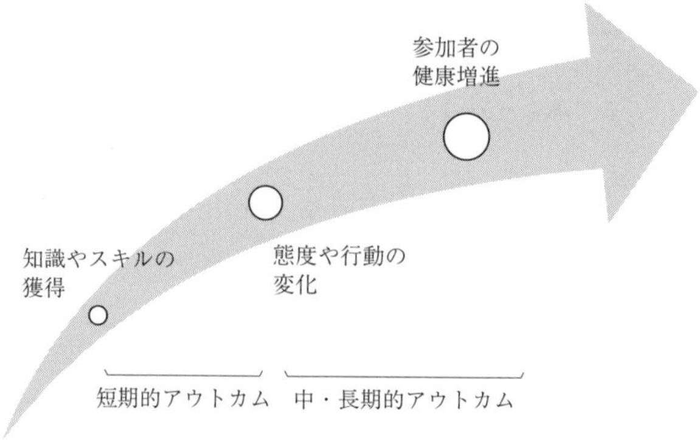

参加者の
健康増進

知識やスキルの
獲得

態度や行動の
変化

短期的アウトカム　　中・長期的アウトカム

出所：長谷部（2015）を基に筆者作成。

分野で提唱されている理論やモデルである。

1）先行して実施された活動の報告書や研究論文

　計画している事業・活動と同じような目的で行われた事業・活動の報告書が
あれば，そこに書かれている記述を基に，どのような効果があったのか，また
は無かったのかを前もって知ることができる。もしかしたら，どこかの学術雑
誌に現在実施している活動の評価に関する研究論文が掲載されているかもしれ
ない。報告書や論文を探すのに最も有効なツールがインターネットである。国
立情報学研究所の論文情報ナビゲータ（CiNii）や国立国会図書館の雑誌記事検
索（NDL-OPAC）を利用すれば，関連する報告書や論文などが瞬時に見つかる
かもしれない。一部の資料は無料でダウンロードすることができるが，多くは
専門図書館や大学の図書館などで取り寄せることになる。

2）活動経験者に対する簡単なヒアリング調査

　計画している事業・活動と同じような活動を企画したことがあるスタッフに，
ヒアリングをすれば前もってどのような効果があったのか，無かったのか知る
ことができる。できるだけ時間を十分にとり，多くの人に話を聞いた方が，そ
れだけ有用で現実的な情報が得られるだろう。ただし，あまり時間がとれない
場合でも，立ち話やランチ中の会話の中から重要な情報が得られることもあろ

う。

3）学問分野で提唱されている理論やモデル

　様々な学問分野の学術書の中に記述されている理論を参考に，どのような効果があるのか，または無いのかを前もって予想することができる。例えば，社会老年学領域における「活動理論」を参考にすると，高齢者のボランティア参加を促すことが心身の健康の維持・向上につながるのではと予想できる。社会学や政治学などの分野で用いられている「ソーシャル・キャピタル」の概念を基にすると，地域住民間の交流機会が地域全体のつながりに広がることが予想できる。骨を折る作業ではあるが，一つの学問分野だけではなく複数の学問分野の理論やモデルから総合的に事業の効果を捉えることが有効な評価につながる。

（2）評価項目の選定・作成

　事業・活動のアウトカムが決定した後に，事業・活動の影響や効果を測定するために適切な指標を選定することが必要になる。すでに作成された尺度やチェックリストがあるならば，それを利用することが可能であり，そうでない場合には新たにアウトカムを測定するための指標を作成することが必要になる。例えば，地域高齢者を対象にした介護予防事業によるアウトカムとして外出に対する「自己効力感の向上」を想定しているならば，既存の「地域高齢者の外出に対する自己効力感尺度」（山崎ら 2010）の使用が有用であろう（表6 - 1）。介護予防リーダー養成を目的とした講座によるアウトカムとして「リーダーとしての資質の向上」を想定する場合に，既存の尺度が無ければ，インタビュー調査などにより独自に項目を作成することが必要になる。

　評価項目の選定に際して，項目の内容やデータ収集法などについても把握することが重要であり，そのためにアウトカムの指標を表に整理することも有用であろう。表6 - 2は，地域保健事業によるアウトカムとして「地域への波及効果」を想定した評価方法の例である。

表6-1　地域高齢者の外出に対する自己効力感尺度

質問項目
1　家族や友人に止められても，自分が外出したければ外出できる
2　おっくうなときでも，外出できる
3　歩きにくい所やすべりやすい所を通る場合でも，外出できる
4　目的なしの外出ができる（ふらっと散歩するなど）
5　仕事や人の世話のために，外出できる
6　外出時に，体調が悪くなっても対応できる

注：(1)教示文："外出に対する自信の程度についてお聞きします。各設問について，「全く自信がない」から「大変自信がある」のいずれかでお答え下さい。"
　　(2)回答選択肢：「大変自信がある（4点）」，「まあ自信がある（3点）」，「あまり自信がない（2点）」，「全く自信がない（1点）」とし合計得点を算出する。
出所：山崎ら（2010）。

表6-2　「地域への波及効果」の評価方法の例

評価項目	評価指標の例	収集方法
健康指標の向上	IADL（手段的日常生活動作能力） WHO-5（精神的健康度） 主観的健康感：SF-36 心理ストレス耐性：Sense of Coherence 心理：抑うつ（Geriatric Depression Scale） 自尊感情	一般地域住民アンケート
ソーシャル・キャピタルの向上	日頃の付き合い（人数） 友人・近隣との関係 地域帰属 地域環境への評価	一般地域住民アンケート
要介護認定者数の抑制	要介護認定者数集計	行政情報
地域住民グループ・ボランティアの増加	地域住民グループの団体登録件数 ボランティア数 町会・自治会会員数	行政情報，ボランティアセンター・社会福祉協議会情報
特定のポピュレーションへの効果（例：子育て・高齢者世代・就労世代の社会参加の向上）	社会参加活動：就労状況 社会参加活動：ボランティア活動の参加状況 社会参加活動：生涯学習への参加状況	一般地域住民アンケート

出所：図6-3と同じ，筆者修正。

（3）評価デザインの設定

　事業・活動を評価するにあたり，その科学的根拠〔エビデンス〕が求められている。事業・活動を実施することで何となく効果があったという結論では，活動の支援者や運営スタッフの理解を得ることは難しく，その活動自体も限定的なものになってしまう恐れがある。客観的に活動を評価するためには，実験的手法を用いた評価デザインを考えなければならない。次に事業・活動を評価するにあたり使用されている代表的な評価デザインを紹介する。具体的な評価デザインについては，安田（2011）や安田・渡辺（2008），Rossi et al.（2004）などを参照して頂きたい。

1）一群事後テストデザイン

　これは，活動をしているグループ（一群）を対象に，活動が終わった後に1回だけ効果を測定するデザインである。比較するグループが無い上に，活動する前の情報もないため，活動によって効果が生じたのか判断することはできない。

2）一群事前事後テストデザイン

　これは，活動をしているグループ（一群）を対象に，活動が始まる前と終わった後の2回効果を測定するデザインである。このデザインでは，活動前と活動後にテストをするために，活動前後のテスト得点を比較することができる。ただし，比較をするグループがないため，活動中に起こった変化や成長または加齢の影響を統制することはできない。

3）不等価二群事前事後テストデザイン

　このデザインでは，活動するグループと活動しないグループの2グループ（二群）を対象にして，活動が始まる前と終わった後に2回効果を測定するために，活動前後のテスト得点が比較できる上に，活動中に起こった変化や成長または加齢の影響を統制することができる。

　その他に，状況が許せば，血圧や体重，血液検査などの医学検査や握力など体力測定といった健康指標を実測して評価する場合もある。

（4）評価方法の設定

　評価デザインが決定したら，次はその効果をどのように測定するのか考えなければならない。評価方法として，3つの方法（①観察調査，②インタビュー調査，③質問紙調査）を順に見ていくことにする。詳細については，高橋ら（2011）などを参照して頂きたい。

1）観察調査

　観察調査とは，対象者の行動の特徴や法則性を把握するために，観察された行動を記録して分析する方法である。方法としては，観察者が被観察者と関わりながら観察する参与観察法と関わり合わない非参与観察法がある。観察調査では，「そこで何が起こっていたのか」という事実に沿って深く理解できるが，調査の結果が観察者の力量に大きく左右されてしまうデメリットもある。

2）インタビュー調査

　インタビュー調査とは，インタビューをする側と回答者が言葉を使ってデータを集める方法である。インタビュー調査の種類としては，質問項目や質問文を決めてから行う構造化インタビュー調査と質問は用意しつつも回答者の回答に応じて自由に行う半構造化インタビュー等がある。インタビュー調査では具体的で詳細な情報を得られるが，調査に時間がかかったり場所を確保したりするなど実務的なコストが高くなる。

3）質問紙調査

　質問紙調査とは，人の意識や行動等を質問文とそれに対する回答から測定する方法である。あまりコストをかけずに短時間で多くのデータを集めることができるが，質問項目の不備や誤解に対して対処することができない等のデメリットもある。例えば，介護保険制度改定に伴うニーズを明らかにするために地域在住高齢者を対象に質問紙調査を実施し，そこから新たなニーズを抽出することができる。

（5）評価の測定・報告

　調査が終わりデータを収集したら，事業・活動の評価の最終段階である測定

の段階に移る。データの測定においては，それが言葉で表現された質的データなのか，数値で表現された量的データなのかで分析方法は変わってくる。統計的解析法については，対馬（2010）や石村ら（2010）などを参照して頂きたい。また，質的研究手法については，やまだら編（2013）や末武ら編著（2016）を参照して頂きたい。評価の測定を終えたら，その結果についてレポートや報告書を作成する。レポートや報告書の目的は，結果を伝えることであるため，読み手に応じた内容や書き方をする必要がある。例えば，多忙で時間のない学校関係者への報告を想定している場合は短くまとまったものを，より詳細な結果を求めている実務者向けにはより詳しく記述されたものを用意するのが良いであろう。

Practice

　表6-2は，介護予防事業による「地域への波及効果」を想定した評価方法の例を提示したものである。この表を参考にして，あなたが担当している，もしくは関わっている事業・活動の評価項目および評価指標について調べてみよう。

3　事業・活動の効果・現状・状態を確認する②
──ソーシャル・キャピタルの評価・測定

（1）評価項目の作成

1）事業・活動のソーシャル・キャピタルを評価・測定する意義

　ソーシャル・キャピタルと健康づくりに関わる事業・活動との関連は，アメリカのボルチモアで実践された児童に対する生活指導や学習指導を行うプログラム「Experience Corps®」が有名であろう（Glass et al. 2004）。このプログラムによって，支援者の健康状態が改善されただけでなく，学校と地域のつながり（ソーシャル・キャピタル）が醸成されたことを報告している。

　また，地域の健康づくりに関わる事業・活動の効果や普及・浸透の程度は，実施地域や関係組織のソーシャル・キャピタル特性によって規定されることが指摘されている（Murayama et al. 2012）。加えて，事業・活動によって向上し

た地域のソーシャル・キャピタルは，次に新たに展開あるいは継続される事業・活動に影響を与えることもわかっている。そして，このような相乗効果がポジティブな方向で継続されると，事業・活動の効果が地域の中で持続性を持ち，事業・活動とソーシャル・キャピタルが互恵的な関係性を持つとされている（Murayama et al. 2012）。

　このように事業・活動と地域のソーシャル・キャピタルとの関連が検討されてきた一方で，事業・活動そのものが有するソーシャル・キャピタルに関する研究は少ないといえる。事業・活動を実施するには，当然のことながら様々な人や組織が関係し，同時に事業・活動の主な対象（参加者）である地域住民との関わりも存在する。上記の先行研究にしたがうならば，事業・活動自体にもソーシャル・キャピタルが存在し，それが向上することによって，地域のソーシャル・キャピタル等と互恵的に高まり合っていくと考えられる。そこで，本項では事業・活動自体のソーシャル・キャピタルの構造を検討し，その結果を踏まえた上で，事業・活動を評価するソーシャル・キャピタル指標を示すこととする。

2）事業・活動のソーシャル・キャピタルの構造

　事業・活動自体のソーシャル・キャピタルの構造を検討するために実施した調査[1]について説明する。本調査は，専門家（保健師や公衆衛生，ソーシャル・キャピタルに関する研究者など）による検討委員会にて設定した「ソーシャル・キャピタルを活用した地域保健事業・市民活動」の枠組みを基に，2013年10〜11月にかけ，神奈川県横浜市の自治体保健師（n＝376）を対象に，「地域の健康や福祉の向上を目指した地域保健事業や市民活動におけるソーシャル・キャピタルの活用に関する調査」を郵送により実施した。調査対象となる事例は，回答者が職務として主催，あるいは側面支援している「地域保健事業や市民活動」のうち，ソーシャル・キャピタルを活かして地域の健康や福祉の向上に役立っていると思う「地域保健事業や市民活動」とした。さらに，具体的な例として，①健康づくりや母子などの各種保健活動を進める事業・活動（各種介護予防事業，子育て教室など），②援助が必要な人を支援する事業・活動（家族介護者・認知症

家族支援，難病家族支援，障害児・者支援，高齢者見守り支援など），③住民同士の関係性や支え合いを醸成する事業・活動（高齢者ふれあい活動，育児サークル，世代間交流活動など）を示して，これらの事業・活動に該当するものの中から，最大3つの事例について質問（表6-3～5）に回答をするように求めた。調査の結果，208名の保健師から469事例を得ることができた。

　分析の段階では，各事例に対する10項目の質問について因子分析を行い，事業・活動のソーシャル・キャピタルの下位因子を同定した。分析の結果，10項目を3因子に分けることができた（表6-3～5）。第1因子は，「地域住民のソーシャル・キャピタルの変化」「地域住民の健康・福祉への意識の変化」「地域のソーシャル・キャピタル醸成への寄与」「地域住民からの活動評価」が含まれ，「地域への波及」と名づけた。第2因子は，「参加者の増減」「実施・運営者の増減」「関係する人・団体の増減」が含まれ，「発展性」と名づけた。第3因子は，「地域資源の活用」「年齢構成」「実施・運営者の他の活動でのつながり」が含まれ，「多様性」と名づけた。

　以上の結果から，事業・活動の持つソーシャル・キャピタルは，その事業・活動がどの程度地域のソーシャル・キャピタルや保健福祉に影響を与えているかといった「地域への波及」，事業・活動への参加者や関与者の程度によって規定される「発展性」，そして地域の社会資源との協働や活動構成者の年齢構成が含まれる「多様性」の3つの概念で構成されることが明らかになった。この構造に基づいて，事業・活動の状態を具体的に説明すると，「発展性」が高い事業・活動とは，実施・運営者，参加者，関係する人・団体が増えている状態である（と保健師等の関与者が感じている）。「多様性」が高い事業・活動は，活用する地域資源が多い，実施・運営者が多様な年齢層で構成されている，実施・運営者が当該の活動以外でもつながりを持っている（と保健師等の関与者が感じている）という状態である。「地域への波及（効果）」が高い事業・活動は，事業・活動が地域住民から肯定的に評価されている，地域のソーシャル・キャピタル醸成や健康・福祉の増進に貢献している（と保健師等の関与者が感じている）という状態である。実際の活動関与者や参加者の数が増え，事業・活動の

表6-3　ソーシャル・キャピタルの指標——地域への波及

評価の視点	評価項目
参加者以外の地域住民から事業・活動は良い事業・活動だと認知されているか	1．そう思う 2．どちらかというとそう思う 3．どちらかというとそう思わない 4．そう思わない　　5．わからない
この2～3年で，事業・活動によって，地域住民同士の信頼や「お互いさま意識」が増しているか	1．そう思う 2．どちらかというとそう思う 3．どちらかというとそう思わない 4．そう思わない　　5．わからない
事業・活動が地域のソーシャル・キャピタル醸成や発展に貢献しているか	1．そう思う 2．どちらかというとそう思う 3．どちらかというとそう思わない 4．そう思わない　　5．わからない
事業・活動によって，地域住民の健康や福祉に対する意識が高まったか	1．そう思う 2．どちらかというとそう思う 3．どちらかというとそう思わない 4．そう思わない　　5．わからない

出所：村山（2015）を一部改変。

表6-4　ソーシャル・キャピタルの指標——発展性

評価の視点	評価項目
この2～3年で，事業・活動の実施や運営を行う人の数は増えているか	1．増えている（と思う） 2．変わらない（と思う） 3．減っている（と思う） 4．わからない
この2～3年で，事業・活動に関わっている人・団体数は増えているか	1．増えている（と思う） 2．変わらない（と思う） 3．減っている（と思う） 4．わからない
この2～3年で，事業・活動への参加者の数は増えているか	1．増えている（と思う） 2．変わらない（と思う） 3．減っている（と思う） 4．わからない

出所：表6-3と同じ。

表6-5　ソーシャル・キャピタルの指標——多様性

評価の視点	評価項目
事業・活動において地域資源を活用しているか	1．一般住民や住民ボランティア 2．自治会・町内会・連合自治会等 3．民生・児童委員協議会 4．学校・幼稚園・保育園等 5．地元の商店街・企業 6．福祉サービスの事業者や施設・医療機関 7．自治体　　　　8．その他（　　　） 9．特になし　　　10．わからない
事業・活動の実施や運営を行う人は，どのような年齢構成か	1．中学生以下の子ども 2．高校生・大学生等 3．20～30代　　　4．40～60代 5．70代以上
事業・活動の実施や運営を行う人は，その活動以外でもつながっているか	1．多くの人がつながっている（と思う） 2．半分くらいの人がつながっている（と思う） 3．少数の人がつながっている（と思う） 4．つながっていない（と思う） 5．わからない

出所：表6-3と同じ。

規模が大きくなること（発展性），また，関与者の構成のバラエティを増すことや地域の様々な社会資源や活動と連携することによって，より活動の幅が広くなること（多様性）は，両者とも事業・活動の活性化にとって重要な要素である。加えて，事業・活動自体が肯定的に変化するだけでなく，地域に対しても十分に影響を及ぼすことも健康づくりに関わる事業・活動に求められる重要な要素である。地域への波及があることが，地域（住民）と事業・活動とを結ぶある種のつながりになり得ていると考えることができる。

3）事業・活動の属性とソーシャル・キャピタルとの関連

　事業・活動の属性は，活動継続年数（1年未満／1～3年未満／3～5年未満／5～10年未満／10年以上），活動箇所（1カ所／2～4カ所／5カ所以上），活動範囲（町内会くらいの範囲／小学校区くらいの範囲／中学校区くらいの範囲／区内全域）について質問した。

　分析において，ソーシャル・キャピタル構造を示す3つの下位因子（「地域へ

の波及」「発展性」「多様性」）と事業・活動の属性との関連を調べた結果，いくつ
かの傾向が確認された（村山 2015）。活動経験年数との関連では，活動継続年
数が長いほど，地域への波及得点が高かった。特に，10年以上継続している活
動での地域への波及得点が高く，1年未満の活動の得点は低かった。発展性得
点は，1年未満の活動を除くと，活動継続年数が長いほど得点が低い傾向が見
られた。多様性得点は，1年未満に比べ1年以降での得点が高かったものの，
1年以降の得点は横ばいであった。続いて活動箇所では，多様性得点において，
5カ所以上で活動を展開している活動ほど，4カ所以下で展開している活動に
比べて得点が高かった。また，統計学的に有意ではなかったものの，発展性得
点でも同様の傾向が見られ，活動箇所が多いほど得点が高かった。最後に活動
範囲では，発展性得点は範囲が広いほど得点が高かったものの，多様性得点は
小学校区，中学校区くらいの活動で得点が高く，町内会くらいの区内全域での
活動で得点が低かった。

　これらの結果に対する解釈は様々に可能である。例えば，活動継続年数が長
くなると，事業・活動がマンネリ化して発展性が低くなる（例：関与者や参加者
の固定化）と考えることもできるが，事業・活動として適当で安定した状態や
活動しやすい形態に収束している（活動の制度化）とも捉えることができよう。
一方で，地域への波及は，活動継続年数が長いほど強く，これは地域住民に活
動が周知され，根づいているためと考えられる。活動継続年数が長いことは，
これだけで事業・活動の成果の一つといえるが，その中身について事業・活動
の持つソーシャル・キャピタルの視点から評価していくことが重要であると考
える。

　活動箇所では，多様性得点において，5カ所以上で活動を展開している活動
ほど，それ以下の活動に比べて得点が高かった。多くの活動場所を持つほど，
多様性，すなわち様々な資源との連携が求められるといえよう。活動自体の規
模や目的によるが，活動箇所を増やすことによって，活動による恩恵をより多
くの住民が得るようにすることもでき，かつ活動の多様性も醸成されると考え
られる。

　最後に，活動範囲との関連であるが，発展性得点では範囲が広いほど得点が高かったものの，多様性得点では小学校区，中学校区くらいの活動で得点が高く，町内会くらい，区内全域で展開している活動の得点が低かった。町内会くらいの単位では連携できる資源にも限りがあり多様性得点が低かった一方，区内全域まで広くなると，連携し得る資源が多くなりすぎ，結果，両者の多様性得点が低くなった可能性が考えられる。発展性，多様性の観点からどのくらいの活動範囲が適切かは本調査の結果から導くことはできないが，活動範囲の広さ／狭さが持つ長所，短所を理解しておくことが重要である。

　このように，それぞれの事業・活動の持つソーシャル・キャピタルの現状を正確に把握し，現状のソーシャル・キャピタルに見合った事業・活動の展開方法を考える必要があると考える。

（2）評価・測定項目と活用方法

　「地域への波及」「発展性」「多様性」から構成されるソーシャル・キャピタルの評価・測定項目を表6-6に示した。事業・活動の基本情報として，活動継続年数，活動箇所，活動範囲を記入し，事業・活動の持つソーシャル・キャピタルを10項目から評価・測定する形式である。なお，評価ツールとしての使い勝手を考慮して，事業・活動の内部（発展性・多様性）から外部（地域への波及）へと評価が行えるような設計とした。

　今回，ソーシャル・キャピタルを評価・測定する者として想定するのは，事業・活動に関わりを持っている保健福祉職である。日頃の業務として直接的・側面的な支援を実施する中で，その効果を確認したり，新たな支援方法を検討したりする際のツールとして活用することが期待される。その際，ソーシャル・キャピタルの評価・測定は，1回だけの実施ではなく，事業・活動を実施する前後や途中段階など，継続的に実施することが重要である。継続的に評価・測定することによって，事業・活動の変化を把握することができるからである。そして，把握したソーシャル・キャピタルの状態によって，保健福祉職としての事業・活動への関わり方を改めて検討することになる。例えば，「発

表6‒6　ソーシャル・キャピタルの評価・測定項目

【事業・活動の基本情報】
①活動継続年数＿＿＿年＿＿＿ヶ月　　　　　　②活動箇所＿＿＿ヶ所
③活動範囲　町内会　・　小学校区　・　中学校区　・　市区町村全域

　　　　　　　　　　　　　　　　　　　　　　　記入日　　　年　　　月　　　日

発展性	実施・運営者の人数（この2〜3年で）					
	増　加	減　少	変化なし	分からない		（人数）
	関わる人・団体の数（この2〜3年で）					
	増　加	減　少	変化なし	分からない		（人数）
	参加者の人数（この2〜3年で）					
	増　加	減　少	変化なし	分からない		（人数）
多様性	活用・連携している社会資源					
	一般住民・ボランティア	自治会・町内会	民生委員	学　校	保育園・幼稚園	専門機関（例　警察等）
	福祉機関	医療機関	自治体	地元商店街・地元企業		
	その他：		特になし	分からない		（人・機関の数）
	実施・運営者の年齢構成					
	中学生以下の子ども	高校生・大学生等	20〜30代	40〜60代	70代以上	分からない
						（年代ごとの人数）
	実施・運営者の事業・活動以外でのつながり					
	多くの人がつながりあり	半分位の人がつながりあり	少数の人がつながりあり	つながりなし	分からない	
地域への波及	地域住民（参加者を除く）からの事業・活動への評価					
	高　い	どちらかというと高い	どちらかというと低い	低　い	分からない	
	地域住民同士の信頼や「お互い様意識」醸成への効果					
	効果あり	どちらかというと効果あり	どちらかというと効果なし	効果なし	分からない	
	地域のソーシャル・キャピタル醸成・発展への効果					
	効果あり	どちらかというと効果あり	どちらかというと効果なし	効果なし	分からない	
	地域住民の健康・福祉に対する意識向上への効果					
	効果あり	どちらかというと効果あり	どちらかというと効果なし	効果なし	分からない	

出所：長谷部（2015）を一部改変。

展性」の各指標において「増加」に○が付く場合には，直接的支援から側面的支援への移行を検討する時期に来ているのかもしれない。一方で，参加者の「減少」や地域住民からの評価が「低い」場合には，事業・活動の見直しが求められている可能性が考えられる。また，「分からない」に多くの○が付いた場合は，事業・活動の見直しに向け，まずはグループや活動状況に関する情報を集める必要があるだろう。

　このように，保健福祉職は事業・活動のソーシャル・キャピタルを継続的に評価・測定することで，事業・活動の状態に応じた支援のあり方を検討することが可能になる。そして，事業・活動の最終的な目標である「地域への波及（地域の健康づくり）」を，常に意識した事業・活動を展開できるようになると考えられる。

```
── Practice ──────────────────────────

　あなたが担当している，または関わっている事業・活動について，評価してみよ
う。活動やグループ・団体の状態としてあてはまる表6‐6中の選択肢に○を付け
てみよう。また，人や機関の数も次回評価の参考資料になるので記入しよう。
```

（3）評価・測定の限界と対策

　保健福祉職が，事業・活動をソーシャル・キャピタルの視点から評価・測定する際，評価指標によっては明確な効果が出づらい可能性がある。具体的には，「地域への波及効果」に含まれる地域住民の「事業・活動に対する認識」や「健康・福祉への意識の高まり」といった認知的側面に関わる項目である。

　そこで，保健福祉職が客観的な立場から多角的に評価することが重要であると考える。すなわち，①活動している当事者，②地域住民や事業・活動の受け入れ側，③保健福祉職自身という3者の視点から評価することが望ましいであろう。活動当事者や地域住民からの評価について，アンケート調査や聞き取り調査を実施することで評価に必要な情報を得ることができる。また，聞き取り調査に関しては「調査」という形を取らずとも，日々の保健福祉に関わる業務

において，地域住民との立ち話から意見を拾い上げる方法も有用である。

　ソーシャル・キャピタルの評価・測定を実施した結果，3者間で評価結果が著しく乖離する場合は，活動内容やグループの状態を見直し，何らかの改善策を講じる必要があるかもしれない。なぜなら，活動当事者が高い評価であるのに対し，地域住民が低い評価である場合は，事業・活動の内容や展開が活動当事者レベルに留まり，地域への波及効果を伴っていない可能性が考えられるからである。保健福祉職は，事業・活動のソーシャル・キャピタル（特に，地域への波及）ばかりに注目するのではなく，活動内容やグループの現状を確認することも時に必要となる。言い換えれば，ねらっているアウトカムに到達するためには，プロセスを見直すことが重要ということである。この点については，第7章に詳しいのでそちらを参考にされたい。

　このように，事業・活動をソーシャル・キャピタルの視点から評価・測定することは，評価指標としていまだ限界がありながらも，PDCAサイクルをより活発にし，効果的な事業・活動へと発展させる上で重要であると考える。

4　保健師の目——既存の組織の活性化に向けて

　とても良い活動をしていると思える活動があったら，拾い上げてみよう。その組織の中に素敵な人はいるだろうか。良い活動を維持し，継続していくことはとても大変なことである。これらの事業・活動を運営している方たちには，敬意をもって接しよう。様々な苦労やきめ細かな動きの中から，熱意や希望が伝わってくるはずだ。

　信頼関係を築くことができたら，今の事業・活動における課題やこれからの展望について話を聴いてみよう。きっと，その事業・活動に対するミッション（社会的な使命感）やパッション（情熱）が伝わってくると思う。ミッションとパッションを持って事業・活動の形をつくっていくのが市民活動だと思う。さらに良い事業・活動へと発展させていくための新たな取り組みについて，引き出すことができるかもしれない。

注

⑴　本調査は，2013〜2015年度厚生労働科学研究費補助金（健康安全・危機管理対策総合研究事業）「地域保健事業におけるソーシャルキャピタルの活用に関する研究（研究代表者：藤原佳典）」の一環で実施されたものである。本項に記載した調査結果などは，総合研究報告書（分担研究報告書）「第2章．地域保健事業における活動の持つソーシャルキャピタルの構成概念の検討〜神奈川県横浜市保健師および地域ケアプラザへの調査結果（研究分担者：村山洋史)」を基に再構成したものである。

参考文献

・第1・2節

アンダーソン，エリザベス，T・ジュディス・マクファーレイン，ジュディス編／金川克子・早川和生監訳（2007）『コミュニティ　アズ　パートナー——地域看護学の理論と実際　第2版』医学書院。

石村貞夫・石村光資郎（2010）『すぐわかる統計処理の選び方』東京図書。

今井博久（2016）「『評価』するということ——PDCAサイクルを活用する視点から」『保健師ジャーナル』72，723-733頁。

末武康弘ら編著（2016）『「主観性を科学化する」質的研究法入門——TAEを中心に』金子書房。

高橋順一ら（2011）『人間科学研究法ハンドブック　第2版』ナカニシヤ出版。

対馬栄輝（2010）『医療系研究論文の読み方・まとめ方——論文のPECOから正しい統計的判断まで』東京図書。

認知症介護研究・研修仙台センター編（2011）『地域包括支援センターにおける地域づくりとソーシャルキャピタル——地域の自助・互助機能を高めるための企画・実践・評価』認知症介護研究・研修仙台センター。

長谷部雅美（2015）「事業活動の評価」平成26年度厚生労働科学研究費補助金（健康安全・危機管理対策総合研究事業）「地域保健事業におけるソーシャルキャピタルの活用に関する研究」研究班『ソーシャルキャピタルを育てる・活かす！地域の健康づくり実践マニュアル——あなたの"しごと"を点検しよう』81-89頁。

本田光・當山裕子・宇座美代子（2012）「母子保健推進員とのパートナーシップを構築する保健師の技術——人口6万人規模の自治体における母子保健活動の実践を通して」『日本看護科学会誌』32(1)，12-20頁。

安田節之（2011）『プログラム評価——対人・コミュニティ援助の質を高めるために』新曜社。

安田節之・渡辺直登（2008）『プログラム評価研究の方法』（臨床心理学研究法⑦）新

曜社。

山崎幸子・薊牟田洋美・橋本美芽ら（2010）「地域高齢者の外出に対する自己効力感尺度の開発」『日本公衆衛生雑誌』57(6)，439-447頁。

やまだようこら（2013）『質的心理学ハンドブック』新曜社。

Rossi, P. H., M. W. Lipsey & H. M. Freeman（2004）*Evaluation: A Systematic Approach 7th Edition,* Sage.（＝2005，大島巌ほか訳『プログラム評価の理論と方法』日本評論社。）

Smith, M. J.（2004）*Program evaluation in the human services,* Springer Publishing Company.（＝2009，藤江昌嗣ら訳『プログラム評価入門』梓出版社。）

Weiss, C. H.（1998）*Evaluation: Methods for Studying Programs and Policies* (2nd ed.), Prentice-Hall.（＝2014，佐々木亮監修・前川美湖ら監訳『入門評価学──政策・プログラム研究の方法』日本評論社。）

・第3節

長谷部雅美（2015）「事業活動の評価」平成26年度厚生労働科学研究費補助金（健康安全・危機管理対策総合研究事業）「地域保健事業におけるソーシャルキャピタルの活用に関する研究」研究班編『ソーシャルキャピタルを育てる・活かす！地域の健康づくり実践マニュアル──あなたの"しごと"を点検しよう』東京都健康長寿医療センター研究所，81-89頁。

村山洋史（2015）「地域保健事業における活動の持つソーシャルキャピタルの構成概念の検討──神奈川県横浜市保健師および地域ケアプラザへの調査結果」平成25年度〜平成26年度厚生労働科学研究費補助金（健康安全・危機管理対策総合研究事業）「地域保健事業におけるソーシャルキャピタルの活用に関する研究」『総合研究報告書』126-133頁。

Glass, T. A., M. Freedman, M. C. Carlson, J. Hill, K. D. Frick, N. Ialongo, S. McGill, G. W. Rebok, T. Seeman, J. M. Tielsch, B. A. Wasik, S. Zeger & L. P. Fried（2004）"Experience Corps: design of an intergenerational program to boost social capital and promote the health of an aging society" *Journal of Urban Health* 81(1), pp. 94-105.

Murayama H, Y. Fujiwara & I. Kawachi（2012）"Social capital and health: a review of prospective multi-level studies" *Journal of Epidemiology* 22(3), pp. 179-187.

　　　　（村山　陽［第1・2節］，長谷部雅美［第3節］，石川貴美子［第4節］）

市の事業から住民主体の通所型サービスBへ移行
──秦野市の事例から

（1）利用者の減少と開催回数の削減──通所型サービスB移行のきっかけ

「丹沢の緑豊かな名水の里」秦野市は，神奈川県西部に位置し，県西部の広域拠点都市として発展している。カルシウムの含有量が豊富な鶴巻温泉もある。人口16万5,396人，高齢化率は29.1%（2019年1月1日現在）。すでに人口減少は始まっており，元気な高齢者をいかに増やすかが課題になっている。

いきがい型デイサービスは，市の事業として，住民ボランティアが元気な高齢者を対象に運営してきたが，2015年度に送迎の予算を十分に確保できず実施回数を減らし，その結果，利用者の減少という事態が生じていた。利用者の減少については，①要支援・要介護認定者は利用できない，②送迎エリアや送迎できる人数が限られている，という2点，実施回数の削減については，送迎委託先がシルバー人材センターから旅客運送事業者に変更したことで，従来の送迎回数が維持できなくなった点，が各々の要因であった。

以下では，ボランティア・送迎事業所・地域包括支援センターと約1年かけて協議・検討し，2016年4月から介護予防・日常生活支援総合事業（以下，総合事業）の住民主体の通所サービスBに移行した経緯を紹介する。移行後の利用者数は増加し，満足度の高い活動となっている。

（2）通所サービスB移行に向けての検討

利用者アンケートでは，手作りの昼食提供や多彩なプログラムなど，満足度は高く，要支援・要介護者になっても利用を続けたいとの要望もあった。週1回の回数と送迎も必要という意見で各グループとも一致していた。ボランティアからは，「運営は自由にやりたい」「市は研修の実施やいざという時の相談窓口としてお願いしたい」「総合事業への移行については，今までどおりに活動ができるなら移行してもよい」「要支援者の受け入れは不安」という声が上がっていた。

そこで，利用者に基本チェックリストを実施したところ，利用者の約7割が総合事業の対象となる事業対象者（要支援者に近い状態）であった。その結果を受け，要支援者の受け入れに向けてボランティアの意識が一気に高まった。

また，ボランティア研修会を実施し，①高齢者の特徴と対応，②認知症の理解，③コミュニケーションの手法，④介護技術，⑤緊急時の対応，⑥守秘義務，といった項目に関する講義を受講してもらった。

（3）移送支援サービス（訪問型サービス D）に向けての検討

　地域包括支援センターの紹介により要支援者を受け入れた結果，認知症の傾向がある人に対してはボランティアでの対応が難しいことがわかった。要支援者の送迎は，福祉有償運送事業者に委託した。その結果，要支援者は複数乗車が可能で，乗降介助は不要となった。

　ボランティアは，要支援者に対し特別な介助はいらないことを確認した。元気な人と一緒にいる方が元気でいられると，モデル事業終了後に今まで利用していたデイサービスを辞め，いきがい型デイサービスを利用するようになった要支援者もいる。

　総合事業の移送支援サービス（訪問型サービス D）は，送迎の人件費が出せない。市内の通所事業所に，デイサービスの開催日，送迎時間帯，対象者数，送迎コース等の条件を示して，本事業の送迎への協力について相談した。その結果，デイサービスを実施している社会福祉法人と NPO 法人が，地域貢献として協力してくれることとなった。

　また，アンケートやモデル事業の結果をその都度，ボランティア，移送支援事業者，地域包括支援センターに示して意見交換を行い，新しい体制をどう行っていくかを協議した。

（4）移行後の効果

　利用者数はこれまで減少傾向が続いてきたが，総合事業に移行した2016年度には増加した。デイサービスを運営するボランティアも高齢者であり，自身の生きがいづくりや介護予防に繋がっている。利用者とほぼ同数のボランティアがいるので，利用者の心身の変化に気づきやすい。利用者の状況は随時地域包括支援センターに相談し，適切な対応ができるようになった。この点は，移動支援サービス事業者も同様で，移送中に利用者の体調や支援が必要な状況を把握できるようになり，この事により，地域包括支援センターと住民ボランティアは今まで以上に迅速に連携できるようになった。

　また，利用者がデイサービスの昼食終了後の休み時間に近隣のスーパーで買い物をするなど，自己責任下において自由に行動しており，利用者にとっては自立した生活の一部となっている点も移行後に得られた大きな効果の一つといえる。

（5）今後の課題

　元気な高齢者が楽しく集える場が徒歩圏内に必要だが，全市的に広がるまでには至っていない。住民主体の通所サービス B は，介護保険からの卒業者の受け皿になる。地域包括支援センター，介護保険事業者や NPO 法人などの協力を得て，さらに増やしていきたい。

<table>
<tr><td>第7章</td><td>事業・活動を維持し停滞を克服する</td></tr>
</table>

1 支援者の立場から何ができるか
──維持期における保健福祉職の役割

（1）「最適な選択」をする過程の支援

　住民主体のグループには発展の段階がある。グループが立ち上がり形成され，やがて主体性を持って活動をするようになると，その活動が地域に広く普及する力を持つグループへと発展し，最後は消滅していく（錦戸ら 2005）。例えば中山（2009）は保健師を対象としたインタビュー調査から住民組織活動が地域づくりに発展する過程を，①住民組織としての主体的な活動が見られない「活動準備期」，②住民らが新たに健康づくりに取り組むことを決定する「活動意思決定期」，③住民組織が活動を開始し軌道に乗せる「活動開始期」，④住民組織が主体的に活動を行い地域資源として機能する「主体的活動期」，⑤地域全体で健康の視点から地域づくり活動が展開されるようになる「地域展開期」，と分類している。そして，保健福祉職はその段階に応じた支援を行ってきているが，すべての過程において保健福祉職は住民たちとともに活動し信頼関係を維持しつつも，住民の主体性を引き出すことを重視した関わりをし，住民自らが活動を企画し運営していくことを重視していた（中山 2009）。

　本節では，いわゆる「地域展開期」にあるグループに対する保健福祉職の支援のあり方に焦点を当てる。住民グループの発展過程における保健福祉職の役割はいわゆる「黒子」ともいえるが，この段階では特に黒子に徹することが強く求められる。なぜなら，メンバーらは主体的に活動とグループ運営に取り組んできた経緯から，経験に基づく活動に対する思いや考えがある。また，グループ内にも役割や関係性ができあがっている。保健福祉職は，グループの課題

解決やさらなる発展に向けて，既に形成された思いや考え，関係性の修正に働きかけていくことになる。

　保健福祉職は様々なグループ活動と関わってきた経験から，「こうするとよいだろう」と思うことがあるかもしれない。しかし，自分の経験や価値観を押し付けるのではなく，メンバーらがグループや活動の課題に自分たちで気づき，その解決策を見出していくことを支援する。そのために，グループのメンバー間で十分に議論・検討した上で選択した決め事を尊重する。その一方で，「住民の思いを大事にする」ということは，住民に一任して何もせずに見ていることではない。メンバーが十分な情報を基に議論した上でグループにとって最適な選択をする過程を支援することである。その過程における保健福祉職の役割は，話を聞きながらメンバーが自分たちの考えを整理し結論を出していくことを支援する，メンバーたちの議論や判断に役立つ情報を提供する，課題の解決と新たな取り組みを支援する人や組織といった地域資源を紹介する，などである。

（2）支援者としての役割

　まず，話を聞きながらメンバーが自分たちの考えを整理し結論を出していくことを支援する。話を聞く場面は，定例会等の会議の場にオブザーバー等として参加した時，グループのメンバーが相談を持ちかけてきた時，他の地域活動でメンバーと会って立ち話が始まった時など多様な場面が想定される。話を聞くポイントとして，メンバーの話を聞きながら「それについてはこうすべき」「私ならこうする」など自分なりの答えを考えながら聞くのではなく，話し手であるこのメンバーはどこに課題を感じているのか，なぜそれが課題と思うのか，何をしたい・すべきと思っているのか，この話し手の視点から見たこの案件についての他のメンバーの考えなど，メンバーの考えを理解するように心がける。メンバーの考えや話の要点がわかったら，「つまり，○○ということですか？」と質問形式で確認をする。その確認内容が違う場合は，メンバーはさらに説明を付け加えることでメンバーたちの考えも整理される。また，確認内

容が正しい場合は「そう，そういうこと」と自分たちの考えを明確化する助け
となる。第三者が客観的な視点で自分たちの考えをまとめて，言葉として「見
える化」してくれることで，自分たちの頭の中にあった漠然としたものが明確
になるであろう。なお，話をしている中でメンバーから意見を求められた時は
メンバーの意見が正しい・間違っている，または「○○すべき等」を伝えるこ
とは控え，「私個人の意見としては，○○と思います。でも，決めるのは皆さ
んです」とそれが必ずしも正しい考えではないことを伝える。

　また，会議の場で話を聞く場合は，メンバー間の議論で出されたポイントを
ホワイトボード等に書きながら整理していく。自分たちの考えが文字として見
える化されると自分たちの考えていることが整理され，次に何をすべきかなど
について建設的に話し合えるようになる。また，最後にホワイトボードに書か
れた内容を写真にとって議事録とすることで，その日の決定事項として後で振
り返ることにも役立つ。メンバーが自分たちで課題に気づき，それに対して
「こうしたい」と決めたことであれば，主体的に進めていくことができる。

　この思考を整理する過程で，保健福祉職は適時，メンバーが課題解決や次の
展開に関して判断しやすくなる情報は提供していく。情報提供はデータや先行
事例などに基づく客観的なものが良いだろう。データは，例えばその地域の人
口構成や推移など，地方自治体や学術機関が実施した調査（アンケート調査な
ど）に基づき提供するとよい。地方自治体や学術機関が人口動態や，属性別の
実態調査・ニーズ調査などを行っている。例えば，学術機関が首都圏の一地方
自治体内にて，65歳以上の住民を対象に中学校圏域別での社会参加や人との交
流頻度の違いを検証した実態調査等もある。このような調査結果に基づき，グ
ループが活動する地域の状況を伝えることもできる。また，先行事例は，保健
福祉職が知っている事業・活動または団体から紹介することもよい。また，各
地の地方自治体や国，および学術機関が様々なモデル事業を実施し，その取り
組みを報告書にまとめている。報告書はインターネットから入手可能なことが
多い。

　保健福祉職は地域資源とつなげることも活動の維持や課題の克服には効果的

である。例えば，類似する活動を行っているグループは課題も類似していることが多い。そこで類似した活動を行うグループの活動見学や，そのグループのメンバーとの意見交換は，他のグループの課題解決方法や活動内容改良につながるポイント，新たな活動に関するアイディアを得ることにも役立つ。また，グループの課題解決や新しい活動を行うことを支援してくれそうな人や機関につなげることも保健福祉職の重要な役割であろう。例えば，資金面の課題がある場合は社会福祉協議会等がボランティア団体への助成金を行っている場合もあるので紹介する。新しいことに挑戦してみたいが，そのやり方がわからない，事業内容がはっきりしない場合は，その活動について詳しく知っていそうな人へつなげる。例えば，先駆的にその活動を行っている団体の代表，様々な事例を知っている学識経験者などを紹介してもいいだろう。

2　事業・活動が停滞していると感じる時の対処法
——プログラム内容と組織の見直し

　グループの活動年数が長くなると，様々な変化や課題が生じ始める。社会環境の変化に伴い人びとや地域のニーズが変わり，活動の地域での位置づけも変わるかもしれない。結果として，活動への参加者が減ったり，増えたりすることもあるだろう。減っている場合は，活動内容を修正していかないと活動とグループそのものが消滅する可能性もある。一方で，活動参加者やグループへの活動依頼が増えている場合は，グループの対応体制を強化しないと対応できなくなる可能性もある。また，活動年数の経過とメンバーの増加により，グループの目的が薄れてメンバーの活動への意欲が減退していたり，活動の質が低下してくることもある。さらに，一部のメンバーが長年にわたりグループの事務局的なこと（例として，代表，副代表，会計等）を担い，グループ運営に関与していない人もいるかもしれない。一部の人に負担が集中した結果，その人たちの中で不満が高まっている可能性もある。反対に，グループ運営や活動のあり方を一部の人たちで決定し，皆の意見が反映されていないことについて他のメンバー内で不満が高まっている可能性もある。

「グループ」とは，それを構成するメンバーがお互いに影響し合う複数人数の集まりである。そこにはグループとしての目的や存在する理由がある。そして，グループ内には各メンバーの役割や規範といった構造やメンバー間の親密度等といった凝集性があり，それらがメンバーの行動ひいては活動にも影響を与えている（平山 2000；都筑 2003）。そのため，グループの状態と活動状況・質は常に連動しているともいえる。グループメンバー間の関係性（凝集性）が悪化したり，メンバーの中で活動の目的が薄れたりすると，グループのまとまりそのものが危うくなるだけでなく，活動の質も低下する。グループのメンバー間が良好な関係にある，グループの目的がメンバーに共有されている等，グループの状態が良好に保たれていると，そのグループが展開する活動も良いであろう。そのため，活動が停滞していると感じた時には，活動内容そのものの修正に加えて，グループの強化も重要となる。本節では，活動が停滞していると思われるグループの活動と運営体制の修正のポイントを紹介する。また，グループ支援にあたっては，グループの状態を理解する必要があることから，その状態把握のポイントも紹介する。

（1）支援する活動の状態を把握する

図7－1は，グループの状態をそのグループの活動量の多寡とグループ内のソーシャル・キャピタルの観点から4つに分類したものである。グループ内のソーシャル・キャピタルとは，グループ内での助け合いといった互酬性，グループメンバーのグループ全体に対する信頼感である。ソーシャル・キャピタルの高いグループでは，メンバー間での助け合いがある，個々のメンバーとは親密な交流はなくとも同じグループの人を「なんとなく信頼している」といった関係性がある。

最も望ましい状態は図7－1内の「円熟グループ」だろう。グループ内でのコミュニケーションが活発であり，皆が自分の意見を自由に言える雰囲気がある。また，活動自体も活発で，地域からも高い信頼を得ている。活動箇所や頻度及びその活動へ参画する人の数も増えているであろう。このようなグループ

図7-1　ソーシャル・キャピタルと活動量に基づくグループの分類

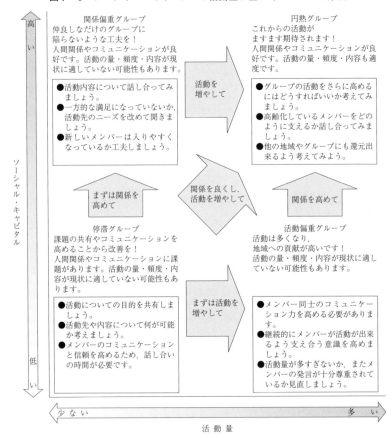

関係偏重グループ
仲良しだけのグループに
陥らないような工夫を！
人間関係やコミュニケーションが良
好です。活動の量・頻度・内容が現
状に適していない可能性もあります。

●活動内容について話し合ってみ
　ましょう。
●一方的な満足になっていないか，
　活動先のニーズを改めて聞きま
　しょう。
●新しいメンバーは入りやすく
　なっているか工夫しましょう。

円熟グループ
これからの活動が
ますます期待されます！
人間関係やコミュニケーションが良
好です。活動の量・頻度・内容も適
度です。

●グループの活動をさらに高める
　にはどうすればいいか考えてみ
　ましょう。
●高齢化しているメンバーをどの
　ように支えるか話し合ってみま
　しょう。
●他の地域やグループにも還元出
　来るよう考えてみよう。

活動を
増やして

まずは関係を
高めて

関係を良くし，
活動を増やして

関係を高めて

停滞グループ
課題の共有やコミュニケーションを
高めることから改善を！
人間関係やコミュニケーションに課
題があります。活動の量・頻度・内
容が現状に適していない可能性もあ
ります。

●活動についての目的を共有しま
　しょう。
●活動先や内容について何が可能
　か考えましょう。
●メンバーのコミュニケーション
　と信頼を高めるため，話し合い
　の時間が必要です。

活動偏重グループ
活動は多くなり，
地域への貢献が高いです！
活動の量・頻度・内容が現状に適し
ていない可能性もあります。

●メンバー同士のコミュニケー
　ション力を高める必要がありま
　す。
●継続的にメンバーが活動が出来
　るよう支え合う意識を高めま
　しょう。
●活動量が多すぎないか，またメ
　ンバーの発言が十分尊重されて
　いるか見直しましょう。

まずは活動を
増やして

ソーシャル・キャピタル　高　い　低　い

活動量　少　ない　多　い

出所：藤原佳典・倉岡正高編著（2016）『コーディネーター必携　シニアボランティアハンドブッ
　　　ク──シニアの力を引き出し活かす知識と技術』大修館書店。

は，今後のさらなる発展が望まれるとともに，他のグループにとっては学ぶべ
き対象かもしれない。一方で，もし高齢者主体のグループであれば，現在のメン
バーの加齢とともに様々な課題（介護や自らの健康課題）が出てくることも予
測される。それについては，定期的に新しいメンバーが加われるような仕組み
（毎年，ボランティア養成講座を実施する等）を用意し，メンバーが循環するよう
な対応策なども考えておく必要がある。

　「関係偏重グループ」とはグループ内の凝集性が高くメンバー間の関係性はよいが，活動の頻度は減っている状態である。凝集性が高いとメンバーのグループに対する満足度が高く，不安感が低いため，グループの維持につながる。一方で，極端に凝集性が高くなるとメンバーの個人性や主体性が低下する（平山 2000；都筑 2003）。発足当初は凝集性が高いことは活動の安定化につながるが，メンバーの新陳代謝がないまま同じメンバーで同じ活動を何年も続けていると活動の衰退に向かう。メンバーは主体的に活動を検証・修正していく機会が減り，他のメンバーと異なる意見や考えを言いづらくなっているかもしれない。グループが閉鎖的になり新しい人が参画しないため，新しい知識や情報，アイディアを得づらい状態になっているかもしれない。結果として，活動がマンネリ化する，社会環境の変化（ニーズの変化等）を見落とす等により，活動が衰退していくリスクが高まる。

　「停滞グループ」とはグループ内の人間関係やコミュニケーションに課題があり，活動の頻度も減っている状態である。凝集性が低いとグループの継続そのものが難しく，活動自体が終わってしまう（平山 2000；都筑 2003）。メンバー同士でコミュニケーションをとる時間や機会がなく，活動について意見交換を行う時間や機会（定例会等）が無くなっている状態である。定例会等のコミュニケーションの機会があっても自由に意見交換をできるような運営体制や雰囲気（意見を言いにくい）ではないかもしれない。そのような状態のグループでは，活動内外で，メンバーが様々な課題に直面したとしても助け合いも起きづらいだろう。例えば，あるメンバーが配偶者の介護や子育てで忙しく思うように活動ができなくなっていたとしても，他のメンバーがその人ができる範囲で活動を続けられるように助けたりはしない。むしろそのようなメンバーが「皆に迷惑をかけて申し訳ない」「居づらい」と思う雰囲気になるかもしれない。そのようなグループではメンバーが楽しんで活動に取り組めていないため，活動そのものが魅力的ではなくなる可能性もある。さらに，人間関係が複雑なグループへ新規に参加する人は少ない。そのため，関係偏重グループと同様の理由から活動がマンネリ化する可能性がある。また，現在のメンバーの退会によ

りグループの存続が危うくなるリスクも含んでいる。

「活動偏重グループ」では，活動は頻繁に行い，活動先も増えていることから，活動内容は地域のニーズに即したものかもしれない。その一方で，メンバー間の関係性やコミュニケーションには課題がある状態である。「忙しすぎる」「これ以上は対応できない」といった声が上がり，各メンバーが対応できる量・頻度を超えた活動量となっているかもしれない。また，活動をこなす，または活動ありきになり，メンバーにゆとりがない，活動を楽しんでいない，メンバー間での助け合いがない状態かもしれない。活動に対するニーズが高いために，活動が忙しい・大変という状況であるにもかかわらずメンバー同士での助け合いがない，メンバーがグループに愛着を持たないために継続困難に陥る可能性もある。定例会などで自由に意見を言いづらい，または意見交換の場がないといった状態があるかもしれない。放置すると「停滞グループ」と同様に，グループ内の人間関係が複雑な状態になりかねない。

　保健福祉職はグループと活動を客観的に観察し，グループの構造や体制の見直しを支援するのか，活動内容修正の支援を行うのか，両方の修正を試みるのかを判断していく必要がある。

　　　── Practice ─────────────────────────────

　表7-1を参考にして，グループと活動の状態をチェックしてみよう。「関係偏重グループ」では，①〜③，⑤の状態のいずれか（複数）が見られるだろう。「停滞グループ」では，①〜③，および⑤〜⑩の状態のいずれか（複数）の状態が見られるだろう。そして，「活動偏重グループ」では，④と⑪の状態が見られるだろう。また，⑥〜⑩の複数項目の状態が見られるかもしれない。

（2）活動内容の見直し・修正のポイント

　望ましい活動に必要な要素は，グループが企画・運営する事業・活動が，①対象者のニーズと合致している，②グループの掲げる目的と一致している，③倫理的に正しい（社会道義に反しない），である（Kaye 2014）。このどれかが欠け

表7‐1　活動とグループの状態を観察するポイントチェックリスト

活動の状態の観察ポイント	✓
① グループが開催する活動への参加者が減っている。	
② 何年も同じ活動を続けている（変化がない）。	
③ グループへの活動依頼が減っている。	
④ 活動依頼に対して，人員不足から依頼を受けることを躊躇することが多い。	
グループの状態の観察ポイント	
⑤ 新しい人が入って来ない。	
⑥ 一部の人たちで物事を決めてしまい，他の人たちの不満が高まっているようだ。	
⑦ 意見交換の場では，意見が出ない。しかし，後で文句を言っている人が多い。	
⑧ 活動を休会・退会する人が増えた。	
⑨ 活動や定例会への欠席者が増えた。	
⑩ メンバー同士で親しく会話している様子が見られない。	
⑪ メンバーが「忙しすぎる」とよく言っている。	

ていると事業・活動の維持・運営で課題が生じやすくなる。見直すべきことは，①今の活動がグループの掲げる目的達成に適した内容か，②活動の参加者はグループが本来対象としている人たちか，③頻度はグループの目標達成とメンバーの状態を踏まえても適切か，である。

　まず，最初のステップとして今の活動がグループの掲げる目的達成に適した内容か，メンバーは目的を意識して活動を行っているかを振り返る。活動年数が長くなるにつれ，毎回の事業・活動を成功させることに意識が行きがちになり，グループがその活動に取り組んでいる本来の目的が忘れられがちになる。活動は目的を達成するための手段であり，活動そのものがグループの存在目的ではない。振り返るポイントとして，何のために今の活動を行っているのか，今の活動の中でグループが達成したいことは起きているのか・起きつつあるのかである。それが起きていない場合は活動そのものが適していない可能性もある。その場合は今の活動を取りやめ新しい活動を行うなど抜本的な修正が必要になる。しかし多くの場合は，運営方法の一部を変えることで目的達成に即した活動になるだろう。

　例えば，高齢者の仲間と健康づくりを目指しているが，各回の活動が単に体操で終始し，参加者同士の交流が生まれていないとする。その場合には，体操の項目に複数の参加者がグループになって一緒にできる体操を組み込み交流を促してみる，イベント的にグループ対抗でできるゲームを取り入れてみることもできる。サロンや食事会等で参加者同士での会話がない場合は，コミュニケーションが起きやすいように座り方をレストラン等でみられる個別テーブルの形式から皆が輪になり座れるような配席に変える，スタッフが間に入り会話を促す構成に変える，交流を促すアイスブレイク的なゲームをいれる，単に食事を食べるのではなく一緒に作って食べることもできる。メンバーに「なぜ，その活動を行っているのか」「どうすれば，活動を通してグループが目指すことが達成できるのか」を問うてみる。

　次に，活動の参加者はグループが本来対象としている人たちかを振り返る。もし，本来対象としている人が来ていない場合は，ターゲットとする人に情報が届いていないのか，情報が届いていても活動がその層にとって魅力的ではないのかをグループメンバーが見直すように促してみる。情報が届いていない場合は，今までとは異なるルートで活動をPRする必要がある。ターゲット層がどこにいるのかをもう一度，地域アセスメントを通して把握しなおす。同様に，活動がターゲット層に魅力的ではない場合もアセスメントでターゲット層のニーズを丁寧に調査し，それに即した要素を取り入れる（アセスメント方法は第4章参照）。

　新たなPRルートの開拓や新しい要素を組み込んだプログラム運営には，そのグループが持っていない資源（人材とその人が持つスキルやアイディア，ネットワーク，資金等）の投入が必要となることが多い。そこで，保健福祉職は地域の他組織から協力を得るように促す。例えば，ターゲット層との関わりが多そうな地域の団体やグループとのつながりをつくる，そのような団体やグループを直接に知らない場合は，それらと関係がありそうな行政内の他部署の人につないでもらうように協力を要請することも必要であろう。また，ターゲット層を取り込むために，そのターゲット層のニーズに詳しい団体やグループと協働

事業を行ってみることもできる（他組織との協働は第5章3節参照）。また，参考になりそうな先駆的事例があれば，それを一緒に見学する，類似する活動の運営者からメンバーが話を聞く等情報交換の場を設けて，メンバーが新たな活動運営に関するアイディアを得ることを助けることもできるであろう。先行研究でも地域資源との連携は保健福祉職が頻回に行う支援として紹介されている（錦戸ら 2005；中山 2009）。

　頻度はグループの目標達成とメンバーの状態を踏まえても，適切かを振り返る必要もある。「活動偏重グループ」のように地域からの評価や需要は高いが，メンバーが「疲れ切っている」場合は，その活動の運営方法そのものを見直す必要がある。例えば，高齢者が主な担い手として活動している場合は，メンバーの高齢化に伴い身体的な負担が高まっていないか，そもそも活動頻度に比してメンバーが少なくないのかを考える必要もある。対応策としては，新しいメンバーを迎えて対応することができる。新メンバーを募集するに際しての視点は後述する。また，今の活動を見直し，頻度や範囲が大きすぎないかも振り返る必要があるかもしれない。一方で，活動頻度が不十分な場合もある。例えば，目的が仲間づくりや健康増進であれば，月1回で関係性ができ上がるのか，健

Practice

　グループはある一定の目的を達成するために存在している。そして，その目的を達成するために各活動で到達すべき目標がある。今の活動がその目標到達につながるのかを振り返ってみよう。
　① 今，取り組んでいる活動は何を達成するためのものなのか。
　② その目標を踏まえて，その活動がターゲットとしている人（参加者等）が来ているか。
　③ ターゲットとしていた人の参加人数は十分か。
　④ 参加者に期待していたような効果（例：参加者同士で仲良くなる等）は出ているか。
　⑤ もし，ターゲットとしていた人が来ていない場合は，今の活動が本当にその人たちのニーズに合ったものか。
　⑥ ターゲットとする人たちに活動に関する情報が届いているか。

康維持や健康行動の習慣化の観点から適切かも考慮する必要がある。

　最後に，特にグループの活動が長くなるにつれ，「役割を終えた活動」もあるかもしれない。「ずっとやってきたから」これからも続けるのではなく，グループが掲げるミッションの達成に貢献しなくなった活動は時として削ぎ落としてスリム化する決断を促す必要もあるかもしれない。

（3）　グループの運営体制の見直し支援

　グループの運営体制や構造の修正の支援とは，メンバーの活動やグループに対する規範や行動，グループ内の役割分担やコミュニケーション方法（定例会等）のあり方をメンバーが振り返り，自らが修正していくことを促すことである。人の意識や行動に働きかけることになるので，前述したように「〇〇すべき」と保健福祉職が答えを先に言わないことが重要である。メンバー間の議論をファシリテートする，メンバーとの会話の中で，メンバーが気づくことを支援する。「こうすればよいのに」「どうしてこうしないのだろう」という保健福祉職の考えを伝えていくのではなく，答えはメンバーらが見出すこと，そしてそれは時間のかかる支援であることも認識する。また，修正が不可能な場合があることも認識しておくべきである。

　次の3つのいずれかがグループ全体および事務局やリーダー的な役割を担う人たちに見られる場合は，グループ内の役割分担を見直す必要があるかもしれない。

　　①　同じ人が長年にわたり事務局的な役割を担い続けている。
　　②　事務局的な役割を担う人が事務作業等量の多さや負担の高さに対する
　　　　不満を漏らしている。
　　③　事務局を担う人たちの意見でグループが運営され，他のメンバーの意
　　　　向が反映されにくい。

　グループのメンバー間の関係性を良好にする，メンバーのグループ活動への

意欲を高めることに役立つ役割分担のポイントは，できればすべてのメンバーが何らかの役割を持つこと，各役割を2名以上の複数で担当することである。

その利点として，グループ運営に関わることで，①メンバーのグループに対する愛着や理解が高まる可能性があること，②複数で特定の業務を担うことでメンバー間のコミュニケーションが増え，それによりメンバー同士が仲良くなりやすいこと，が挙げられる。その結果として，グループ内のソーシャル・キャピタルが高まる可能性もある。さらに，役割を担う中で次のリーダーとなりえる人たちが顕在化する可能性もあり，結果としてグループの継続に役立つかもしれない。

そのためにも，まずはグループ活動を行う上で発生する業務などを振り返り，その業務に対して役割を割り振ることが望ましい。この過程は，各メンバーがグループが活動を継続する上で必要な業務の振り返りにも役立つ。役割の一例として，以下が挙げられるだろう。

①　役員や代表等の執行部

②　広報担当（チラシ作成，地域に活動をPRする）

③　会　　　計

④　定例会等の司会

⑤　活動場所の管理担当（活動場所の予約，鍵の管理等）

⑥　人材育成担当（スキルアップ講座等を実施する際の企画案の作成，講師や会場の手配等）

⑦　新人ボランティア養成担当（新メンバー募集のチラシ作成やメンバー募集に関する広報，養成講座等の企画と運営等）

⑧　通常の活動外の単発的なイベント等がある場合はその担当（例えば，地方自治体が主催するフェア等にブースを出す際の，事前会議の出席，地方自治体との連絡・調整等）

役割を割り振る際の注意点として，すべてのメンバーが同じ量の役割や業務

量を担う必要は無いこと，無理のない範囲で行えばよいことを伝えていく必要がある。その理由として，メンバーの中には健康上の問題や生活上の理由（家族の介護や育児等）から他のメンバーと同じ頻度で活動できない人もいるかもしれない。それに対しては，「お互い様」「できる人ができるときにやればいい」といった考え方をメンバーに伝えていくことが望ましい。それによりグループ内のソーシャル・キャピタルを高めることにもつながるだろう。

　また，表7-1の⑥⑦⑨⑩⑪のような状態が観察される場合は，定例会等のメンバーが協議する場の運営方法を修正する必要もあるだろう。活発な議論を促す会議運営のポイント（Kaye 2014）として，①座り方が講義形式になっている場合は，車座など向かい合うようにして話しやすい物理的な環境をつくる，②グループの決め事は役員会や事務局で方向性は考えつつも，定例会で十分に検討した上で決めたことをグループの決まり事とする，③その議論での司会役は，できるだけ多くのメンバーに発言を求めることを意識する，④意見を求める際にはオープンエンドクエスチョン形式で皆に発言を促す（例：「○○という意見が出ていますが，皆さん，どうですか？」），⑤個人的な非難や否定的な表現は使わないことを，話し合いのルールとしておく，⑥あまり発言をしない人が発言した際には，「よいポイントですね」等と謝意を示すことで皆の発言意欲を高める。

　時間は十分に取るが，議論が長引く，予定時間内に結論が出ない可能性がある時は，時間が超過する可能性があること，他に話し合う議案があることを伝える。その上で，時間を超過して議論を進めるのか，別の機会に話すのかを皆に問う。また，決定事項は議事録としてまとめる。それにより，決定事項は明確になり，後での振り返りにも役立つ。

　さらに，議論内容と決定事項を欠席者にも共有する。特に，自分の健康上の問題，家族の介護や育児，その他の理由で休みがちになっている人に対しては，議事録を近くのメンバーが届けがてら話すなどにより，グループ内の「お互い様」意識が醸成されやすくなる。

　新メンバーの補充はグループや事業・活動の維持の観点から不可欠である。

特に「活動偏重グループ」には喫緊の課題である。地域からの依頼は多いがメンバーが対応しきれない場合，逆に活動がマンネリ化している場合はメンバーの補充は，メンバーの減少や活動の拡大に対応するために重要である。また，事業・活動の質の担保のためにも重要である。新メンバーの補充は，グループのオープン性を高める（朴 2003）。オープン性とは，グループの目的に共感している人が，自由に参加したり，離脱することができる状態のことである。オープン性の高いグループは新しい人材とアイディアを受容しやすいため，魅力的な活動を生み出すことができる（朴 2003）。

　新しいメンバーを募集する際のポイントとして，新メンバー募集の前に，グループの理念や大事にしたいこと，求められるスキルや知識，態度等を明確にする。それにより，求める人材のイメージと研修内容が明確になる。そして，潜在的なメンバーにもグループが大切にしていることを丁寧に説明し共感を得ているかを確認する必要がある。

　活動内容によっては，一定のスキルが求められる。その際は，説明会や研修を開催して，グループの理念や大事にしたいこと，求められるスキルや態度（事業・活動への参加者への接し方等）を丁寧に伝える。また，研修を修了した新

Practice

　グループ内の役割分担やコミュニケーション方法が良い場合は，以下の②〜④が見られると思われる。しかし，②〜④が良好でも，①が Yes である場合は，役割を分担しなおすように促すとよいだろう。

① 　特定の人に事務作業等の負担が集中していないか。その人が「時間がとられる」「忙しすぎる」とつぶやくことがあるか。

② 　すべてのメンバーが，グループの中で何らかの役割（必ずしも役職を持たなくてもよい）を持っており，メンバーが自分の役割や存在意義を認識して楽しそうに活動しているか。

③ 　グループのメンバー同士が，活動のこと・活動以外のことで親しく話している様子が見られるか。

④ 　何か決め事をする時は，みんなで意見を出し合って，決めているように見えるか。

メンバーのデビューの道筋（例：研修終了後に活動を3回見学する等）と既存メンバーからの支援体制を明確にしておく。

3　保健師の目——関わり方を間違えると失敗する

　市民活動は，活動する人達の活動に対するミッション（社会的な使命感）やパッション（情熱）がなければ，長くは続かない。保健師の期待どおりに活動するように仕向けたり，「主体的な活動はまだ無理」などと市民に対して上から目線で評価していないだろうか。また，活動する人達の負担を軽減するためにと，保健師が活動の一部を担うこともお勧めできない。担当者が変わった時に「前は～してくれたのに，今度の保健師はしてくれない」となりかねないからである。

　活動する人達が，活動に対するミッションやパッションを共有し合えるようになるまでに時間がかかることがある。活動する人達の中で意見が割れることも珍しくない。活動が続かなくなることもある。どんな時でも，保健師はその活動に関心を持ち，活動を運営する人達と地域の課題や今後必要なことについて語り合う時間をつくっていくことが大切なのである。

　日々感じている思いや期待を伝えることは大事だが，保健師は主役ではない。時には「待つ」ことも必要である。過度な期待を持たないよう気をつけよう。

　しかし，決して「あきらめない」。たくさんの種をまいていこう。そして，小さな芽でも見逃さないよう，地域や人を見る力に磨きをかけよう。立場は違っても，地域を大事に思う気持ちは一緒であることが相手に伝われば，きっと良い関係を築いていけるはずである。

参考文献
・第1・2節
都筑千景（2003）「グループを支援していくための理論・技術——社会福祉学領域の研究成果から」『看護研究』36(7)，27-37頁。
中山貴美子（2009）「住民組織活動が地域づくりに発展するための保健師の支援内容

の特徴」『日本地域看護学会誌』11(2), 7 -14頁。

錦戸典子ら（2005）「保健師活動におけるグループ支援の方向性と特徴──既知見の統合による概念枠組み構築の試み」『日本地域看護学会誌』8(1), 46 -52頁。

野中久美子（2016）「シニアボランティアグループの育て方」藤原佳典・倉岡正高編著『コーディネーター必携 シニアボランティアハンドブック──シニアの力を引き出し活かす知識と技術』大修館書店, 159-184頁。

平山尚（2000）「グループの特質」平山尚・武田丈『人間行動と社会環境──社会福祉実践の基礎科学』ミネルヴァ書房, 120-125頁。

平山尚（2003）「東京大学地域看護学研究会講演資料」（2003年3月12日）。

朴容寛（2003）『ネットワーク組織論』（MINERVA 社会学叢書⑲）ミネルヴァ書房。

Kaye, G. (2014) Community tool Box Chapter16 Group Facilitation and Problem-solving. Section 1 Conducting effective meetings (https://ctb.ku.edu/en/table-of-contents/leadership/group-facilitation).

（野中久美子［第1・2節］, 石川貴美子［第3節］）

コラム6

高齢者の絵本の読み聞かせボランティア活動への支援
　——長浜市の事例から

（1）活動の経緯と現状

　長浜市は滋賀県の東北部に位置し，人口11万8,807人，高齢化率は平均27.53％（2019年4月現在）で地域によっては40％を超えている所もある。

　2004年1月に策定した健康づくり計画「健康ながはま21」に基づく，高齢期の身体活動，運動，こころ，認知症対策としての取り組みを検討していたところ，東京都健康長寿医療センター研究所から「世代間交流による高齢者の社会貢献に関する研究」（REPRINT）の提案があったことが活動の始まりである。REPRINTとは，廃刊となった絵本が復刻するように高齢者も新しい役割をもって地域再生のために生きていこうという目的で生まれたプログラムである。

　市では，早速，2004年に高齢者の元気づくり学校ボランティア事業として，60歳以上の市民を募集し，高齢者の絵本の読み聞かせのボランティアグループを養成した。小学校を訪問して読み聞かせを行う活動で，高齢者の脳の老化予防，閉じこもり予防の効果だけではなく，日常的に世代間交流を行い子どもへの効果も期待するものであった。

　募集で集まった16人は，養成セミナーを受講し，ボランティアの意義，子どもたちの現状と課題，読み聞かせの実技指導などを学び1期生として活動をスタートした。

　グループ名は「ジーバーぽこぽこ」。おじいさん，おばあさんから"ぽこぽこ"と良いアイディアやお話が湧き出るようにという思いを込めて名づけられた。地域の人は親しみを込めて「ジーバーさん」と呼んでいる。その後，毎年，新規会員を募集・養成しながら，小学校単位でグループを結成し，週に数回小学校の朝の会や学童保育などで読み聞かせを行っている。現在では，会員は98人（10グループ）となり，小学校だけでなく保育園や幼稚園，高齢者介護施設等にも活動の場が広がり，確実に地域に根づいてきている。

　この活動はジーバーさんにとっては，子どもを育む活動に役割，また責任を担っているという認識から自己評価が向上し，生きがいを感じることができ，グループ活動することにより会員同士でのサポート関係が育成されるなどの効果がある。また，子どもたちはジーバーさんを通して高齢者に対する尊敬の念を育むことができ，学校以外でも交流する機会が増えている。

（2）活動経過における保健師の支援

　保健師は，立ち上げ期には，小学校や関係機関との調整，活動場所の開拓，新規会員の募集・養成などを行ってきた。養成セミナーではグループワークを取り入れ，積み重

ねることで仲間同士の連帯感を育み，セミナー終了後には，グループ間でサポートし合い，主体的に活動できるグループを目指した。

　また，小学校とボランティア間の調整やボランティアグループのサポートを行うコーディネーターを配置することで，サポート体制を強化した。

　このように活動基盤を整え，ジーバーさんの声を聞き，共に活動を積み重ねてきた。ジーバーさんが自主的に組織運営ができることを目指していたので，保健師やコーディネーターが担っていた役割を先輩ボランティアが担う形に移行し，保健師は各グループの相談役となった。こうしてグループ単位での活動は主体的な活動へと形を変えていった。

　個々のグループ活動は安定したが，一体的な組織体系にはなっておらず，安定した活動継続のため，2011年に全体組織の確立に向けて話し合いを持った。話し合いの中では，活動の質を維持・向上しながら主体的に活動を継続でき，全体として意思決定できる組織の必要性を共有し，意見や不安を出し合った。組織・会則・新規会員の養成等，主体的運用方法について細かな話し合いを重ね，2012年には長浜地区協議会を設立し，第1回目の総会開催に至った。

　現在は，組織としての活動も軌道に乗り，保健師が直接活動自体に関わることは少ない。年度当初の総会や役員会に出席し，活動計画や実施状況を把握し，現状の課題を共有しながら，組織の運営に関する助言や，相談に応じている。また，活動資金を得るための情報提供や，市の広報誌や新聞での活動紹介や啓発，新規会員募集への協力など，後ろ盾となり安心して活動してもらえるような支援に心がけている。

　「行政に頼りきりではいけない！　でも，全く手放されるのは不安…」自主化が定着した現在でも，このような思いを声にされる。この背景には，シニアボランティアが活動を継続していくにあたり，自身の健康不安，家庭事情等の様々な思いを抱えながら活動されている現状がある。このような思いや実情を理解した上で，支援者としてできることを示し，自主性を尊重した関わりは今後の活動を支える上でも重要であると考える。

　今後も，困った時にはいつでも気軽に相談してもらえる身近な存在として関係を保ちつつ，側面からそっと見守る支援を続けたい。

第Ⅲ部　住民を主体とした「まち」の健康づくりと
　　　　新型コロナウイルス感染症対策

第8章

新型コロナウイルス感染症の基本的な
感染症予防対策

　わが国においても，新型コロナウイルス感染症の感染は急速に拡大しており，猛威を振るっている。このことから，通いの場等の施策の推進においては，新型コロナウイルス感染症対策なしには進めることが難しい現状がある。

　第Ⅲ部では，この新型コロナウイルス感染症の対策についての，基本的な感染症予防対策と，住民グループ活動時の留意点について確認したい。

1　新型コロナウイルス感染症について

　さて，新型コロナウイルスが人から人に感染伝播する期間は，発症の4〜2日前から発症後5〜10日であるとされている。また，感染伝播のピークが発症前である点も特徴として示されている（He et al. 2020）。

　新型コロナウイルス感染症の主な感染経路は，飛沫感染と接触感染である。

　飛沫感染は，感染者の飛沫（くしゃみや咳などによる唾液の飛び散り）とともにウイルスが放出され，それを感染者以外の人が口や鼻から吸い込み感染することである。

　接触感染は，感染者がくしゃみや咳をした後，ウイルスが付着した手などで物に触れることや，くしゃみなどでのウイルスを含む飛沫が周囲のものに付着し，感染者以外の人がその物に触れ，ウイルスが付着した手で目，鼻，口などに触れることで粘膜を介して感染することである。

　一方，空気感染は，確証が得られていないが，その可能性が指摘されている。空気感染とは，感染者が飛ばした微小な飛沫である飛沫核（エアロゾル）を吸い込むことで感染することである。世界保健機関（WHO: World Health Organization）（2020）は，2020年7月9日に発行した *Scientific Brief* の中で空気感染

による伝播は実証されていないが，さらなる研究の必要性に言及している。

エアロゾル中での新型コロナウイルスの生存時間については，3時間（Doremalen et al. 2020）〜最大16時間の感染力の維持（Fears et al. 2020）などと報告されている。また，米国疾病予防管理センター（CDC: Center for Disease Control and Prevention）（2020）も，30分から数時間，感染者がいた密閉空間では，1.8 m 以上離れた場所にいる人や，感染者がその場から離れた直後に，その空間を通過した人に感染を引き起こすのに十分なウイルスが空間に存在しており，空気感染がまれに発生しうることに言及している。

2　新型コロナウイルス感染症の感染対策の基本

主な対応策は，うがい，手洗いの励行，消毒，定期的な換気などの基本的な感染症予防対策と，感染拡大を避けるための行動として，外出時のマスク等の着用と咳エチケット，定期的な手指消毒，不特定多数の人が集まる場所の回避（密集回避），近距離での交流の回避（密接回避：ソーシャルディスタンスの確保），換気の悪い場所の回避（密室回避）等である。

飛沫感染の対策として，マスクの着用，ソーシャルディスタンスの確保が求められる。

マスクの着用及びソーシャルディスタンスの確保は，飛沫感染による感染の予防策である。Ueki（2020）は，感染性を持ったウイルス飛沫やエアロゾルに対するマスクの種類別の防御効果を検討し，ウイルスを吸い込む側のマネキンに各種のマスクを装着させて，対面させたマネキンのウイルスの吸い込み量を調査した結果，布マスクはマスクなしと比べて60〜80％，N95 マスクでは10〜20％まで抑制されることを明らかにした。

つまり，感染者がマスクをしている場合には飛沫量と対面者のウイルスの吸引量が抑制されるということである。

また，新型コロナウイルス感染症は，発症前2〜4日前（He et al. 2020）から感染力を持つこと，感染者の内，無症候症例の割合が，4〜40％いたと報告

された（Byambasuren et al. 2020）ことから，診断を受けていない無症候の潜在的な感染者の存在が推測される。このため，誰もが外出時，他者がいる場に行く場合にはマスク着用が奨励されている。加えて，対人距離をとることにより，感染リスクが低減される（Chu et al. 2020）ことも示されており，飛沫を回避するための策としてソーシャルディスタンスの確保が求められる。マスクの着用とソーシャルディスタンスの確保は，モデルシミュレーションや観察研究により，公衆衛生学の観点からも，死亡率の低減などにも有益であることが示されている（Eikenberry et al. 2020; Fong et al. 2020）。

　接触感染の対策としては，手指の消毒や周囲の物（特に，不特定多数の者が触れる場所や物）の消毒が求められる。Hirose et al.（2020）は，新型コロナウイルスが人間の皮膚表面上で9時間程度生存し続けることを明らかにした。これは，1.8時間程度で不活化されるインフルエンザA型ウイルスに比較して，生存時間が長く，接触感染による感染リスクが高いことを示している。

　また，Doremalen et al.（2020）は，物質に付着した新型コロナウイルスは，銅では4〜8時間，段ボールでは24時間，ステンレスで48時間，プラスチックで72時間生存することを明らかにした。

　これらのことから，接触感染による感染を予防するために，不特定の人が来訪する施設などの，ドアノブやトイレの洗浄レバー，階段やエスカレーターの手すり，エレベーターのスイッチ，紙幣や硬貨等の定期的な消毒と，そのような場所や物に触れた直後の手洗いや，手指の消毒が重要となる。

　手指や物の消毒については，厚生労働省のHP（https://www.mhlw.go.jp/stf/seisakunitsuite/bunya/syoudoku_00001.html）に詳細が記載されているが，一部を抜粋して説明する。また，手指や物の消毒の方法の一覧を表8-1として示した。手指の消毒は，①手洗い，②アルコール（濃度70％以上95％以下のエタノール）の手段の2つが示されている。手洗いについては，「流水での15秒間のすすぎのみでウイルス量は1/100に，「石鹸やハンドソープで10秒もみ洗いし，流水での15秒のすすぎを2回繰り返す」ことで1/10000に減ることが報告されている（森ら 2006）。手洗いができる環境であれば，手洗い後の手指の消毒は不

表8-1　新型コロナウイルス消毒方法と留意点（詳細は，厚生労働省 HP を確認）

方　法	モノ	手　指	留　意　点
水及び石鹸による洗浄	○	○	石鹸やハンドソープで「10秒もみ洗いし，流水で15秒すすぐ」を2回繰り返す。
アルコール消毒液	○	○	濃度70％以上95％以下のエタノールを使用する。
熱　水	○	×	80℃の熱水に10分間さらす。
次亜塩素酸ナトリウム水溶液（塩素系漂白剤）	○	×	次亜塩素酸ナトリウムの濃度が0.05％の水溶液で水拭きする。
手指用以外の界面活性剤（洗剤）	○	（未評価）	一部の有効な界面活性剤が含まれた家庭用洗剤を使用する。
次亜塩素酸水（一定条件を満たすもの）	○	（未評価）	有効塩素濃度 80ppm 以上の次亜塩素酸水で，消毒したいものの表面をヒタヒタに濡らした後，20秒以上おいてきれいな布やペーパーで拭き取る。

出所：厚生労働省「新型コロナウイルス消毒・除菌方法一覧」を一部改変（https://www.mhlw.go.jp/stf/seisakunitsuite/bunya/syoudoku_00001.html，2021年1月6日アクセス）。

要ということである。一方，手洗いができない場面では，アルコール消毒が有効とされている（厚生労働省 2020）。

　モノの消毒については①水及び石鹸による洗浄，②アルコール消毒液（濃度70％以上95％以下のエタノール），③熱水，④次亜塩素酸ナトリウム水溶液（塩素系漂白剤），⑤手指用以外の界面活性剤（洗剤），⑥次亜塩素酸水，の6つが示されている。

　また空気感染については，前述の通り実証はされていないが，可能性が考えられることから，換気により，微小な飛沫であるエアロゾルの屋内の濃度を下げるということが必要な対策となっている。

　このような背景により，うがい・手洗いの励行，外出時のマスクの着用と咳エチケット，手指や物品の消毒，定期的な屋内の換気，不特定多数の人が集まる場所の回避（密集回避），近距離での交流の回避（密接回避：ソーシャルディスタンスの確保），換気の悪い場所の回避（密室回避）等が，住民が行う行動規範として示されている。

3　保健師の目——健康危機管理時に力を発揮できる市町村保健師活動とは

　自治体で働く保健師には，地域住民の生命を守り，保健・福祉を推進する役割がある。健康危機が発生した時は，組織内外の関係者と連携し，住民の健康被害を回避するために必要な対応を迅速に実践することが求められる。新型コロナウイルスへの対応は喫緊の課題であり，公衆衛生の専門職として感染症に関する正しい情報を収集し，感染症を最小限に抑えるための対策を検討し，実践していかなければならない。

　しかし，市町村には医師等をはじめ感染症に詳しい保健師以外の専門職は少ない。そのような中で「具合が悪いのに病院で診てもらえない」「タクシーに断られた」等々，今までの相談とは違う地域住民の不安の声が数多く寄せられている。また，介護・福祉業界からも陽性者がでた等の相談も入ってくる。保健師は，地域住民や関係団体の不安を増長させないよう，個々の相談に丁寧に対応していかなければならない。

　社会の状況に左右された感染症対策は必ずしも科学的とはいえない場合がある。保健師は，これまで構築してきた専門職のネットワークから常に感染症に関する最新，かつ的確な情報収集に努め，感染症対策における組織としての方針決定に役立つような意見を述べ，組織内外における協力体制の強化に努めることが重要である。

参考文献

厚生労働省「新型コロナウイルスの消毒・除菌方法について」(https://www.mhlw.go.jp/stf/seisakunitsuite/bunya/syoudoku_00001.html，2020年12月29日アクセス)。

森功次・林志直・野口やよいら (2006)「Norovirus の代替指標として Feline Calicivirus を用いた手洗いによるウイルス除去効果の検討」『感染症学雑誌』80(5)，496-500頁。

Byambasuren, O., M. Cardona, K. Bell et al. (2020) "Estimating the extent of asymptomatic COVID-19 and its potential for community transmission:

systematic review and meta-analysis" *Official Journal of the Association of Medical Microbiology and Infectious Disease Canada* 5(4), doi: 10.3138/jammi-2020-0030.

Center for Disease Control and Prevention. (2020) "Scientific Brief: SARS-CoV-2 and Potential Airborne Transmission" (https://www.cdc.gov/coronavirus/2019-ncov/more/scientific-brief-sars-cov-2.html, 2020.12.29.).

Chu, D. K., E. A. Akl, S. Duda et al. (2020) "Physical distancing, face masks, and eye protection to prevent person-to-person transmission of SARS-CoV-2 and COVID-19: a systematic review and meta-analysis" *Lancet* 395, pp. 1973-1987.

Doremalen, N. V., T. Bushmaker, D. H. Morris et al. (2020) "Aerosol and Surface Stability of SARS-CoV-2 as Compared with SARS-CoV-1" *The New England Journal of Medicine* 382(16), pp. 1564-1567.

Eikenberry, S. E., M. Mancuso, E. Iboi et al. (2020) "To mask or not to mask: Modeling the potential for face mask use by the general public to curtail the COVID-19 pandemic" *Infectious Disease Modelling* 5, pp. 293-308.

Fears, A. C., W. B. Klimstra, P. Duprex et al. (2020) "Persistence of Severe Acute Respiratory Syndrome Coronavirus 2 in Aerosol Suspensions" *Emerging Infectious Diseases* 26(5), pp. 2168-2171.

Fong, M. W., H. Gao & J. Y. Won (2020) "Nonpharmaceutical Measures for Pandemic Influenza in Nonhealthcare Settings-Social Distancing Measures" *Emerging Infectious Diseases* 26(5), pp. 976-984.

He, X., E. H. Y. Lau, P. Wu et al. (2020) "Temporal dynamics in viral shedding and transmissibility of COVID-19" *Nature Medicine* 26, pp. 672-675.

Hirose, R., H. Ikegaya, Y. Naito et al. (2020) "Survival of Severe Acute Respiratory Syndrome Coronavirus 2 (SARS-CoV-2) and Influenza Virus on Human Skin: Importance of Hand Hygiene in Coronavirus Disease 2019 (COVID-19)" *Clinical Infectious Diseases,* ciaa1517, doi: 10.1093/cid/ciaa 1517.

Ueki, H., Y. Furusawa, K. Iwatsuki-Hiromoto et al. (2020). "Effectiveness of Face Masks in Preventing Airborne Transmission of SARS-CoV-2" *mSphere* 5, doi: 10.1128/mSphere.00637-20.

World Health Organization (2020) "Transmission of SARS-CoV-2: implications for infection prevention precautions" *Scientific Brief* (https://www.who.int/publications/i/item/modes-of-transmission-of-virus-causing-covid-19-implications-for-ipc-precaution-recommendations, 2020.12.29.).

（植田拓也［第1・2節］，石川貴美子［第3節］）

<table>
<tr><td>第9章</td><td>With コロナでのグループ活動における
心構えと実践のための工夫</td></tr>
</table>

1　住民主体のグループ活動と支援者の役割

　本章では，通いの場をはじめとしたグループ活動における新型コロナウイルス感染症に留意した活動の立ち上げと再開の心構えと工夫について説明する。

　はじめに，この心構えと工夫の実践主体は住民であることは言うまでもない。コロナ禍において，住民は活動の立ち上げ，再開に向けて大きな不安を抱えることは想像に難くない。グループ活動においては，新型コロナウイルス感染症感染拡大前までの活動を中止したグループも多く，2020（令和2）年12月現在，再開を躊躇しているグループも一定数あるということを，自治体の職員と話をする中で聞く。自治体職員や専門職のような支援者の役割は，住民が抱く不安を少しでも軽減し，活動を立ち上げ，再開するための相談を受け，一緒に考え，住民自身が対応策を考える手伝いをすること，つまりは，住民のグループ活動の後方支援である。その際に役立つ，実践における考え方や，支援のヒントを本章においては提示する。

　さて，心構えと実践に向けた工夫の説明前に，グループ活動について確認する。グループ活動と一口に言っても様々なものがある。例えば，高齢者が中心の介護予防体操を実施しているグループや交流を目的とした住民サロン，様々な趣味活動のグループ，子どもから高齢者まで多世代が参加する交流の場もこのグループ活動には含まれる。また，スタッフと参加者が明確に区別され運営されているグループもあれば，友人同士の仲良しグループなど，必ずしも役割が明確になっていないグループもある。このようにグループ活動は目的，対象，運営方法も多種多様であるため，本章における心構えと工夫は，様々な場面で

の活用を念頭に網羅的に記載している。それゆえ，本章の内容をすべて実際に実践するとなると，活動の立ち上げ（再開）のハードルが高くなると考えられる。まずは，それぞれのグループ活動の目的，対象，運営方法等に応じて，本章の必要箇所を選定して実施することを勧める。

　なお，本章は，東京都健康長寿医療センター研究所社会参加と地域保健研究チームが2020（令和2）年6月22日に発行した「通いの場×新型コロナウイルス対策ガイド　第2版」を基に構成した。このガイドは，国の提唱する「新しい生活様式」に照らし合わせて，米国疾病予防管理センター（CDC）の子ども向けケアプログラム再開ガイドライン（https://www.cdc.gov/coronavirus/2019-ncov/community/schools-childcare/guidance-for-childcare.html）を参照し，当研究チームが協働してきた通いの場の支援者や主催者との経験・情報交換をもとに作成したガイドである。

　以降の構成は，第2節「活動立ち上げ（再開）前に考えておくこと」，第3節「活動立ち上げ（再開）に向けた事前準備」，第4節「開催当日の流れ」など，立ち上げや再開のポイントを説明し，第5節で「活動内容別『グループ活動』×新型コロナウイルス感染症対策」について，実際の活動時の内容ごとの具体的な，新型コロナウイルス感染症対策の工夫事例を提示する。

2　活動立ち上げ（再開）前に考えておくこと

　本節では，新型コロナウイルス感染症の感染拡大の中での活動の立ち上げや再開に際して，準備前に検討しておくとよいと考えられるチェックポイントとして，以下の8項目について説明する。

（1）目的を確認する（見直す）

　活動の立ち上げ（再開）をする上で，まず重要なのは，そのグループ活動の目的が何であったかを確認する（見直す）ことである。改めて目的を確認することで，コロナ禍におけるそのグループ活動の運営方法などの決定（再設定）

につながる。例えば，運動を中心にしたグループ活動をしている場合でも，活動時の参加者の交流によるつながりが本来の目的である場合，その目的は，対面でしか達成し得ないのか，非対面でも達成できる代替手段はないのか等の確認が必要となる。非対面でも目的が達成可能である場合には，オンラインなどの手段を用いた交流をすることも選択肢となる。

　また，グループ活動の再開にあたっては，長期間の自粛によりグループ活動の目的が薄れている可能性もある。そのグループ活動は何を目的に集まっていたのか。再開に向けて，元々のグループ活動に対する目的を確認し合うことが，再開への士気を高めることにつながると考えられる。

（2）開催方法を確認する（見直す）

　グループ活動の目的を振り返り，代替手段での実施が可能な場合には，対面以外の開催方法を検討することも一つの選択肢である。一方，対面で開催する場合，新型コロナウイルス感染症の対策においては，ソーシャルディスタンスをとることが必要となる。この対応としては，広い会場への変更や屋外での開催などの場所の変更，1回の参加者数を会場の広さに合わせて減少させるという参加者数の制限が選択肢として挙げられる。

　2020（令和2）年4月の緊急事態宣言前の活動で，不特定多数が参加可能であった場合には，事前予約制とし，誰が来たのか等を後日確認できるよう記録することも薦められる。

（3）スタッフ同士のコミュニケーションを強化する

　スタッフ同士で，グループ活動の立ち上げ（再開）に向けて，グループ活動の目的や活動に対する想い，具体的な運営方法等について話し合うことが重要である。これにより，再開準備が着実に進むようにスタッフ同士の再開に向けての共通意識が醸成される。

　ただし，再開という「前向きな選択」だけが，コロナ禍での正解ではないということは述べておきたい。スタッフ間でも，「できる範囲で活動の立ち上げ

（再開）をすべき」や，「活動の立ち上げ（再開）は時期尚早」など，それぞれ考えが異なることもあるが，それはグループ活動のあるべき姿でもある。スタッフがお互いに想いを率直に伝えあい，お互いの考えを尊重しながら準備を進めていくことが，新型コロナウイルス感染症が終息したのちの，スムーズなグループ活動の立ち上げ（再開）につながると考えられる。

（4）参加者の足を遠ざけないしかけ

　グループ活動に通わない期間が長くなると，徐々に参加する意欲が減退することもある。

　休止期間中の準備は，再開時にそれまで来ていた人が，いかにすれば戻りやすくなるかを考慮して進めることが必要である。再開直前に，急に「再開する」ことをアナウンスするのではなく，再開に向けてどのような準備をしているのか，参加者からの応援メッセージなどを記載したニュースレターのポスティングや，SNSで情報を発信するなど，再開に向けた準備の様子の発信や，これまでのつながりを断たないためのアプローチが重要である。コロナ禍においては，物理的な距離は埋められなくとも，心理的な距離を遠ざけず，いかに維持し続けるかということが，再開時に参加者の足を遠ざけないためのポイントとなる。

（5）新しい協力者や参加者を獲得する

　グループ活動の立ち上げ（再開）にあたって，消毒などの基本的な感染症対策には，今まで以上に人手が必要となると考えられる。また，再開しても参加者が戻ってこなかった場合にグループ活動を維持していくためにも新たな参加者の募集などが必要となる。

　人々が閉塞感や孤独感を感じている今は，地域や人との交流がなかった人にグループ活動に関心をもってもらうのに良い機会でもあると考えられる。

　グループ活動の紹介を載せたニュースレターやチラシを，以前とは異なる機会や場所で配布することによって，潜在的なボランティアスタッフや参加者に

アウトリーチ（働きかけ）していくことが大事である。

　さらに，活動の意義はわかっていたけど，関与しようと考えていなかった地域の飲食店等のお店も，何か手伝えることはないかと考えている可能性もある。「グループ活動を再開させて頂きます。よろしくお願いします」という一言の挨拶をそれら地域の飲食店や様々な団体にすることは，それまでそのグループの活動を知らなかった人たちへの啓発にもなり，その後のグループ活動を大きく変えるきっかけになるチャンスにもなる。

（6）他のグループ活動と連携する

　あなたのグループ活動以外にも，同じ施設内や近隣でグループ活動をしている，または異なる曜日や時間帯にグループ活動をしている，など，地域には様々なグループ活動がある。異なる活動でも，コロナ禍において同じような不安や悩みを抱えていることも多く，そうしたグループ同士には，立ち上げ（再開）に向けて準備すべきことが，共通している点が多々あると考えられる。どのような工夫を考えているのかなどの情報交換を行うことや，様々な備品や資材の共同購入や使用の他，共同でチラシを作成するなど，他のグループとの連携体制を構築することも，活動の推進には必要な要素となる。

（7）地域の理解を得ながら再開する

　新型コロナウイルス感染症禍のグループ活動についての意見は多様であり，中には，グループ活動の立ち上げ（再開）への反対意見が出てくることも考えられる。そのため，それまで地域の地縁組織や既存団体と連携していなかったグループ活動はもちろん，地縁組織や既存団体と連携していたグループ活動においても，今まで以上に自治会長や地域のキーパーソンへ立ち上げや再開に向けた説明をし，理解を得ておくことが，無用な反対意見により活動を妨げられないためにも重要である。また，近隣の人たちの声を丁寧に拾い，安心してもらえる環境を作ることで，スタッフも参加者も安心して参加できるグループ活動になると考えられる。

表9－1　通いの場の再開時における感染症対策をふまえた5つのポイント

①参加に際してのルールの設定
- 発熱（37.5℃以上もしくは，平熱より1℃以上高い），風邪症状がある場合は自宅療養しましょう。なお，参加者の年齢層・健康状態等の事情によっては，より慎重を期して37.0℃以上を目安にしましょう。
  - ※　上記の参加ルールについては，地元自治体や活動施設の基準を優先して下さい。
  - ※※　体温測定は，毎朝，できるだけ同じ時間帯に行いましょう。
- マスクもしくはそれに類する布により咳エチケットの対応を行いましょう（特に会話時や歌唱時には要注意）。
- 手洗い，うがい等の基本的感染症予防対策を徹底しましょう。

②ソーシャルディスタンスの確保
- 大人が両手を広げてお互い手を握れる距離が取れる人数は何名くらいかを確認しましょう。
  - ※人数が多い場合には，時間を分けて複数回に分けて実施するのも一案です。

③重点消毒の箇所の設定と消毒の実施
- 複数人が触れる場所を検討し，消毒液で適宜消毒しましょう。
  - ※重点箇所：ドアノブ，テーブル，椅子，トイレの洗浄レバーハンドル等

④換気方法の確認とルールの設定
- 毎時2回以上，数分間の換気を行う（回数は目安）。
- 換気の悪い場所は極力使わない。
  - ※換気が難しい場合には，扇風機等を使用しできる限り換気に努めましょう。

⑤運動時のこまめな水分補給（熱中症対策）の実施
- マスクを着用して運動を行う場合，特に暑くなる時期は，こまめな水分補給を実施しましょう。

出所：東京都健康長寿医療センター研究所社会参加と地域保健研究チーム（2020）。

（8）感染症対策の検討

　実践の上での基本項目は，うがい・手洗いの励行，外出時のマスクの着用と咳エチケット，手指や物品の消毒，定期的な屋内の換気，ソーシャルディスタンスの確保である。例として，「通いの場×新型コロナウイルス対策ガイド第2版」に記された，5つのポイントを表9－1として提示した。

3　活動立ち上げ（再開）に向けた事前準備

　本節では，前述の「2　活動立ち上げ（再開）前に考えておくこと」を含めて，当日の開催に向けての具体的な準備のチェックポイントとして，以下の4項目について説明する。

（1）広報（チラシ等）に盛り込む内容

　グループ活動の広報は前述のように，新たな協力者や参加者の募集に役立つのみでなく，地域住民への，その活動が感染症の対策を十分行った上で行われていることを周知するための手段でもある。内容としては，①感染症対策等の具体的な内容の説明，②マスクの着用，体調が悪い人は参加しないことを表示するなどのルールの説明，③人数制限や場所変更についての説明，④予約制の有無，⑤プログラム内容の変更の説明（体操後の茶話会の中止など），⑥持ち物の説明（水筒持参や上履き持参などの変更点），⑦参加者多数の場合の入場制限等のルール等，⑧参加費徴収の場合は，おつりの必要ない金額の準備のお願い，⑨不明点などの問い合わせ先の明記，の9項目を参考に作成することを勧める。

（2）当日の備品や材料の準備

　活動当日の備品や材料の準備には以下の点に留意し準備することが望ましい。具体的には，①マスクや手袋，消毒剤などの衛生備品の十分な準備（忘れた人には配布するなど），②手洗いや，消毒，咳エチケットなどのルールについてわかりやすいチラシ等の掲示，③凸凹があるものなど，消毒しにくい備品は消毒しやすい代用品を準備するか，使用しない，④何らかの材料を使うプログラムを実施する場合には，複数名で共有する必要がないように個別に準備するか，共有の材料や道具を使わないプログラムに変更する，⑤食事やお菓子を提供する場合は，お弁当や個装されたものを，個々に配布する，⑥飲み物のカップなどは，洗浄の必要がないように紙コップなどを準備するか，個々で持参する，等の6項目である。

（3）プログラムの準備

　プログラムの準備については以下の点に留意し，企画，準備することが望ましい。具体的な案は，①ソーシャルディスタンス（2m）が保てるようなプログラムを企画する，②屋外や建物のテラスで開催できるプログラムを準備する，③グループ活動の会場の広さでソーシャルディスタンスをとれる適正人数を検

討し，参加者数を限定したプログラムに変更する，④再開後しばらくは時間を短めにしたプログラムを実施し，運営上の課題を解決しながら，徐々に長くする，⑤大きな声での指示を抑制するため，マイクの準備をしたり，大きな文字のポスター・ボード表示を事前に準備する，⑥合唱や，大声を出したり，呼吸が荒くなる可能性のあるプログラム，マスクをはずしたまま会話する可能性の高い会食や茶話会のプログラムは控え，一時的に別の内容を取り入れる，⑦スタッフ同士の接触頻度を減らすため，固定したスタッフやメンバーで運営できる内容にする，⑧大人数の参加が見込まれる場合や，参加が不安な人に対しては，オンラインで活動の様子を紹介するなどを検討する，⑨見学や視察・取材はできるだけ電話やオンラインで対応する，等の9項目である。

（4）スタッフのトレーニングと危機管理

　立ち上げ（再開）に向けた事前準備の最後として，スタッフのトレーニングがある。特にスタッフと参加者が明確に分かれているグループ活動の場合に必要となるが，当日のルールや消毒等の感染症対策，当日の備品や材料，プログラムの確認などについて全スタッフで情報を共有し，実施に向けた事前シミュレーションと危機管理について確認する機会が必要となる。具体的な確認事項は，①当日の最初から終了までの流れの中での，衛生管理や安全面で注意すべき点をよく議論し，必要な衛生備品の使用方法について正しい知識，またアレルギーなどの可能性がある人のための知識も学習する，②参加者が密集する時間帯や，接触しやすいプログラム上のポイントなどを確認し，必要時のスタッフの増員等のシミュレーションを実施する，③当日，準備する物品，開催時に確認する項目をリストアップし，当日スタッフ同士で確認できる準備，④途中で体調不良者（咳，熱などの症状）が出た場合の対応のルールの確認（休息場所や付き添い者等），⑤体調不良者が出た場合の連絡，指示体制について，自治体や支援してくれる専門機関・専門職と相談して，連絡の手順を図示し，連絡先や休日対応も明記しておく，等の5項目である。

　第2・3節においては，「活動立ち上げ（再開）前に考えておくこと」「活動

立ち上げ（再開）に向けた事前準備」等活動に向けての準備について説明した。各節の，それぞれの項目について事前準備を進めておくことで，開催当日の運営が円滑に進むとともに，安心して参加してもらうことのできるグループ活動につながると考えられる。

4　開催当日の流れ

　本節では，開催当日の流れのチェックポイントとして，以下の6項目を説明する。

（1）会場の準備
　会場の準備については，以下の点に留意し，準備を進めるとよい。

①　開催場所を長期間使っていない場合には，従来の使用時間より早めに準備を開始し，全体の清掃と消毒，トイレの点検や，換気の時間を十分とる。冬場は，換気による温度低下を防ぐため，十分な暖房機器の設置や温度設定をする。

②　シミュレーションで確認したチェック項目を全員でおさらいし，特に開催中に，重点的に消毒しなければならないような場所（ドアノブや手すり等）に目印をつけるなどし，担当者が消毒できる準備をする。

③　十分な数の衛生備品などを準備し，必要時にあまり人が移動しなくてもすぐに使えるように会場の各所に配置する。

④　椅子の配置は可能な限り2mの間隔を保ち，不必要に触れるのを避けるため机や資材も必要のない時間帯には出さないようにする。

⑤　小さな子どもがいる場合には，子ども用の除菌剤の準備や，すぐに触れて誤飲等の事故につながらないよう，手が届かない場所に配置する等留意する。特に口に入れないように保護者への注意喚起とともにスタッフも注意する。

⑥　テレビのリモコン，本，ゲームなどいろいろな人が触るような物品は置かない。

（2）受　付

受付では，以下の点に留意することを勧める。

①　参加者が一度に入場しないように，ソーシャルディスタンスを保ち会場に入れるようにスタッフが整理をする。（必要であれば，床や屋外にテープなどで線を引くなどして立ち位置を示し，並んでもらうなど準備するとよい）

②　入室時刻の記録をとり，検温し，体調（咳，倦怠感など）が悪くないか聞き，アルコール等で手指の消毒をしてもらった上で入場してもらう。

③　参加費の徴収がある場合，お金は集金箱などに入れてもらい，スタッフは手に触れないようにする。また，その箱は1日そのまま保管し，後日，処理するようにする。

④　参加名簿の記入などは筆記具等に不特定多数が触れることがないよう，本人に記入してもらわずに，スタッフが名前を聞いて記入する。（事前申込制の場合には名前をチェックする）

⑤　個人の荷物に関しては，特定の保管エリアを決め，参加者同士の所持品を離して保管する。または，箱や袋等にいれるなどして荷物同士が触れあわないようにする。

⑥　車いす，ベビーカーなど入り口に置く物に関しては，距離を保つなどし，他の参加者の物を動かす必要がないよう，スタッフが置き方を指示するとともに，環境的に可能な場合には，第三者が触れない場所に置き場所を設定する。

⑦　入口付近で触れる手すりやドアノブなどは随時消毒するようにスタッフを配置する。

⑧　参加者がマスクを持参していない場合には，マスクを支給する。

⑨　入口に，衛生管理に関しての注意書きなど順守してほしいことを，わ

かりやすく掲示する。また，会場内の複数箇所にも同様のものを掲示する。

⑩　参加人数が計画より多くならないことが重要だが，万が一，想定以上に多くなったり，実際に人が入ると多いと感じた場合には，当日の入場開始後でも，入場を制限するなどの対応を検討する。または，プログラムの時間を区切り，入れ替え制で対応する。

（3）プログラム実施時

1）プログラム開始時

プログラムの開始時には，以下の点に留意することを勧める。

①　導入の説明では，まず，参加者への感謝や最近の体調や様子，不安に感じていることを聞くなどし，スタッフが再開にあたりどのような考えで準備をしてきたかを伝える。

②　会場で順守してもらいたいルール（ソーシャルディスタンスの維持や定期的な消毒，換気，入退場時の対応等）について，特に高齢者や小さな子どもにもわかりやすいように，具体的な物を示して説明したり，実際に使用方法のデモンストレーションをするなどわかりやすい説明をする。

③　会場に換気機材などがある場合には，転倒等の事故を防止するために，配線コード等に気を付けるとともに，動線などについての注意を促す。

④　プログラム内でソーシャルディスタンスを心掛けるために，スタッフが参加者の前で実際の距離を示したり，参加者同士でその距離を確認してもらう。

⑤　それまでとは違った取り組みが多いことにより，不安感を抱いたり，気分が悪くなったりした場合に，すぐにスタッフに伝えてもらうように，誰がスタッフかその場でスタッフは手を挙げたり，統一した服装や目印を示す。

2）プログラム中

プログラム中は，以下の点に留意することを勧める。

① 　プログラム途中で，必要な場合は消毒をしたり，ソーシャルディスタンスの確認を促したりする。「ソーシャルディスタンスを保ちなさい」などの強制的な言い方ではなく，事前にお決まりのソーシャルディスタンスを促す掛け声を決めたり，スタッフも一斉に確認をするなど，参加者とスタッフ同士の一体感と楽しくソーシャルディスタンスの維持に取り組める雰囲気づくりを心掛ける。

② 　必要な場合には，参加者を小グループに分け，グループ間の移動や接触を減らす。グループを担当するスタッフがいる場合には，スタッフもグループ間の移動や他グループとの接触を減らす。

③ 　参加者が会場内で移動したり，触れた機材等からしばらく離れる場合には，その場所や機材を消毒する。

④ 　会場の出入り口，トイレのドアノブなども消毒を定期的に行う。

⑤ 　プログラム中に常時の換気が難しい場合は，途中で，換気の時間を設け，窓やドアを開けたり，扇風機などを使い外気を取り込んで換気する。その際，参加者にも，暑くなる，寒くなるなどの告知をした上で行うとよい。

⑥ 　食事やお菓子（可能な限り個包装）や飲み物などの飲食物を提供する場合は，スタッフがお盆やトレイにて持ち運びをし，スタッフが手渡すのではなく参加者本人にそこからとってもらうなど，手袋をしていてもなるべく直接手渡しをしないようにする。または，一時的に，飲み物などは各自持参にルールを変更する。

3）プログラム終了時

プログラムの終了時には，以下の点に留意するとよい。

① 次回開催時の参考にするため，グループの活動そのものや，プログラムの感想など率直な意見を参加者に聴取する。特に，何か不安を感じた点などは聴取しておくとよい。また，気になる態度（不満を感じていそうなど）の人には個別に意見を聞いてみる必要がある。

② プログラム終了時に，一斉に参加者が帰ると接触のリスクが高まるため，少しずつ時間をずらして退場するように計画し促す。特に，時間がかかる高齢者や小さな子ども連れの人を優先する。また，この対応は開始時の導入説明でも触れておくとよい。

③ 飲食により出たゴミは，スタッフが片付けをせず，小さなゴミ袋を用意し，各自が持ち帰るようにお願いする。

4）プログラム終了後

プログラムの終了後には，以下の点に留意するとよい。

① 会場の清掃を入念に行い，使用した物品（机や椅子など）の消毒も行う。

② 次回の開催の改善につなげるため，スタッフで反省会を行い，事前準備からの流れを振り返り，実際に開催して起きた問題点や運営上の課題などを話し合う。

③ コロナ禍での開催は，スタッフの負担も大きいため，お互いにねぎらいあい，心のケアを忘れないようにする。特に，参加者の肯定的な声は全員で共有する。

④ 周辺地域のグループ等と情報の共有ができるようにするため，その日の参加者数，実施中に発生した問題や検討すべき課題などを，自治体の専門機関・専門職などにも報告する。

第4節では，当日の流れについての留意点と工夫のポイントを説明した。それぞれのグループの活動目的や対象，運営方法，内容などにより必要な項目は

異なるため，それぞれのグループで判断することが必要である。また，コロナ禍での活動の立ち上げや再開には，住民にとっても心理的な負担がかかると考えられる。それゆえ，支援者は，住民の想いや意見をよく聞き，不安を取り除き活動の立ち上げや再開を進められるよう支援していくことが必要である。

5　活動内容別「グループ活動」×新型コロナウイルス感染症対策

（1）体操・運動

　体操のグループ活動での取り組みの例としては，ソーシャルディスタンスの確保のために，①広い会場や屋外への会場の変更，②参加人数を制限して2部制にするなどの運営の工夫，③体操に加えて茶話会を実施している場合などは，一時的に茶話会を中止するなど，プログラムの変更，④会話は距離をとってマスク着用の上で実施するなど，基本的な感染症予防対策を徹底しながら，開催している。このように，取り組みの変更などを随時実施することで，活動を立ち上げ，再開することが可能であると考えられる。

　また，対面がかなわない時期には，対応可能な団体では，LINEやZOOMなどのICTを活用した遠隔での体操の実施などの工夫や，ICTなどの活用が難しい場合には，同じ時間に同じ方向を向いて体操をして，終了後に電話等でコミュニケーションをとるなどの工夫もされている。

（2）会食・茶話会

　会食や茶話会を中心としたグループにおいては，①調理した料理の提供を中止し弁当を提供しての開催をしているグループや，②会食ではなく，配食訪問（弁当の配食に切り替え，配達の際にコミュニケーションを少しとる）への変更，③通所型の会食ではなく，配食訪問型（スタッフが配食として弁当を参加者の自宅へ持参，訪問し，2〜3名で食事をする）の会食への変更，④参加者を奇数週と偶数週に分けて開催する等，1回の開催で，会場へ入場する参加者数の制限を設けての開催，⑤パーテーションなどを準備しての開催などが挙げられる。

6　保健師の目──コロナ禍での地域活動の可能性と保健師活動

　緊急事態宣言とともに，公共施設の休止や市主催の事業やイベントが中止となり，多くの住民主体の活動が中止となった。新型コロナウイルス感染症の感染リスクのある場としての会食が問題になっているが，それまでは孤食が問題視されていた。親族や友人と会うこともままならず，フレイル状態や認知症が進行し，介護保険の申請に至った例は少なくない。

　1回目の緊急事態宣言が解除された後，数カ月ぶりに仲間に会った時の高齢者の笑顔と安堵の表情が忘れられない。近所の友人にいかに支えられていたのかを実感していた。コロナ禍で楽しく体操を実施している様子がタウン誌に掲載されたところ，「どこでやっているのか。自分も参加したい」という問合せが数多く寄せられた。家に籠もってばかりではいけないと思っている人が数多くいることがうかがえる。

　しかし，地域活動を行うことに対する不安は大きい。某市では，感染症に対する社会の不安を軽減するために，市民や医療・介護関係者だけでなく，地域で活躍している幅広い分野の方達を対象に感染症予防の専門医による講演の機会を複数回つくった。また，タウン誌への投稿も依頼し，より多くの人に感染症の予防についての情報提供に努めている。

　また，積極的に活動の場に出向き，感染症の予防対策が正しく実践できているかを確認し，コロナ禍であっても地域内での良好な関係を維持していけるよう，正しい知識を伝え続けることが，地域住民の健康を守るために重要である。

参考文献

東京都健康長寿医療センター研究所　社会参加と地域保健研究チーム（2020）「通いの場×新型コロナウイルス対策ガイド　第2版」。

（植田拓也［第1～5節］，石川貴美子［第6節］）

ICT を活用したグループ活動の推進に向けて

　新型コロナウイルス感染症の感染拡大に伴い注目されているのが，ICT の活用であり，現在，ビジネスシーンでは一般的になりつつあり，この活用の範囲はさらに拡大していくと考えられる。

　住民のグループ活動においても ICT への注目度は高い。実際に，交流や体操などを ICT でつながりながら行っている事例もある。特に，若年層が多く参加するグループであれば，ICT の活用は抵抗ないだろう。一方で，高齢者を中心としたグループにおいては，対面での交流が中心であったことや，機器の活用者が多世代に比較し少数であることや機器自体への不慣れなどの影響もあり，導入はすぐには進まないと考えられる。つまり，ICT を活用した非対面でのグループ活動は，現時点ですぐには，対面でのグループ活動の代替手段となることは考えにくい。

　一方，2020年4月の緊急事態宣言において，他者とのつながりを強制的に遮断されたことは，社会や友人などの他者とのつながりが，人にとっていかに日常生活の中で重要であったかを浮き彫りにさせた。つまり，さらなる新型コロナウイルス感染症の感染拡大や，新たな未知の感染症の発生，震災などの大規模災害などで，対面が困難となった場合につながり続けるための手段としても，住民が活用できる素地を整備していくことも必要であると考える。自治体によっては，今回の新型コロナウイルス感染症の感染拡大に伴い，改めて，ICT 活用による情報格差（デジタルデバイド）に目を向け，その解消に向けた住民教育等の事業を検討している自治体もある。

　これからの住民主体の取り組みを推進していく上で，自治体による支援策の一つとして，ICT の活用に向けた支援は，一つのキーポイントになるかもしれない。

あ と が き

2013～2015年度の間,「地域保健事業におけるソーシャル・キャピタルの活用に関する研究」(厚生労働科学研究費補助金〔健康安全・危機管理対策総合研究事業〕)において,保健師を対象に,ソーシャル・キャピタルを活かした地域保健事業の事例に関するアンケート調査と現地調査を実施しました。

その調査では,多世代のメンバーが参加することが,様々な恩恵を地域の活動にもたらしていることが示された一方,そうした活動が,どれだけ地域のソーシャル・キャピタルに寄与しているかを検証する難しさにも直面しました。また,ソーシャル・キャピタルの重要性そのものの理解も十分とは言えませんでした。以来,様々な地方自治体や,保健福祉職との仕事の中で,ソーシャル・キャピタルの醸成の必要性と具体的にどのようにソーシャル・キャピタルを高めていけばいいのかという点について,研究と実践を重ねてきました。

その後,3つの地方自治体において,多世代型の地域包括ケアシステムのモデルをつくる研究事業に携わり,それら地方自治体の地域に出向き,行政保健師や地域包括支援センターの職員と一緒に地域での会議や活動を共にする機会がありました。こうした経験の中で,多くの保健福祉職が日々個別のケースに対応するため奔走している姿や,高齢化した町や子どもの未来のために長年にわたり活動する地域住民にも接してきました。

しかしながら,地域で開かれる多くの会議やそこで議論されている様々な活動を見聞きすればするほど,本当にその地域の問題解決につながっているのかと疑問を深めていったことも事実です。保健福祉職とその他の職種間の連携,住民との協働という点では期待されている成果を生み出せないまま検証もされず,携わる人が変わっていくという状況に,議論や活動の対象となっている顔の見えない地域住民が置き去りにされ続けている気がしました。そして,そこ

にはソーシャル・キャピタルを高めるための視点や具体的な方策が欠如していることが明白でした。

ますます進む高齢社会，担い手不足の現状は個別対応では解決しきれない，そうした状況を解決するために，ソーシャル・キャピタルの意義を理解し，様々な職種や団体が連携していくこと，さらには，住民が主体的に行動することによって，ソーシャル・キャピタルを持続的に向上させていくことが必要です。

本書では，こうした状況を解決するため，保健福祉職と関係する専門機関，地域住民がより効果的に地域のソーシャル・キャピタルを高めることによって様々な課題解決を可能にする方法を示しました。地域の問題の核心を正しく認識するためのアセスメント方法，そしてアセスメントに基づいた具体的な事業や活動の企画と運営，さらには住民グループの力を活かし継続的に取り組む方法から事業や活動の評価，コロナ禍におけるグループ活動の再開まで，より実践的な知識と技術が習得できるよう業務にも活かせるツールを提示しました。そうした様々なポイントに合わせて現役保健師の目線から，それぞれのポイントの理解がより深まるようにしました。また，様々な事例を通してソーシャル・キャピタルを活かした活動の進め方の参考となるようにしました。

健康行動の理論では，人が行動するにあたり，行動すれば状況が良くなると思っていること，その行動を誰かが支持してくれること，そしてその行動を妨げることなくコントロールできると感じることが重要であるとされています。全国の保健福祉職，さらにはそうした方々と活動を共にする地域住民が，地域の課題をソーシャル・キャピタルという力をもって解決できると信じ，そして全ての世代が健康でお互いを支え合える社会になるよう，本書が確かな行動につながることを期待しています。

2021年6月

倉岡正高

索　引

執筆者紹介（所属，執筆分担，執筆順，＊は監修者・編者）

川崎千恵（かわさきちえ）　（長野保健医療大学看護学部教授：第1章）

＊藤原佳典（ふじわらよしのり）　（監修者紹介参照：第2章1・6）

高尾総司（たかおそうし）　（岡山大学大学院医歯薬学総合研究科疫学・衛生学分野講師：第2章2・3）

小林朋子（こばやしともこ）　（元・大阪大学医学系研究科公衆衛生学特任研究員：第2章2・3）

尾島俊之（おじまとしゆき）　（浜松医科大学医学部健康社会医学講座教授：第2章4）

本橋豊（もとはしゆたか）　（秋田大学名誉教授・国立精神・神経医療研究センター客員研究員：第2章5）

金子善博（かねこよしひろ）　（労働者健康安全機構本部産業保健ディレクター・本部研究ディレクター：第2章5）

藤田幸司（ふじたこうじ）　（東京都健康長寿医療センター研究所社会参加と地域保健研究チーム研究員：第2章5）

小宮山恵美（こみやまえみ）　（国立保健医療科学院生涯健康研究部主任研究官：コラム1）

稲葉陽二（いなばようじ）　（日本大学大学院法学研究科非常勤講師・東京都健康長寿医療センター研究所社会参加と地域保健研究チーム非常勤研究員：第3章）

小林美紀（こばやしみき）　（武豊町役場健康福祉部健康課課長補佐：コラム2）

村山幸子（むらやまさちこ）　（東京都健康長寿医療センター研究所社会参加と地域保健研究チーム非常勤研究員：第4章1）

亀田義人（かめだよしひと）　（千葉大学予防医学センター特任助教：第4章2）

近藤克則（こんどうかつのり）　（千葉大学予防医学センター教授・国立長寿医療研究センター老年学評価研究部長：第4章2）

村山洋史（むらやまひろし）　（東京都健康長寿医療センター研究所社会参加と地域保健研究チーム　研究副部長：第4章3）

＊石川貴美子（いしかわきみこ）　（編著者紹介参照：第4章4，第5章6，第6章4，第7章3，第8章3，第9章6，コラム5）

近藤悦子（こんどうえつこ）　（朝霞市役所こども・健康部保険年金課保健事業係長：コラム3）

大澤　絵里（国立保健医療科学院国際協力研究部上席主任研究官：第5章1）

＊倉岡　正高（編著者紹介参照：第5章2・3）

野中　久美子（東京都健康長寿医療センター研究所社会参加と地域保健研究チーム研究員：第5章4，第7章1・2，コラム4）

澤岡　詩野（ダイヤ高齢社会研究財団研究部主任研究員：第5章5）

澤登　久雄（牧田総合病院地域ささえあいセンターセンター長：コラム4）

村山　陽（東京都健康長寿医療センター研究所社会参加と地域保健研究チーム研究員：第6章1・2）

長谷部　雅美（聖学院大学心理福祉学部准教授：第6章3）

森　奈津子（長浜市役所健康福祉部健康企画課副参事：コラム6）

植田　拓也（東京都健康長寿医療センター研究所介護予防・フレイル予防推進支援センター副センター長：第8章1・2，第9章1〜5，コラム7）

監修者紹介

藤原佳典（ふじわら・よしのり）

2000年　京都大学大学院医学研究科博士課程修了。
現　在　東京都健康長寿医療センター研究所社会参加と地域保健研究チーム研究部長。
主　著　『何歳まで働くべきか？』（共編著）社会保険出版社，2016年。
　　　　『就労支援で高齢者の社会的孤立を防ぐ』（共編著）ミネルヴァ書房，2016年。

編著者紹介

倉岡正高（くらおか・まさたか）

2009年　ボストン大学教育大学院教育行政・政策学部博士課程修了（教育学博士）。
現　在　東京都健康長寿医療センター研究所介護予防・フレイル予防推進支援センターグループ
　　　　統括。
主　著　『地域を元気にする世代間交流』（編著）社会教育協会，2013年。
　　　　『コーディネーター必携 シニアボランティアハンドブック』（共編著）大修館書店，2016年。

石川貴美子（いしかわ・きみこ）

2012年　千葉大学大学院看護学研究科地域看護システム管理学修了。
現　在　秦野市福祉部参事（兼）高齢介護課長。
主　著　『地域高齢者のための看護システムマネジメント』（共著）医歯薬出版，2009年。
　　　　『看護師教育のための地域看護概説』（共著）ヌーベルヒロカワ，2012年。

保健福祉職のための
「まち」の健康づくり入門
——地域協働によるソーシャル・キャピタルの育て方・活用法——

2021年8月30日　初版第1刷発行　　　　　　　　〈検印省略〉

定価はカバーに
表示しています

監 修 者　　藤　原　佳　典

編 著 者　　倉　岡　正　高
　　　　　　石　川　貴美子

発 行 者　　杉　田　啓　三

印 刷 者　　江　戸　孝　典

発行所　株式会社　ミネルヴァ書房
607-8494 京都市山科区日ノ岡堤谷町1
電話代表 075-581-5191
振替口座 01020-0-8076

© 倉岡・石川ほか，2021　　　　　共同印刷工業・藤沢製本

ISBN978-4-623-08556-9
Printed in Japan

就労支援で高齢者の社会的孤立を防ぐ
──社会参加の促進と QOL の向上──

藤原佳典・南潮編著
Ａ５判／312頁／本体4500円

「参加の力」が創る共生社会
──市民の共感・主体性をどう醸成するか──

早瀬　昇著
Ａ５判／256頁／本体2000円

人が集まるボランティア組織をどうつくるのか
──「双方向の学び」を活かしたマネジメント──

長沼　豊著
Ａ５判／228頁／本体2800円

高齢者が動けば社会が変わる
──NPO 法人大阪府高齢者大学校の挑戦──

NPO 法人大阪府高齢者大学校編
四六判／296頁／本体1800円

福祉政策とソーシャルワークをつなぐ
──生活困窮者自立支援制度から考える──

椋野美智子編著
四六判／264頁／本体2800円

──────── ミネルヴァ書房 ────────
https://www.minervashobo.co.jp/